看護における
理論構築の
方法

訳
中木高夫 前・天理医療大学医療学部看護学科教授
川﨑修一 日本赤十字看護大学教授

Lorraine Olszewski Walker
Kay Coalson Avant

Strategies for Theory Construction
in Nursing
Fourth Edition

医学書院

[原著者]

Lorraine Olszewski Walker, RN, EdD, FAAN
Luci B. Johnson Centennial Professor
School of Nursing
The University of Texas at Austin
Austin, Texas

Kay Coalson Avant, RN, PhD, FAAN
Associate Professor
School of Nursing
The University of Texas at Austin
Austin, Texas

Authorized translation from the English language edition, entitled STRATEGIES FOR THEORY CONSTRUCTION IN NURSING, 4th Edition, ISBN: 0131191268 by WALKER, LORRAINE OLSZEWSKI; AVANT, KAY COALSON, published by Pearson Education, Inc., publishing as Prentice Hall, Copyright ©2005 by Pearson Education, Inc.

All rights reserved. No part of this book may be reproduced or transmitted in any form or by any means, electronic or mechanical, including photocopying, recording or by any information storage retrieval system, without permission from Pearson Education, Inc.

JAPANESE language edition published by IGAKU-SHOIN LTD., Copyright ©2008 by Igaku-Shoin Ltd., Tokyo

Printed and bound in Japan

看護における理論構築の方法

発　行　2008年7月1日　第1版第1刷
　　　　2025年3月1日　第1版第6刷
訳　者　中木高夫・川﨑修一
発行者　株式会社　医学書院
　　　　代表取締役　金原　俊
　　　　〒113-8719　東京都文京区本郷1-28-23
　　　　電話　03-3817-5600（社内案内）
印刷・製本　アイワード

本書の複製権・翻訳権・上映権・譲渡権・貸与権・公衆送信権（送信可能化権を含む）は株式会社医学書院が保有します．

ISBN 978-4-260-00688-0

本書を無断で複製する行為（複写，スキャン，デジタルデータ化など）は，「私的使用のための複製」など著作権法上の限られた例外を除き禁じられています．大学，病院，診療所，企業などにおいて，業務上使用する目的（診療，研究活動を含む）で上記の行為を行うことは，その使用範囲が内部的であっても，私的使用には該当せず，違法です．また私的使用に該当する場合であっても，代行業者等の第三者に依頼して上記の行為を行うことは違法となります．

[JCOPY]〈出版者著作権管理機構　委託出版物〉
本書の無断複製は著作権法上での例外を除き禁じられています．複製される場合は，そのつど事前に，出版者著作権管理機構（電話 03-5244-5088，FAX 03-5244-5089，info@jcopy.or.jp）の許諾を得てください．

訳者まえがき

　本書は，Lorraine Olszewski Walker と Kay Coalson Avant による『Strategies for Theory Construction in Nursing, 4th edition』(Pearson/Prentice Hall)の全訳です。

　Walker 教授と Avant 教授はかつてテキサス大学オースティン校で一緒に教鞭をとっておられ，Avant 教授は現在同じテキサス大学のサンアントニオ校に異動されています。

　本書はいままでに版を重ね，初版は 1983 年，第 2 版は 1988 年，第 3 版は 1995 年，そして本書第 4 版は 2005 年に出版されています。本書は初版以来，看護における理論開発に関する教科書として大学院の学生を中心に根強い支持を得てきました。そのことが第 4 版まで版を重ねることができた大きな原動力だったと思われます。もちろん，本書の内容がそれだけ素晴らしいことは言うまでもありません。

　本書はかつて日本赤十字看護大学大学院修士課程の教育のなかで黒田裕子教授(現北里大学)がテキストとして使用されていたもので，現在の日本赤十字看護大学の准教授の中核となっている人たちからはこの本によって看護理論の学習を深めたと聞いています。

　ところで，わたしは Avant 教授の名前を実は本書を通じて知っていたわけではありませんでした。彼女は 2000-2002 年の北米看護診断協会(NANDA)の理事長の職を務められ，NANDA の改革の牽引者となられていました。わたしは隔年に出版される『NANDA 看護診断—定義と分類』(医学書院刊)という小冊子の翻訳を長年にわたって携わってきたので，そうしたなかで彼女の名前を知り，彼女の勤務先のホームページを見て，あの Avant とこの Avant とが同じ人物だったのかと驚いた次第です。

　本書については，とくに概念分析の部分を読み，ぜひいまの大学院生のために翻訳したいと思ったのですが，出版を引き受けてくれる出版社がなく，

残念に思っていました。

　そうしたときに 2008 年の第 14 回日本看護診断学会学術大会の会長を拝命し，ぜひ Avant 教授を招聘したいと思い，超多忙なところをこれまでの友人関係から実行委員長を引き受けてくれた黒田裕子先生に相談したところ，いま日本の看護師に求められているのは中範囲理論だから，ぜひ招聘しましょうということになりました。Avant 教授の快諾ののち，再びこの本を翻訳したいという思いが強くなり，30 年来のお付き合いのある医学書院の七尾清さんに「来日を機になんとか」とお願いし，了解をとりつけることができました。編集担当には看護出版部 3 課の長岡孝さんと北原拓也さんがあたってくださり，いつまでたっても原稿があがらないところをなんとかうまく操縦して発刊にこぎつけてくださいました。

　さて，本書の翻訳にあたり，理論という難しそうなものを題材にしていることから，英語力に自信がない身としてはぜひ英語の専門家の力を借りたいと思い，若い同僚の川﨑修一講師に声をかけ，手伝っていただけることになりました。Chapter 1〜2，12〜13 は中木が担当し，Chapter 3〜11 は川﨑先生にお願いしました。翻訳の途中で何度か相談をし，最終的には中木が責任をもって原稿の形にしました。

　また，Chapter 6 の末尾にある「初歩統計学の自己評価テスト」は日本赤十字看護大学で疫学・統計学を担当されている逸見功准教授に校閲していただきました。さらに，日本赤十字看護大学大学院博士後期課程の阿部利恵さんには，訳文の読みやすさなどについて意見をもらいました。

　翻訳にあたっては，大学院の学生が主な読者であろうと想定し，重要な単語は初出のところで英語も併記することにしました。また，本書では理論開発のマトリックスを構成する 6 つの重要な言葉があるのですが，それについては哲学や論理学から借用して，concept 概念，statement 立言，theory 理論，synthesis 統合，derivation 導出，analysis 分析と決めました。また，頻出する theorist も普通なら理論家と訳すところですが，それではすでにできあがった高名な理論家をイメージしてしまうので，本書を利用して理論を構築しようとする者という意味を込めて「理論構築者」としました。

さらに原書のゴシック体はそのままゴシック体に，" "は「 」に，イタリック体は〈 〉でくくるということを原則としました。

　さて，本書を手にされたみなさまにはどんな印象を持っていただけるでしょうか？　本書のなかにも書かれているように，米国では前の版と今回の版とのあいだの 10 年間に多くの概念分析に関する論文が公刊され，理論分析に基づく改訂版が出版されるようになりました。おそらくその原動力の一端は本書にあるに違いありません。わたしたち翻訳者は日本においても同じような動きが起こることを期待しています。日本でも大学院が続々とできてきているのですから。

2008 年 6 月

訳者を代表して　中木高夫

はじめに

　本書の目的は，初版以来変わらず，看護の視点から書かれた理論開発の方法を読者に提供することです。とくに，理論開発に関して初心者である学生のニーズに焦点を合わせるようにわたしたちは努めてきました。このテーマに関する複雑な哲学的作業に踏み込むことは，こうした主題を経験したことのない人たちにとっては混乱を招くことになりかねません。わたしたちは，そうはならないように，読者が理論開発の旅を始めるために用いる基本となるものを提供するようにしてきました。そのような情報が役に立つというわたしたちの信念を裏づける多くの意見を学生のみなさんからいただいています。わたしたちは本書が主に大学院で使用されることを想定しています。しかし，学士課程でも，学生が自分自身の実践モデルを組み立てるための課程である専門課程の3，4年生の科目で用いる内容を見つけるかもしれません。さらに，文献の引用による根拠で証拠づけられていることから，理論に基づく研究の科目を進めるうえで本書が有用であることを多くの看護師が見出しています。

　この第4版でわたしたちは従来から引き続くテーマと新しく加える革新とのバランスをとるようにしました。そのため，理論開発における基礎となる業績の多くは以前に書かれているので，読者のみなさんはこの版のなかに含まれている多くの古典的著作をすぐに見つけ出すことができるでしょう。発表年が古いということでそうした業績を排除するのは学問的に不誠実です。また同時に，わたしたちは看護師によって行われた最新の萌芽的な理論開発の業績を組み込むようにしました。そのため，以前の版から多くの文献がゴミ箱に追いやられる一方で，多くの新しい題材が加えられました。

　本書の各Partのはじめにある導入の小文に関してはみなさんから好意的なご意見をいただきました。そこで，それらはそのまま残したので，本書の5つのPartのそれぞれに対する短い導入として参考にしていただくことを

お勧めします。また，わたしたちのより個人的な意見をお届けするために，各Chapterのはじめに「メモ」を加えました。これはわたしたちがそうする必要があると考えたからです。そしてそれがそのChapterをより魅力あるものにしていることを，読者のみなさまに気づいてほしいと願っています。

またわたしたちは，より理解しやすい順序になるように，方法に焦点を合わせた各Chapter(Chapter 3からChapter 5)の順序を以前の版とは変更しました。したがって，統合synthesisに基礎をおく方法が最初になり，そのあとを導出derivation，そして分析analysisに基礎をおく方法が続くようになりました。順序を変更したのには2つの理由があります。第1に分析よりも統合のほうが実際に学びやすい方法だと思ったからです。第2に過去数年間は多くの概念分析や理論分析が行われてきたからです。看護学を発展させるためには，いまも将来も，統合や導出がより多く必要とされていると思います。さらに，統合の方法を優先して説明することで，看護実践の基礎としての革新的な根拠に基づく概念conceptや立言statement，そして理論theoryを発展させる一助となることを筆者らは望んでいます。

最後のChapter 13では，この第4版において新たな転換を行い，わたしたちが理論開発の最先端と呼んでいることに焦点を合わせました。ここでは，わたしたちが広範囲にわたって重要であると判断した話題，すなわち国際看護理論international nursing theoryおよび民族性関連看護理論ethnicity-related nursing theoryから始まります。そして，ともに発展してきた領域である看護情報学nursing informaticsと根拠に基づく実践evidence-based practiceについて簡単に触れることで終わります。看護理論の国際的な視点に興味を抱く米国の看護師だけでなく，とくに全世界の読者のみなさんがこのChapterに興味を持ってくださることをわたしたちは望んでいます。わたしたちの調査では，国際的な看護理論の開発に関する同じような考えを見つけることはできませんでした。

本書の舞台裏で貢献してくださった多くの人たちにお礼を言うとともに，Prentice Hall社の社員のみなさま，とくにYesenia KoppermanとSladjana Repic，Cindy MillerやTrish FinleyをはじめとするCarlisle Com-

munications 社の職員のみなさま，原稿整理編集者の Sharon O'Donnell に
お礼を申し上げます。また，本書の校閲をしてくださった以下の方々に感謝
いたします。

Pattie G. Clark, RN, MSN
  Associate Professor of Nursing and Nursing Outreach Coordinator
  Abraham Baldwin College, Tifton, Georgia
Susan L. Fickett, RN, MSN
  Associate Professor, Saint Joseph's College, Department of Nursing
  Windham, Maine
Jean Haspeslagh, DNS, RN
  Associate Professor, University of Southern Mississippi
  Hattiesburg, Mississippi
Catherine B. Holland, RN, PhD, CNS, ANP, APRN-BC
  Associate Professor
  Southeastern Louisiana University, Baton Rouge, Louisiana
Elizabeth R. Lenz, PhD
  Dean and Professor
  The Ohio State University College of Nursing, Columbus, Ohio
Doris Noel Ugarriza, PhD
  Associate Professor, University of Miami School of Nursing
  Coral Gables, Florida

わたしたちの個人的なつながりでは，以下の方々に特別に感謝をしていま
す。冷静にインターネットにアクセスして情報を共有するだけでなく，複写
し，ダウンロードし，プリントアウトすることに変わらず良心的な援助をし
てくれた Tim Walker に感謝を。この作業やほかの多くの生活上のことのた
めに宿舎を提供してくれた Bob Medhurst と Pauline Medhurst にこころ
からの感謝を。ほかの計画を犠牲にしてこの本に関する仕事のときに尽きる
ことのない忍耐と勇気をくれた Gayle にもたくさんの感謝を。

Lorraine Olszewski Walker
Austin, Texas
Kay Coalson Avant
Waco, Texas

目次

PART I
看護理論開発の概要 ……………………………………… 1

CHAPTER 1 背景からみた理論開発 ……………………………… 3
- 理論開発と実践　3
- 理論開発：看護学の進歩の指針　4
- 理論開発のレベル　7
  - メタ理論　8
  - 大看護理論　14
  - 中範囲理論　18
  - 実践理論　20
  - 理論開発のレベル間の結びつき　23
- 理論構築：文脈と方法　24
  - 発見の文脈と正当化の文脈　24
  - 理論構築の方法　25

CHAPTER 2 理論開発の要素・アプローチ・方法 …………………… 32
- 序論　32
- 理論構築の要素　34
  - 概念　34
  - 立言　35
  - 理論　36
- 要素の相互関係　39
- 理論構築へのアプローチ　39
  - 統合　40

　　　　■ 導出　*41*
　　　　■ 分析　*41*
　　‖ 方法の選択　*41*
　　‖ 各方法間の相互関係　*44*
　　‖ 要約　*47*

PART II
概念開発　　　　　　　　　　　　　　　　　　　　　　　　*51*

CHAPTER 3　概念統合　　　　　　　　　　　　　　　　　　　*53*
　　‖ 定義とその説明　*53*
　　‖ 目的と使用　*55*
　　‖ 概念統合へのアプローチ　*56*
　　　　■ 質的統合　*56*
　　　　■ 量的統合　*57*
　　　　■ 文献的統合　*59*
　　　　■ 研究方法併用法　*60*
　　‖ 概念統合の手順　*62*
　　‖ 利点と限界　*65*
　　‖ 概念統合の結果の利用　*66*
　　‖ 要約　*67*
　　・練習問題　*67*

CHAPTER 4　概念導出　　　　　　　　　　　　　　　　　　　*73*
　　‖ 定義とその説明　*73*
　　‖ 目的と使用　*76*
　　‖ 概念導出の手順　*77*
　　‖ 利点と限界　*83*
　　‖ 概念導出の結果の利用　*84*

‖ 要約　85
・練習問題　85

CHAPTER 5 **概念分析** ……………………………………………………… 89

‖ 定義とその説明　89
‖ 目的と使用　90
‖ 概念分析の手順　92
　■ 概念を選択する　93
　■ 分析のねらいを決定する　94
　■ 概念の用法を明らかにする　95
　■ 概念を定義づける属性を明らかにする　97
　■ モデル例を明らかにする　98
　■ 補足例を明らかにする　100
　■ 先行要件と結果を明らかにする　105
　■ 経験的指示対象を明らかにする　107
‖ 利点と限界　107
‖ 概念分析の結果の利用　113
‖ 要約　114
・補足的な例と練習問題　115
・練習問題　118

PART III
立言開発 ……………………………………………………… 123

CHAPTER 6 **立言統合** ……………………………………………………… 125

‖ 定義とその説明　125
‖ 目的と使用　128
‖ 立言統合の手順　130
　■ 質的方法　131

- 量的方法　*134*
  - 実験研究デザイン　*135*
  - 非実験研究デザイン　*138*
- 文献的方法　*143*
| 利点と限界　*149*
| 立言統合の結果の利用　*149*
| 要約　*150*
・練習問題　*151*
・初歩的統計学の自己評価テスト　*153*

CHAPTER 7　立言導出 ……………………………………… *157*

| 定義とその説明　*157*
| 目的と使用　*160*
| 立言導出の手順　*161*
| 利点と限界　*166*
| 立言導出の結果の利用　*166*
| 要約　*167*
・練習問題　*168*

CHAPTER 8　立言分析 ……………………………………… *171*

| 定義とその説明　*171*
| 目的と使用　*172*
| 立言分析の各段階　*173*
- 立言を選択する　*173*
- 必要に応じて立言を単純化する　*174*
- 立言を分類する　*176*
- 立言のなかの概念を調べる　*177*
- 種類，符号，そして対称性によって関係を特定する　*178*
  - 種類　*178*
  - 符号　*182*
  - 対称性　*183*

- ■ 論理を検討する　*183*
- ■ 検証可能性を明らかにする　*184*
|| 利点と限界　*185*
|| 立言分析の結果の利用　*186*
|| 要約　*187*
・練習問題　*188*

PART IV
理論開発 ……… *193*

CHAPTER 9　理論統合 ……… *195*
|| 定義とその説明　*195*
|| 目的と使用　*199*
|| 理論統合の手順　*201*
- ■ 焦点概念を特定する　*201*
- ■ 関連因子と関係を明らかにする　*202*
- ■ 統合された表現を組み立てる　*203*
|| 理論統合の例　*206*
|| 利点と限界　*208*
|| 理論統合の結果の利用　*209*
|| 要約　*210*
・練習問題　*211*

CHAPTER 10　理論導出 ……… *214*
|| 定義とその説明　*214*
|| 目的と使用　*216*
|| 理論導出の手順　*217*
|| 利点と限界　*224*
|| 理論導出の結果の利用　*225*

‖ 要約　226
・練習問題　227

CHAPTER 11 **理論分析** ……………………………………………… 232
　‖ 定義とその説明　232
　‖ 目的と使用　233
　‖ 理論分析の手順　234
　　■ 起源　236
　　■ 意味　237
　　■ 論理的適切性　244
　　■ 有用性　249
　　■ 一般化可能性　250
　　■ 簡潔性　251
　　■ 検証可能性　251
　‖ 利点と限界　252
　‖ 理論分析の結果の利用　253
　‖ 要約　254
　　・練習問題　255

PART V
看護理論についての概観 ……………………………………… 263

CHAPTER 12 **概念，立言，そして理論の検証** …………………… 265
　‖ はじめに　265
　‖ 概念検証　267
　‖ 立言検証　271
　‖ 理論検証　272
　‖ 結論　278

CHAPTER *13* **看護理論開発と看護知識開発の最先端** *282*
  ‖ はじめに　*282*
  ‖ 国際看護理論と民族性関連看護理論における進歩　*282*
    ■ 国際看護理論の開発　*283*
    ■ 民族性関連看護理論の開発　*287*
  ‖ 看護情報学と根拠に基づく実践　*290*
    ■ 根拠に基づく実践と看護情報学の定義　*291*
    ■ 知識の発展　*293*
    ■ 看護情報学と根拠に基づく実践のモデルと理論の開発　*296*
  ‖ 最後に思うこと　*299*

索引 *309*

表紙・本文デザイン：ビーコム

PART I

看護理論開発の概要
Overview of Theory Development in Nursing

　Part I では，看護理論開発の歴史と用語に関して，読者のみなさんの手引きとなる背景材料を 2 つの Chapter で提示する。Chapter 1 は看護理論の領域における主要な成果に関する簡単な概要を提供する。まず，看護理論開発の 4 つのレベル(メタ理論 metatheory，大理論 grand theory，中範囲理論 middle-range theory，実践理論 practice theory)が示され，それぞれのレベルで成し遂げられた進歩が要約される。次に，発見の文脈と正当化の文脈とのあいだの論理的区別が紹介され，これと看護における理論生成の過程に独特の方法を開発する必要性とが関連づけられる。看護学のメタ理論開発の最近の歴史に現れる一次資料を読みたいと思っている読者のみなさんは，Reed, Shearer & Nicoll による選集(2004)のなかにその多くを見出すことができる。看護の思想における重要な概念の目安である本質的な理論(または概念モデル)の検討と要約は，いろいろあるなかで Fawcett(1993, 1995, 2000)，Riehl & Roy(1980)，そして Fitzpatrick & Whall(1996)の著書のなかで見つけられる。

　Chapter 2 では本書で用いられる基本的な用語が提示され，定義されている。また，理論化の要素(概念 concept，立言 statement，理論 theory)が，それぞれの定義と相互関係，そして究極的には看護科学の観点から吟味される。さらに理論構築の基本的アプローチ(統合 synthesis，導出 derivation，分析 analysis）も Chapter 2 で紹介される。理論化の 3 つの要素と 3 つのアプローチを結びつけると，結果としてまったく異なった 9 つの理論開発方法，すなわち，概念統合 concept synthesis，概念導出 concept derivation，概念分析 concept analysis，立言統合 statement synthesis，立言導出 statement derivation，立言分析 statement analysis，理論統合 theory synthesis，理論導出 theory derivation，理論分析 theory analysis が生じる。これらは本書の Part II, Part III, Part IV で論じられる。Chapter 2 を注意深く読むことによって，読者のみなさんは自分のニーズや興味にもっとも合った理論開発の方法に関する予備的な意思決定をすることができるはずだ。なかには自分の研究に直接関係のある部分だけを参照したいと考える人もいるかもしれない。その他には，例えば概念のようなある 1 つの要素だけや，あるいは例えば導出のような特定のアプローチだけに関するすべての Chapter を読みたいと願う人がいるかもしれない。あるいは，好奇心から（または強制されて）本書のはじめから終わりまで単純に読み通したい人もいるかもしれない。こうしたさまざまな読者の要望に応えるために，特別に相互参照される部分を除いてそれぞれが独立するように，方法に関する 9 つの Chapter を書き上げた。

■ 文献

Fawcett J. *Analysis and Evaluation of Conceptual Models of Nursing*. 3rd ed. Philadelphia, Pa: Davis; 1995
Fawcett J. *Analysis and Evaluation of Contemporary Nursing Knowledge: Nursing Models and Theories*. Philadelphia, Pa: Davis; 2000
Fawcett J. *Analysis and Evaluation of Nursing Theories*. Philadelphia, Pa: Davis; 1993
Fitzpatrick JJ, Whall AL. *Conceptual Models of Nursing: Analysis and Application*. 3rd ed. Stamford, Conn: Appleton & Lange; 1996
Reed PG, Shearer NB, Nicoll LH, eds. *Perspectives on Nursing Theory*. 4th ed. Philadelphia, Pa: Lippincott; 2004
Riehl JP, Roy CR, eds. *Conceptual Models for Nursing Practice*. 2nd ed. New York, NY: Appleton-Century-Crofts; 1980

1 背景からみた理論開発
Theory Development in Context

メモ

「なぜ看護理論開発を学ばなければならないのか？」という疑問は多くの大学院学生たちが繰り返し考えてきたことである。ある人にとっては，深く関わっている臨床経験を新しく，より豊かに見直すための方法に関する考えがいのある疑問である。別の人にとっては，教室の外ではめったに使うことのない，門外漢には意味不明という以上の難問となる。さらに別の人にとっては，気力をくじき，手のとどかないものとして立ちはだかる主題についての不安をかきたてる問題となる。実際は，なぜ看護理論開発を学ばなければならないのかということに関する疑問のほとんどは，これら3つの混合である。筆者らが個々の読者の要望をいちいち満足させるのは不可能であることは明らかである。しかし，背景を伝える本Chapterにおいては，読者が自分なりの考えと結論を出せるように，看護理論開発の進展を簡潔に描いてみたい。

理論開発と実践

看護学は実践の学問である。看護師は，健康と病いのあらゆるレベルの，そしてあらゆる年齢の人々にヘルスケアを提供することに直接従事している。この直接ケアの使命は，学生たちを教育する看護師や教育機関やサービス施設を管理する看護師，そして実践のための知識を生み出し検証する看護師など，さらに多くの看護師たちによって支えられている。看護実践の幅広さとそれを支えるさまざまな取り組みは，看護学が複雑な学問であることを

明白に示している。では，理論開発は実践の学問としての看護学の複雑さと多面性にどう関係しているのか？

手短にいえば，理論開発とは実践の本質において鍵となる考え key ideas を明らかにし，表現する方法を提供することである。理論開発を通じて，人間・健康・環境・看護——すなわち，研究者によっては，実践の学問としての看護学を定義づけていると主張するメタパラダイム概念——を，包括的にあるいは逆により範囲を限定して記述・説明することによって，実践の本質は探究されるのである(Fawcett 1984, 1996 を参照)。実践の本質は，例えば摂食障害のある青年期のスポーツ選手が受けとめたボディイメージや HIV とともに生きる人たちのヘルスプロモーション行動，あるいは認知機能が低下していく低所得高齢者のコーピング方略など，特定の背景のもとに生じる個々の出来事に焦点を合わせるという限定された範囲の方法によって習得される。それとは対照的に，より抽象的な理論開発は，看護と健康に関連するところから，人間-環境関係の全体的な構造に焦点を合わせる。視野が限定されているか，あるいは幅広いかということに関係なく，理論開発は看護師がより完全で洞察に富んだ方法で実践を理解できるように援助することを目的としている。本書の以下に続く Chapter は理論開発の「どのようにして」という点に関する詳細な手引きを提供するが，初学者である学生は「なぜ」という視点を見失わないようにするべきである。

理論開発：看護学の進歩の指針

理論開発に対する初期の興味は 2 つの理由から生じた。第 1 は看護の指導者たちが看護理論開発を専門職としての看護を明確に確立する方法と見なしたからである。言い換えれば，理論開発は看護の知識体系を明らかにすることへの長年にわたる興味に本来備わっているものである。20 世紀のはじめに刊行された画期的な論文のなかで，Flexner は専門職の特徴を明らかにしている。Flexner のあげた特徴には，専門職は「知的な活動」であり，「その素材が科学と学習に由来する」という考えが含まれている(Roberts, 1961, p.101 より引用)。これに続く〈専門職としての看護〉の評価は，看護が実践のための「知識体系 body of knowledge」を，どの程度活用し拡充しているかをとくに詳しく調査している(Bixler & Bixler, 1945, 1959)。実際，Bixler & Bixler(1945)は，この知識体系を表す用語として〈看護科学 nursing science〉を使用している(p.730)。知識体系に対する興味は，一部は意欲的な職業としての看護の知識体系に対する外部からの価値評価に起因していた。Donaldson & Crowley は「看護という職業が生き残れるかどうかは看護学が定義されているか否かである」と力説している(1978, p.114)。しかし，Dickson はその結果「男性支配の専門職モデルに従う」という，看護師にとって意図しない結果をもたらしたと主張している(1993)。例えば，意図されずに生じた無意識的な結果のなかには「女性看護師ならばこそのケアリングに対する価値観や観点を職場で主張し，信頼する気がしなくなった」ことがあげられる(p.80)。にもかかわらず，理論開発や研究，反省的実践によって看護特有の知識体系の土台を開発することは，看護を医学の従属的職業から健康関連職種間での今日的なパートナーシップへ移行する基礎となった。

　第2の理由は，理論開発に対する興味が看護のための理論の内的な価値によって動機づけられていることである。簡単にいうと，何が実践であり，それが何をなしうるかということに関する看護師の理解を成長させ，豊かにするのに理論が役立つということである。理論開発の内的な価値は専門職に関する Bixler & Bixler の最初の評価基準に反映されている(1945)。すなわち，

> 専門職は，その実践において，高等教育程度の…(中略)…知的レベルである，はっきりと定義され，高度に系統立っている専門化された知識体系を活用する(p.730)。

　理に適った，信頼のできる知識に基づいて実践に専心することは，専門職および実践に関する学問分野の目的に本来備わったものである。理論は，専門的知識の統合として，事実に基づいた知識単独よりも，むしろ実践のより完全な姿を提供するものである。また，実践のための広範な枠組みとして役立つ理論は，専門職の最終目標と核となる価値を明示する。その結果，初期

の「大理論 grand theory」(これについては次の項を参照のこと)の多くは，職務や手技の範囲を超えて，看護とは何かという見解をはっきりと表わす試みから生まれた。最終的に，十分に開発されている理論は現存する知識を統合するだけでなく，実践を改善するための新しい，そして，重要な革新を推進する。例えば，Lydia Hall の理論的な業績は，ニューヨークの Loeb Center for Nursing の多くの看護実践の改革を導いた(Hale & George, 1980)。

看護における理論開発がどのような状態にあるかを，系統的に検討することによって，看護がその理論的基礎を明確にすることで大きな進歩をつくり上げたことが明らかになった。例えば，Fawcett は看護理論開発における4つの成功の特徴をあげている(1983)。すなわち，「看護のためのメタパラダイム，看護のための概念モデル，固有の看護理論，他の学問分野と共有する看護理論」である(1983, pp.3-4)。1952年から1980年までの看護学研究論文を系統的に検討した結果，Brown, Tanner, & Padrick はそれらの論文の著者たちが「概念的な観点に対する明白な主張」を行う傾向にあることを指摘している(1984, pp.28-29)。実際，Brown らが検討した研究の半数以上が，明らかに「概念的な観点」を含んでいると判断している(p.28)。同様に，1977年から1986年までの看護研究の検討の結果，Moody ら(1988)は分析した論文の約半数が「理論的な観点」を含んでいることを見出した。しかし，それらのなかでは非-看護理論が圧倒的に多数であったが，いくつかの著書では看護理論開発の進展を分析している。例えば Walker(1992)は親子に関する看護科学を導く理論的方向を明らかにし，要約した。さらに Fawcett(1993)は熟考する機能を持つ看護過程およびヒューマンケアリングのような事柄を取り扱った看護理論を分析し，評価した。さらに最近になって，Fawcett(2000)の包括的な書物に理論に関連する看護の知がまとめられている。

実践の学問としての看護の進歩にとってなおも重要である上述の理論的な成果にもかかわらず，多くの新しい，継続的な研究が必要とされている。世界中の看護師たちは21世紀における看護と，その位置づけに関して多くの

問題に直面している。例えばヘルスケアへのアクセスと財源，看護師の労働人口の不足，情報科学とテクノロジーの進歩，ヘルスケア優先事項の変化といった問題とわたしたち看護師は対峙している。新たに生まれてくるヘルスケアニーズに対して看護師が開発した理論の例は，LaCoursiere(2001)のオンラインソーシャルサポート理論である。

さらに，少しだけあげると，暴力やテロリズムの被害者や生活が困難な社会の底辺層の貧しい家族，急増する高齢者層など，ますます多様化する患者に直面している。こうした患者は多くの異なった民族的背景があり，多くの異なる言語を話し，新しい予想もつかないヘルスケアニーズを持っている。最大の健康関連職種の一員として，看護師はヘルスケアの将来において指導的役割を果たす能力を有している。看護師は知識開発に対して自分たちがどのように貢献できるかを明確に理解することが重要である。したがって，看護の理論開発で多くのことがなしとげられているが，21世紀の看護師の知識ニーズを満足する重要で有用な理論を開発するという課題は，わたしたち看護師の前に残されている。

理論開発のレベル

20世紀の後半に看護の理論ベースを開発するという願望が高まり，4つのレベルの理論開発の文献が発表された。第1の**メタ理論** metatheory は，看護のための理論ベースの開発に関連する哲学的および方法論的問題に焦点をあてている。第2の**大看護理論** grand nursing theory は，実践のための幅広い視点を定義する包括的な概念的枠組みと，そうした観点にもとづいて看護現象を見る方法から成り立っている。第3のやや抽象レベルが低い理論である**中範囲理論** middle-range theory は，大看護理論と看護実践とのあいだの隙間を埋めるために生まれた。第4には実践志向レベルの理論である**実践理論** practice theory が提唱されている。この4番目のレベルの理論では，指示，あるいはより広い意味で実践のための方法が正確に描写されることになる。以下に，これら4つの側面のそれぞれに関する進歩の概略を述べ

る。理論開発のレベルがたがいをどのように関連づけているかを描出するモデルを提案することによって，看護における理論開発のレベルの要約をまとめる。

■ メタ理論

メタ理論 metatheory は看護における理論に関連する幅広い問題に焦点をあて，一般的には大理論や中範囲理論，実践理論のどれもつくり出すことはない。メタ理論のレベルで論議される問題は，①看護において必要とされる理論の種類と目的，②看護における理論開発の方法と情報源の提案とクリティーク，③看護における理論を評価するのに最適の基準の提案を含むが，これに限定されるわけではない。メタ理論の文献を通して一貫しているのは，「実践の学問」，すなわち科学としての看護と職業としての看護の両方の意味を探究していることである。表 1-1 をよく調べてみると，メタ理論が看護の幅広い注目を浴びていることがわかる。メタ理論のなかには大理論や中範囲理論，または実践理論レベルを組み込もうと取り組んでいるものがあるが，一般的にメタ理論は理論開発の他のレベルとは大きくかけ離れた企てである。いわばメタ理論は看護における理論についての多くの観点を代表していることから，必ずしも，さまざまな信念が満場一致で受け入れられている1つの理論に統合されているわけではない。

初期の看護メタ理論で論議された主要な問題のなかには，どのようにして看護に適した理論の種類や理論が開発されるべきかということ，そして看護理論と基礎となる科学理論との関係などがある(例えば，Dickoff, James, & Wiedenbach, 1968a, 1968b；Wooldridge, Skipper, & Leonard, 1968)。看護における理論開発の初期の理解の大部分は社会学のような確立された科学の視点を活用している。また科学哲学自体における変化を認識することで，引き続いて看護メタ理論に影響を与えた。Webster, Jacox, & Baldwin(1981)は，看護にとりこまれた科学哲学の批判的分析のなかで，「看護から借り物の視点の悪霊を追い払う」と表現している(p.26)。看護師は 1930 年代に目立った存在であった科学の本質に関する多くの学説を無批判に受け入れたと

表 1-1　看護における代表的なメタ理論の経時的リスト

メタ理論的論文	出典
Towards Development of Nursing Practice Theory	Wald & Leonard, 1964
The Process of Theory Development in Nursing	McKay, 1965
Symposium: Research—How Will Nursing Define It?	"Research—How Will Nursing Define It?," 1967
Behavioral Science, Social Practice, and the Nursing Profession	Wooldridge et al., 1968
Conference: The Nature of Science and Nursing	"The Nature of Science and Nursing," 1968
Theory in a Practice Discipline	Dickoff et al., 1968a, 1968b
Symposium: Theory Development in Nursing	"Theory Development in Nursing," 1968
Proceedings of the First Nursing Theory Conference	Norris, 1969
Conference: The Nature of Science in Nursing	"The Nature of Science in Nursing," 1969
Proceedings of the Second Nursing Theory Conference	Norris, 1970
Proceedings of the Third Nursing Theory Conference	Norris, 1971
Nursing as a Discipline	Walker, 1971a
Three-Part Series: *Toward a Clearer Understanding of the Concept of Nursing Theory*	Walker, 1971b; Ellis, 1971; Wooldridge, 1971; Folta, 1971; Dickoff & James, 1971; Walker, 1972
Symposium: Approaches to the Study of Nursing Questions and the Development of Nursing Science	"Approaches to the Study of Nursing Questions and the Development of Nursing Science," 1972
Practice Oriented Theory	Advances in Nursing Science, 1978
Critique: *Practice Theory*	Beckstrand, 1978a, 1978b
Theory Development: What, Why, How?	National League for Nursing, 1978
Fundamental Patterns of Knowing in Nursing	Carper, 1978
The Discipline of Nursing	Donaldson & Crawley, 1978

(つづく)

表 1-1 看護における代表的なメタ理論の経時的リスト (つづき)

メタ理論的論文	出典
Nursing Theory and the Ghost of the Received View	Webster et al., 1981
The Nature of Theoretical Thinking in Nursing	Kim, 1983
Toward a New View of Science	Tinkle & Beaton, 1983
An Analysis of Changing Trends in Philosophies of Science in Nursing Theory Development and Testing	Silva & Rothbart, 1984
In Defense of Empiricism	Norbeck, 1987
Voices and Paradigms: Perspectives on Critical and Feminist Theory in Nursing	Campbell & Bunting, 1991
The Focus of the Discipline of Nursing	Newman, Sime, & Corcoran-Perry, 1991
(Mis)conceptions and Reconceptions about Traditional Science	Schumacher & Gortner, 1992
Nursing Knowledge and Human Science: Ontological and Epistemological Considerations	Mitchell & Cody, 1992
Postmodernism and Knowledge Development in Nursing	Watson, 1995
A Treatise on Nursing Knowledge Development for the 21st Century: Beyond Postmodernism	Reed, 1995
A Case for the "Middle Ground": Exploring the Tensions of Postmodern Thought in Nursing	Stajduhar, Balneaves, & Thorne, 2001
Nursing Research and the Human Sciences	Malinski, 2002

Webster らは主張している。論理実証主義 logical positivism に基づいた借り物の学説には「理論は正しいか誤っているかのどちらかである」「科学は価値の点から語るものではない」「ただ 1 つの科学的方法だけが存在する」といった信念が含まれている(pp.29-30)。Jacox & Webster(1986)は歴史主義 historicism などの別の選択肢となる科学哲学の出現について言及した。Jacox らは，看護に取り入れられた哲学的立場を拡大することが看護理論と看護研究の両方を豊かにすると示唆した。

関連する論評で，Silva & Rothbar(1984)も論理実証主義と歴史主義とい

う2つの主要な科学哲学学派の相違を明らかにした。Silvaらは，これら2つの学派は，科学をどのように捉えるかということを含め，いくつかの基本的側面が異なると主張した。その主張によると，論理実証主義者は科学を生産物として理解するということを強調し，歴史主義者は過程という立場から科学を理解しているのである(pp.3-5)。論理実証主義者と歴史主義者は科学哲学の目的や科学の構成要素に関する考えも異なっていることを，同じく提示している。Silva & Rothbarは，最後に，論理実証主義者は理論の受容または拒絶の点から科学の進歩を評価し，他方で歴史主義者は解決された科学的問題の数を強調すると主張した。そして，看護師間の論理実証主義への安定した傾倒に注目する一方で，歴史主義者の観点と一致した概念枠組みと研究方法に生じる多様性を認めた。

　看護師が看護学のメタ理論的前提を再考するのに合わせて，慣習化した方法論を改良するために，看護理論と看護研究のための別の選択肢となる方法論が生み出された(例：Chinn, 1985 ; Gorenberg, 1983)。研究方法学者は量的アプローチ(Atwood, 1984)と質的アプローチ(Benoliel, 1984)の区別をだんだんと認めるようになった。そして，これら2つのアプローチを区別するために多くの方法が存在している。もっとも明らかな相違の1つは量的アプローチでは推論を引き出すために統計学的分析が用いられ，質的アプローチでは研究参加者の体験を描き出すためにテクスト分析が用いられることである。研究で両方の方法を統合することを提案する者もいる(Goodwin & Goodwin, 1984)。総じて，科学の本質と方法に関する哲学的な論争は，看護メタ理論の主要な焦点であっただけでなく，看護研究を提唱するアプローチを拡大した。

　さらに，質的研究方法を支持する研究者による伝統的な科学に対する挑戦は，看護で理解されている伝統的科学を明確化する方向に導いた。例えば，Schumacher & Gortner(1992)は，知識を主張することの根拠や法則の普遍性など，伝統的科学に関する看護における誤った理解を正した。科学哲学と看護メタ理論に関する詳細な情報が必要な読者向けには，Stevenson & Woods(1986)，Suppe & Jacox(1985)，そしてNewman(1992)の論文の古

典的な検討がある。

　看護科学や看護理論，看護倫理に関する論議に導入された2つの哲学的観点は批評理論とフェミニズムである(例：Allen, 1985；Campbell & Bunting, 1991；Holter, 1988；Liaschenko, 1993)。両方のアプローチともヒューマン・コミュニケーションだけでなく，科学の実践と目標を形づくっている既存の社会構造に本来備わっている力の不均衡を解決するという共通の目標を共有している。

　批判理論 critical theory は，看護に適用されたように(Allen, 1985；Holter, 1988)，Habermas(1971)などの理論家の哲学的著作をもとに構築されている。Campbell & Bunting(1991)によると，「批判理論の認識論は，マルクス主義者としてのルーツを保ちつつ，その発端から，知識は解放のための政治的な目的に用いられるべきだと強いた」(p.4)。批判理論は既存の経験主義的科学や解釈学的科学を超えるものである。批判理論は，分析を通して，既存の社会構造や科学的方法のなかに本来備わっているが，そうとは気づかれていないイデオロギー的な立場を明らかにした。例えば，個人的な意味を強調する質的研究のアプローチは，批判理論の観点から見るといくつかの短所がある。「批判理論主義者にとっては，個人的な意味は社会構造やコミュニケーション過程によって形づくられるものであり，したがってすべてはイデオロギー的で，歴史に縛られ，歪曲されていることがあまりに多すぎる」(Campbell & Bunting, 1991, p.5)。

　同様に，フェミニストアプローチは，広く行きわたり，しっかりと根づいた男性支配の構造から女性を解放することによって，社会および科学領域を再編成することをめざしている。哲学的アプローチとしてのフェミニズム feminism は，集団としての男性に好意的で，集団としての女性を束縛するイデオロギーや社会慣習を白日の下にさらすことに焦点を合わせる。Campbell & Bunting(1991)によると，フェミニストアプローチは「統一と関係性」「文脈志向」「主体」「ジェンダー中心と理想主義」を強調する(pp. 6-7)。したがって，「フェミニストの[科学的]枠組みは価値的関心に対して任意であったり，あるいは無関係であったりということはない」ということ

を認識する必要性を Allen(1985)は指摘している(p.64)。さらに，Im & Meleis(2001)は，声や視点のようなジェンダー・センシティブな理論の6つの側面を詳しく説明している。

　実際のところ，フェミニズムは近代の看護メタ理論を含む近代哲学および科学の挑戦する幅広いポストモダン哲学運動の一部である。ポストモダニズム postmodanism は，「数多くの教義や哲学的問題への同意」よりも，近代哲学の教義を拒絶することによって定義される(Audi, 1995)。ポストモダニズムが伝統的な科学的方法に由来する大部分の知識を切り捨て，「大きな物語 grand narratives」を拒絶したために，看護学者のなかには看護におけるポストモダンの姿勢に警鐘を鳴らし，よく考えて応用するように求める者がいた(Reed, 1995；Stajduhar, Balneaves, & Thorne, 2001)。ポストモダニズムの歴史的検討と教育や実践，研究に対してポストモダニズムが投げかける問題や機会については，Whall & Hicks(2002)による論文を参照しよう。

　今日の看護理論の開発と研究には，その哲学的前提を熟考することが重要であると筆者らは信じている。同様に，科学の自己修正過程の核を形づくる行動原理を実行に移すことも等しく重要であると信じている。独立した研究環境のなかで研究に従事していながらも，互いの研究成果を学び合い，批判し合うために集う学者で構成される科学界の見解がこの核の中心である。科学界で伝統的に用いられてきた2つの操作は批判 critique と再現 replication である。したがって，科学者は積極的に自分たちの研究成果に対する批判を求めて受け入れ，個々の知見をそれぞれ再生産しようとする。こうした原則はいくつかの目的に適い，その1つは科学的解釈におけるヒューマンエラーや技術的過誤が発見される可能性を最高にまで高めることである。すでに受け入れられている科学的観点やオルタナティヴな科学的観点に関する哲学的論争は，研究をしている科学者のあいだでの批判と再現の必要性を強調する。同じく，意味と目的を明らかにするのに役立つ哲学的論争は，看護科学者の研究を導く操作的原則との接点を必要とする。科学哲学に関する参考文献は本 Chapter の最後にあるリストにあげられている。

■ 大看護理論

　大看護理論 grand nursing theory は抽象的であり，看護実践の目標と構造に関するいくらか幅広い観点を与えるために提示されることが多かった。すべての大理論 grand theory が同じレベルの抽象度であったり，看護に対する見方がまったく同じというわけではない。しかし，大きく捉えれば，大理論は看護についての観点のなかの重要な概念や原則を理解するのに役立つ世界観を説明することを目標としているが，中範囲理論として分類されるほど限定されてはいない。似たような傾向として，Fawcett(1989)は「専門的学問にとって興味の対象となる個人，集団，状況，出来事などに関する大きな理念」に対して「概念モデル」という用語を用いている(p.2)。

　大理論は，医学とは異なる看護独自の視点が存在することを示すことによって，医学の実践から看護を概念的に区分するのに重要な役割を果たした。どの著作が大理論に相当するかという点に関しては意見の相違があるかもしれないが，**表 1-2** は筆者らが看護における大理論として分類した代表的な著作物を示している。

　大理論の大部分は 1960 年代の初期から 1980 年代を通して開発された。Peplau(1952)による看護それ自体と看護の患者への教育機能の提示は，大理論の初期の例である。Orlando(1961)の『看護の探究──ダイナミックな人間関係をもとにした方法』や Wiedenbach(1964)の『臨床看護の本質──患者援助の技術』のような 1960 年代の大理論は，看護師-患者関係を中心にすえた概念を明らかにすることに焦点を合わせている。例えば Wiedenbach は，看護師が明らかにした患者のニーズとは異なるものとして，患者の「援助へのニード need for help」を強調した。Orlando は熟考する機能を持つ看護行動と反射的看護行動とを区別した。この 2 人の理論構築者の著作は，看護師がその理論的視点から得る利点によって，看護師が患者のニーズと行動を明確にし，それに適切に反応するのに役立ったのである。

　これらに続く大理論は看護師-患者関係からより広範な概念に焦点を移動させた。例えば Rogers(1970)は「人間」の生命過程へのホリスティックな観点を強調した。また，King(1971)によって開発された多階層システムモ

表 1-2　代表的な看護における大理論

著者	発行年	出版物
Peplau	1952	*Interpersonal Relations in Nursing*
Orlando	1961	*The Dynamic Nurse-Patient Relationship*
Wiedenbach	1964	*Clinical Nursing: A Helping Art*
Henderson	1966	*The Nature of Nursing*
Levine	1967	*The Four Conservation Principles of Nursing*
Ujhely	1968	*Determinants of the Nurse-Patient Relationship*
Rogers	1970	*An Introduction to the Theoretical Basis of Nursing*
King	1971	*Toward a Theory of Nursing*
Orem	1971	*Nursing: Concepts of Practice*
Travelbee	1971	*Interpersonal Aspects of Nursing*
Neuman	1974	*The Betty Neuman Health-Care Systems Model*
Roy	1976	*Introduction to Nursing: An Adaptation Model*
Newman	1979	*Toward a Theory of Health*
Johnson	1980	*The Behavioral System Model for Nursing*
Parse	1981	*Man-Living-Health*
Erickson, Tomlin, & Swain	1983	*Modeling and Role Modeling*
Leininger	1985	*Transcultural Care Diversity and Universality*
Watson	1985	*Nursing: Human Science and Human Care*
Roper, Logan, & Tierney	1985	*The Elements of Nursing*
Newman	1986	*Health as Expanding Consciousness*
Boykin & Schoenhofer	1993	*Nursing as Caring*

デルは，知覚，個人間関係，社会システム，健康という主要な概念を含んでいる。Johnson(1980)は7つのサブシステムからなる行動システムとして患者のモデルを構築した。Johnsonの考えはAugerの行動システムモデルにさらに反映された。Auger(1976)のモデルは，所属，依存，摂取，達成，攻撃，排泄，性，回復という8つのサブシステムを含んでいる＊。Johnson とAugerの大理論では，看護師は医学的データや生理学的データを取り扱う

＊訳注：JohnsonとAugerの著作の出版年が前後しているが，AugerはJohnsonの影響を受けている。

が，そうしたデータへのアプローチは明確に行動科学的アプローチとは区別できる。

　これ以降の大理論は，看護の現象学的側面を捉えようとした。例えばWatson(1985)は，自分のヒューマンケア理論のなかで「現象学的-実存主義的」志向を採用している(p.x)。例えば，Leininger(1985)の通文化ケア理論transcultural care theoryのような，その他の大理論は文化的に多様な患者集団への看護の対応のための方法を整えている。また，大理論の開発は，例えば英国におけるRoper-Logan-Tierney理論のように，米国以外の国まで広がった(Roper, Logan, & Tierney, 1985)。この他の理論開発の国際的な成果に関してはChapter 13を参照しよう。

　実際，大看護理論は看護実践や看護教育，看護研究のための包括的な観点を提供するが，多くの限界があることもまた事実である。例えば，大看護理論が持つ一般性と抽象性のために，多くの大看護理論はいまの形では検証不可能である。つまり，大理論は実践やカリキュラム構築のための包括的な観点を提供するが，その本質と目的の性質上，大理論の大部分は検証が可能になる前に大きな改訂と拡張を必要とする。大看護理論を改訂し，洗練する際には，①曖昧な用語が明確に定義され，②予測可能となるように，理論のなかに存在する概念間の関係が十分正確に描かれる必要がある。理論家のなかには，自分の研究を明確化し，詳細に説明するために，既刊の著作の改訂版を刊行した者もいる(例えば，King, 1981；Orem, 1995；Roy & Andrews, 1991, 1999；Roy & Roberts, 1981を参照のこと)。

　それでも多くの大理論は，手に負えない問題で，検証しようとする者を困惑させる。こうした問題は，理論のなかの用語と観察指標とのあいだの結びつきがない，または結びつきが弱いといった，大理論が抱えるもう1つの問題とも関連している。このことは，Suppe & Jacox(1985)が，Rogersの大理論の検証は「検証可能な内容のほとんどが提示されている，重要でない副次的な主張」に依存したものであると批判した点である(p.249)。Fawcett & Downs(1986)は，さらに強く次のように主張している。

概念モデル[および／または大理論]は直接的に検証することができない。む しろ，概念モデルが提示していることは，そのモデルに由来する，またはその モデルと結びつく理論の経験的な検証を通して間接的に確かめられる。理論検 証研究の知見がその理論を裏づけている場合，その概念モデルは信頼できると みなされる(p.89)。

　このように，大理論とその経験的側面のあいだには理論の層が必要とされ るように見える。そして，この層は本書で提案される中範囲理論という考え と一致する。例えば，McQuiston & Campbell(1997)は，検証可能性を高め るために，理論の中間層がどのようにOrem(1955)の理論に適応され，同理 論の検証可能性がいかに高まったか，その下位構造を例証した。Johnson, King, Levine, Neuman, Orem, Rogers, Royの大理論の詳細な分析や評価 (理論検証を含む)についてはFawcett(1989, 1995, 2000)の著作を参照しよ う。また，Royモデルによる研究の広範な概観はBoston Based Adaptation Research in Nursing Society(1999)にある。
　看護師によっては，自分たちの研究の焦点を大理論の検証の困難さに合わ せる者もいれば，さまざまな大理論に共通する領域に注意を向ける者もいる (Flaskerud & Halloran, 1980)。Fawcett(1984)は，看護理論における理論開 発に関する文献を検討してみれば，看護学の中心概念——人・環境・健康・ 看護——が1つの共通認識であることがわかる，と結論づけている(p.84)。 看護学という学問のもっとも広い共通認識として，こうした概念はそのメタ パラダイムを構成している(Fawcett, 1989)。これに関連して，Meleis(1985) は「領域概念 domain concepts」として看護クライアント，移行，相互作 用，看護過程，環境，看護治療，健康を明らかにしている(p.184)。メタパ ラダイムのいくつかに関するより詳細な研究が，Smith(1981)の健康の4つ のモデルの分析と，Kleffel(1991)の環境領域の探究によって提供された。こ のほか，Newman, Sime, & Corcoran-Perry(1991)は，健康とケアリングと いう概念でもって，看護を定義している焦点に関しての別の解釈を提案して いる。しかし，Reed(2000)は「ケアリング」を看護師の実践に過剰に焦点

を合わせていると批判し，患者の健康と病いの体験を「理解するうえでの核となる概念」として「肉体化 embodiment」を提案した(p.131)。

最終的に，20世紀の終わり頃の一連の変化によって，大理論はいくらか流行に遅れたものとして隅に押しやられた。おそらく，（上記のように）その理論検証が困難であるために，看護において大理論の価値低下が徐々に，そしておそらく不当に起こっている，と示唆する著者も数人ではあるが存在する(Barnett, 2002；DeKeyser ＆ Medoff-Cooper, 2001；Silva, 1999；Tierney, 1998)。別の側面から見ると，概念枠組みに関連する看護教育課程の認定基準の規制緩和も，看護教育における大理論の役割軽視の原因になった可能性がある＊。最後に，看護の特定の人たちがポストモダン思想を広めたことが，看護学にふさわしいレベルの言説としての大理論の価値低下を招いたこともあげられる。それでも，看護師のなかには，その限界にもかかわらず，大理論が看護学としての学問の発展に引き続いてメリットがあると主張する者が存在し続けたことも事実である(Barnett, 2002；Reed, 1995；Silva, 1999)。

■ 中範囲理論

大看護理論を検証することに本来備わっている困難さを考慮して，別のより実行可能なレベルの理論開発が提案され(Jacox, 1974；1981も参照のこと)，看護に活用された。すなわち，それが中範囲理論 middle-range theory である。このレベルの理論は，限定された数の変数を有し，範囲もまた限局されている。こうした特徴のために，中範囲理論は検証可能であるが，それでも十分に一般的であり，科学的に興味深いものである。したがって，中範囲理論は大理論の概念上の利点をいくらか共有するとともに，研究と実践において役立つために必要な固有性も提供する。その結果，大理論と比較して，中範囲理論は看護研究においてますます人気を獲得している(Lenz, 1998)。ヘルスビリーフモデル(Champion, 1985；Kviz, Dawkins, ＆ Erum, 1985；

＊訳注：このことは米国だけのことである．

表1-3 看護において開発された中範囲理論の例

理論	文献
再喫煙理論 Theory of smoking relapse	Wewers & Lenz, 1987
不確かさ理論 Uncertainty theory	Mishel, 1988, 1990
ケアリング理論 Theory of caring	Swanson, 1991
習得理論 Theory of mastery	Younger, 1991
文化仲介理論 Theory of culture brokering	Jezewski, 1995
不快症状理論 Theory of unpleasant symptoms	Lenz, Suppe, Gift, Pugh, & Milligan, 1995; Lenz, Pugh, Milligan, Gift, & Suppe, 1997
ヘルスプロモーション理論(修正版) Health promotion model (revised)	Pender, 1996
看護師の表明する共感と患者成果理論 Theory of nurse-expressed empathy and patient outcomes	Olson & Hanchett, 1997
疼痛の時間治療的介入理論 Theory of chronotherapeutic intervention for pain	Auvil-Novak, 1997
慢性悲哀理論 Theory of chronic sorrow	Eakes, Burke, & Hainsworth, 1998
自己制御理論 Self-regulation theory	Johnson, 1999
移行理論 Theory of transitions	Meleis, Sawyer, Im, Messias, & Schumacher, 2000
コンフォート[安楽]理論 Theory of comfort	Kolcaba, 2001

Massey, 1986を参照)のような他の学問分野からの中範囲理論が看護研究において広く用いられてはいるが(Fawcett, 1999；Lenz, 1998)，看護学に基盤をおく中範囲理論がますます目立つようになってきた(Liehr & Smith, 1999)。看護において開発された中範囲理論の例を示した**表1-3**を参照しよう。

看護師によって開発された中範囲理論の範囲を示す3つの例がある。まず第1は，Swanson(1991)が提案し，洗練させた3つの現象学的研究に基づくケアリング理論である。この理論は，知る，ともにいる，ために行う，可能にする，信念を保つという5つのケアリング過程を伴っている。第2は，Mishel(1988)が開発した「患者は疾患に関連した刺激をいかに認知的に処理し，それらの出来事の意味をいかに構築するか」を説明する不確かさ理論で

ある(p.225)。不確かさは患者の評価やコーピング，適応に影響を与える。また，不確かさ自体は，刺激と構造の提供者によって影響を受ける。絶え間ない不確かさの状態のもとでは，社会的資源といった要因が一助となって，人は不確な状態を「自然な」であると考えることができるようになる，とMishelは提案している(1990)。そうした見方では，「不安定と動揺は自然であり，患者の可能性の範囲を拡大する」(p.261)。第3は，Meleis, Sawyer, Im, Messias, & Schumacher(2000)が開発した，幅広い移行状態を経験している多様な民族背景を持つ対象に関する研究を基盤とする移行中範囲理論である。この理論における変数の主要なカテゴリーは，移行の本質，移行の状態，反応のパターンを含んでいる。移行状態は，意味，文化に起因する信念や態度，社会経済状態，準備および知識といった個人的な要素を含む。

　最近になって，限定された臨床場面の理論的な理解をもたらすために，2つの関連したより狭い範囲の理論であるマイクロ理論microtheory(Higgins & Moore, 2000)と状況特異的理論(Im & Meleis, 1999)が導入された。Davis & Simms(1992)は，例えば経静脈治療や注射に関する手技にはマイクロ理論が好ましいと述べている。Im & Meleis(1999)は韓国系移民の女性における更年期の体験を描くために状況特異的理論をどのように使用したかを例証した。こうした例が示しているように，新しいヘルスニーズの発生と科学技術の進歩が，ますます多様化する患者に対する看護師のケアとの結びつきが深まれば深まるほど，中範囲理論の焦点や抽象度の幅は広がっていくであろう(中範囲理論の開発の可能性に関する国際的な看護研究の優先事項の要約はHinshaw[2000]を参照しよう)。

■ 実践理論

　看護メタ理論の副産物の1つは，実践の学問としての看護学のためのまったく異なった種類の理論という考えである(Dickoff et al., 1968a；Jacox, 1974；Wald & Leonard, 1964；Walker, 1971a, 1971b；Wooldridge et al., 1968)。Wald & Leonard(1964)は，本質的には因果関係があって，看護師によって修正可能な変数を含んでいる看護実践理論の初期の提案者である。

Jacox(1974)は，実践理論 practice theory に関する自分の意見を提示するに際して，以下のような簡潔な記述をしている。

> 実践理論とは，このような看護目標(患者の状態に期待される変化，または効果をもたらすこと)を掲げた場合，その目標(変化を生むこと)に到達するために看護師が起こさなければならない行動について述べるものである。例えば，看護目標が術後患者が低ナトリウム血症になることを予防することであるのなら，看護実践理論は低ナトリウム血症を予防するための特定の一群の行動をとらなければならないことを述べる(p.10)。

実践理論の核心は求められる目標であり，その目標を達成するための行動の指示である。

Dickoff ら(1968a)の提唱した「実践志向理論」のモデルでは，理論化には4つの段階があり，それらは看護実践のための理論的基盤を導くものでなければならないと主張した。その段階には，因子特定理論 factor-isolating theory，因子関連理論 factor-relating theory，状況関連理論 situation-relating theory，そして状況作成理論 situation-producing theory または指示理論 prescriptive theory が含まれる。これら4つの段階は，大まかには記述，説明，予測，統制という行動に相当する。状況作成理論または指示理論の段階は，目標の内容(期待される状況)，指示，調査項目リストという3つの構成要素からなる。Dickoff ら(1968a)によって提供された指示要素の例は「看護師よ，患者にできるかぎり早く自分の薬物を服用させよ」である(p.424)。そして調査項目リストは，行動に関して詳細に作成されてはいるが，それでもなお不明瞭な構成要素の1つである。

実践理論や状況作成理論，または指示理論という考え方が提案されたあと，こうした考え方がただちにこのタイプの具体的な理論の開発を導くことはなかった。このタイプの理論の発展が遅い理由のなかには，最初の説明が非常に処置的であるように聞こえ，そのためにほとんど興味を喚起しない例を用いたことがあげられる。その他には，実践のための理論をつくることには，効果的な看護介入に関する十分に発達した看護科学体系が必要であるこ

表 1-4　看護において開発された実践理論

理論	文献
鎮痛薬と副作用のバランス理論 Theory of balance between analgesia and side effects	Good & Moore, 1996
平安なエンド・オブ・ライフ理論 Theory of the peaceful end of life	Ruland & Moore, 1998
乳幼児における急性疼痛管理理論 Theory of acute pain management in infants and children	Huth & Moore, 1998

とがある。したがって，何年ものあいだ，看護実践のための知識基盤にはなんの進展も起こらなかった。しかし，例えば「看護における研究の実施と活用」プロジェクトでは，研究に基づく知識が「看護実践のためのプロトコル」に移しかえられた(Haller, Reynolds, & Horsley, 1979, p.45)。研究された実践プロトコルは，①感覚情報：苦悩，②静脈内カニューレ交換手技，③体重の小移動による褥瘡予防，④慎重な看護：疼痛緩和である。同様に，「成人の圧迫潰瘍の予測と予防に関する委員会」によって提案されたもののような臨床ガイドラインの立言(Panel for the Prediction & Prevention of Pressure Ulcers in Adults, 1992)が，ケアを導くために開発された立言の例として提示された。さらに，看護介入に焦点を合わせた数冊の著書が看護実践の基礎を拡大した(Bulechek & McCloskey, 1985；McCloskey & Bulechek, 2000；Snyder, 1992)。

最近になってさらに興味が持たれているのは，中範囲理論を指示理論と混合しようとする取り組みである(Good & Moore, 1996)。こうした混種(ハイブリッド)の取り組みは，結果として生じる実践理論を実践のための単純な指示または命令以上のものに高める。それぞれの理論の関連立言は，実践に即して予測的に〈～であろう〉という言い方で述べられていたり，あるいは指示的に〈～すべきである〉という言い方で述べられてはいるが，実践の場で有益な理論を開発するに至るまであと一歩といったところである。この実践理論の最近の発展の例は表 1-4 に示されている。

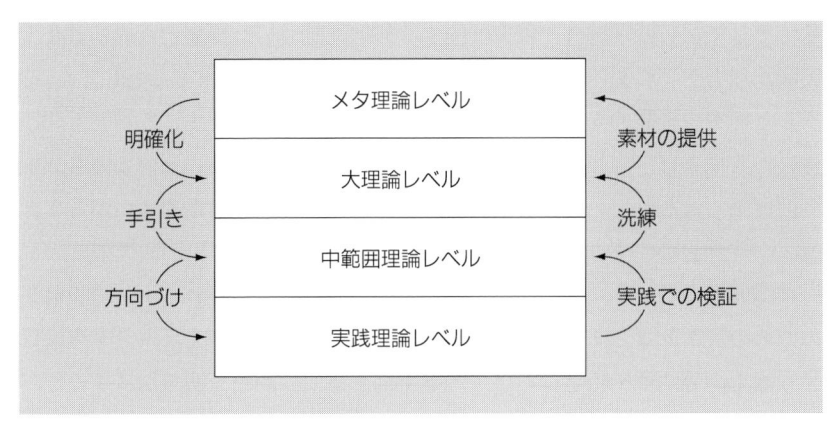

図1-1 理論開発のレベル間の結びつき

■ 理論開発のレベル間の結びつき

　ここまでで，看護理論はどのレベルで開発されるべきであるかという確たる根拠を持って問えないことが明確になってきた。すなわち，それぞれのレベルで開発が行われてきて，またいまも行われているということである。したがって，より理に適った疑問は，理論開発の各レベルが互いにどう関連し合っているかというものである。図1-1に，理論開発の4つのレベル間の結びつきのモデルを提案している。メタ理論は，看護理論に関する問題の分析を通して，実践の学問における理論開発の各レベルの方法論や役割を明確にするものである。さらに，各レベルの理論はメタ理論レベルでの分析と明確化をさらに行うための材料を提供する。大看護理論は，その大きな観点によって，中範囲レベルの理論での具体的な関心の対象となる現象のための手引きや発見的方法として役立つ。例えば，Fawcett(1978)は妊娠期のカップルのボディイメージと一体感の理論を開発するために，Rogers(1970)の業績を使用した。さらに中範囲理論は，現実のなかで検証されるのにつれて，それと結びつく大看護理論をさらに洗練するための参照基準点となった(この結びつきの例はGill & Atwood[1981]の論文を参照のこと)。また中範囲理論は，実践理論の指示が具体的な目標達成をできるよう方向づけするものであ

る。そして，実践理論は，現実に関する科学に基づいた提案から成り立ち，実践が患者ケアに組み込まれるのに合わせて，（間接的であったとしても）そうした提案の経験的妥当性を検証するものである。実践理論にもっとも関連性のある提案は，中範囲理論からもたらされることが多い。というのも，中範囲理論で言われている内容は具体的な状況により結びつきやすいからである。

　理論開発の各レベル間の結びつきが多様であるにもかかわらず，理論構築のための現実的な方法を直接表すものはどれ1つない。例えば，メタ理論は発展途上の専門職や科学において考慮すべき重要な問題を明らかにするが，メタ理論と現実に科学理論を生み出すための方法とのあいだには隔たりがある。同様に，Dickoff ら(1968a，1968b)による実践理論のための提案は，実践理論を構築するために使用する明確で具体的な手段を提示していない。看護学の理論基盤の構築に向けて看護を効果的に導くには，これ以上の何かが必要であることは明白である。

理論構築：文脈と方法

　この項において，筆者らは看護理論の開発を促進すると信じる2つの要素を提案する。こうした要素はとくに中範囲レベルの一般性の理論をつくることに焦点を合わせている。こうしたレベルに焦点を合わせた理論開発は，①理論構築における発見の文脈と正当化の文脈とを注意深く区別すること，そして②理論構築のための具体的な方法と手技を描くことによって促進できると筆者らは信じている。こうした要素それ自体は目新しいものではないが，これらに一貫して徹底的に注目することは新しい試みであると信じている。

■ 発見の文脈と正当化の文脈

　Rudner(1996)は，理念の開発の過程と評価を区別するために，それぞれ〈発見の文脈 context of discovery〉と〈正当化の文脈 context of justification〉という言葉を使用した。筆者らも，理論構築の過程と理論評価とを区

別することは有用であると信じている。というのも，理論を生成する際には，最初はその理論が役立つかあるいは正確であるかということに直接関係のある知識がない状態で理論構築は行われるものである。そして次に，現実のなかで理論の結果を調べ，論理的一貫性のような他の評価基準とその理論を比較することによって，理論の長所と短所を際立たせるのに理論評価が役立つからである。逆に，理論評価で使用される基準や方法を初期段階で適用してしまうと，せっかくの有望な理論を排除してしまったり，理論生成の過程で起こりうる独創性の萌芽を摘み取ってしまうことになりかねない。さらに，理論評価で使用される基準や評価に適合していないからといって，理論が開発される方法や起源を批判することは同様に適切な判断とは言えない。十分に発展した理論であれば理論評価のための厳格な基準による検討を通過することが期待されるべきであるが，同じ基準は理論を生成する過程においては適切ではない。例えば，少ないサンプル数やケーススタディは親役割への初期段階の順応に関する理論の開発に使用されることがあるかもしれない。しかし，その理論を検証し評価する際には，同じこれらのデータがサンプリングの大きさや客観性の点で不十分であると判断されるだろう。だからといって，理論生成の際にこうしたデータを軽視することは，価値のある洞察を失うことになり，軽率であるといえる。このように，開発と評価との相違を心にとどめておくことによって，理論構築者は正当化の文脈では役に立っても，発見の文脈にとっては妨げとなる不必要な制限から自由になる。

■ 理論構築の方法

　看護における理論構築の明白で明確な方法が必要とされている。というのも，社会学のような(Hage, 1972)，他の学問領域から入手可能な方法論は，看護学の文脈に移植されていないからである。この必要性を認めて，筆者らは理論構築の方法論に関するこの本を執筆した。Chapter 2 では，理論開発の方法のための筆者らの基本枠組みが示されている。これに続く Chapter では，ほとんどの部分は中範囲理論の視点から，概念統合のような，理論を構築するための具体的な方法が説明されている。こうした方法は，理論評価

ではなく，理論構築を強調して提示されている。理論評価に興味のある読者は Ellis(1968), Hardy(1978), Barnum(1989)の古典的業績を参照しよう。

■ 文献

Allen DG. Nursing research and social control. *Image*. 1985; 17: 58-64.
Approaches to the study of nursing questions and the development of nursing science. *Nurs Res*. 1972; 21: 484-517.
Atwood JR. Advancing nursing science: quantitative approaches. *West J Nurs Res*. 1984; 6 (3): 9-15.
Audi R. *The Cambridge Dictionary of Philosophy*. Cambridge, England: Cambridge University Press; 1995.
Auger JR. *Behavioral Systems and Nursing*. Englewood Cliffs, NJ: Prentice Hall; 1976.
Auvil-Novak SE. A middle-range theory of chronotherapeutic intervention for postsurgical pain. *Nurs Res*. 1997; 46: 66-71.
Barnett EAM. What is nursing science? *Nurs Sci Q*. 2002; 15: 51-60.
Barnum B. *Nursing Theory: Analysis, Application, Evaluation*. 3rd ed. Philadelphia, Pa: Lippincott; 1989.
Beckstrand J. The need for a practice theory as indicated by the knowledge used in the conduct of practice. *Res Nurs Health*. 1978a; 1: 175-179.
Beckstrand J. The notion of a practice theory and the relationship of scientific and ethical knowledge to practice. *Res Nurs Health*. 1978b; 1: 131-136.
Benoliel JQ. Advancing nursing science: qualitative approaches. *West J Nurs Res*. 1984; 6 (3): 1-8.
Bixler G, Bixler RW. The professional status of nursing. *Amer J Nurs*. 1945; 45: 730-735.
Bixler G, Bixler RW. The professional status of nursing. *Amer J Nurs*. 1959; 59: 1142-1147.
Boston Based Adaptation Research in Nursing Society. *Roy Adaptation Model-Based Research: 25 Years of Contributions to Nursing Scicnce*. Indianapolis, Ind: Center Nursing Press; 1999.
Boykin A, Schoenhofer S. *Nursing as Caring: A Model for Transforming Practice*; 1993.
Brown JS, Tanner CA, Padrick KP. Nursing's search for scientific knowledge. *Nurs Res*. 1984; 33: 26-32.
Bulechek GM, McCloskey JC, eds. *Nursing Interventions: Treatments for Nursiug Diagnoses*. Philadelphia, Pa: Saunders; 1985.
Campbell JC, Bunting S. Voices and paradigms: perspectives on critical and feminist theory in nursing. *Adv Nurs Sci*. 1991; 13 (3): 1-15.
Carper BA. Fundamental patterns of knowing in nursing. *Adv Nurs Sci*. 1978; 1 (1): 13-23.
Champion VL. Use of the health belief model in determining frequency of breast self-examination. *Res Nurs Health*. 1985; 8: 373-379.
Chinn PL. Debunking myths in nursing theory and research. *Image*. 1985; 17: 45-49.
Davis B, Simms CL. Are we providing safe care? *Canadian Nurse*. 1992; 88 (1): 45-47.
DeKeyser FG, Medoff-Cooper B. A non-theorist perspective on nursing theory: issues of the 1990s. *Scholarly Inquiry Nurs Pract*. 2001; 15: 329-341.
Dickoff J, James P. Commentary on Walker's "Toward a clearer understanding of the concept of nursing theory": Clarity to what end? *Nurs Res*. 1971; 20: 499-502.
Dickoff J, James P, Wiedenbach E. Theory in a practice discipline, part I. *Nurs Res*. 1968a; 17: 415-435.
Dickoff J, James P, Wiedenbach E. Theory in a practice discipline, part II. *Nurs Res*. 1968b; 17: 545-554.
Dickson GL. The unintended consequences of a male professional ideology for the development of nursing education. *Adv Nurs Sci*. 1993; 15 (3): 67-83.

Donaldson SK, Crowley DM. The discipline of nursing. *Nurs Outlook*. 1978; 26: 113-120.
Eakes G, Burke ML, Hainsworth MA. Middle-range theory of chronic sorrow. *Image*. 1998; 30: 179-184.
Ellis R. Characteristics of significant theories. *Nurs Res*. 1968; 17: 217-222.
Ellis R. Commentary on Walker's "Toward a clearer understanding of the concept of nursing theory": Reaction to Walker's article. *Nurs Res*. 1971; 20: 493-494.
Erickson HC, Tomlin EM, Swain MAP. *Modeling and Role Modeling: A Theory and Paradigm of Nursing*. Englewood Cliffs, NJ: Prentice Hall; 1983.
Fawcett J. *Analysis and Evaluation of Conceptual Models of Nursing*. 2nd ed. Philadelphia, Pa: Davis; 1989.
Fawcett J. *Analysis and Evaluation of Conceptual Models of Nursing*. 3rd ed. Philadelphia, Pa: Davis; 1995.
Fawcett J. *Analysis and Evaluation of Contemporary Nursing Knowledge: Nursiug Models and Theories*. Philadelphia, Pa: Davis; 2000.
Fawcett J. *Analysis and Evaluation of Nursing Theories*. Philadelphia, Pa: Davis; 1993.
Fawcett J. Hallmarks of success in nursing theory development. In: Chinn PL, ed. *Advances in Nursing Theory Development*. Rockville, Md: Aspen; 1983.
Fawcett J. On the requirements for a metaparadigm: an invitation to dialogue. *Nurs Sci Q*. 1996; 9: 94-97.
Fawcett J. The metaparadigm of nursing: present status and future refinements. *Image*. 1984; 16: 84-87.
Fawcett J. The state of nursing science: hallmarks of the 20th and 21st centuries. *Nurs Sci Q*. 1999; 12: 311-318.
Fawcett J. The "what" of theory development. In: *Theory Development: What, Why, How?* New York, NY: National League for Nursing; 1978.
Fawcett J, Downs F. *The Relationship of Theory and Research*. Norwalk, Conn: Appleton-Century-Crofts; 1986.
Flaskerud JH, Halloran EJ. Areas of agreement in nursing theory development. *Adv Nurs Sci*. 1980; 3 (1): 1-7.
Folta JR. Commentary on Walker's "Toward a clearer understanding of the concept of nursing theory": Obfuscation or clarification: a reaction to Walker's concept of nursing theory. *Nurs Res*. 1971; 20: 496-499.
Gill BP, Atwood JR. Reciprocy and helicy used to relate mEGF and wound healing. *Nurs Res*. 1981; 30: 68-72.
Good M, Moore SM. Clinical practice guidelines as a new source of middle-range theory: focus on acute pain. *Nurs Outlook*. 1996; 44: 74-79.
Goodwin LD, Goodwin WL. Qualitative vs. quantitative research or qualitative and quantitative research? *Nurs Res*. 1984; 33: 378-380.
Gorenberg B. The research tradition of nursing: an emerging issue. *Nurs Res*. 1983; 32: 347-349.
Habermas, J. *Knowledge and Human Interests*. Shapiro J, trans. Boston, Mass: Beacon Press; 1971.
Hage J. *Techniques and Problems of Theory Construction in Sociology*. New York, NY: Wiley; 1972.
Hale K, George JB. Lydia Hall. In: George JB, ed. *Nursing Theories: The Base for Professional Nursing Practice*. Englewood Cliffs, NJ: Prentice Hall; 1980.
Haller KB, Reynolds MA, Horsley JA. Developing research-based innovation protocols: process, criteria, and issues. *Res Nurs Health*. 1979; 2: 45-51.
Hardy ME. Perspectives on nursing theory. *Adv Nurs Sci*. 1978; 1 (1): 37-48.
Henderson V. *The Nature of Nursing*. New York, NY: Macmillan; 1966.
Higgins PA, Moore SM. Levels of theoretical thinking in nursing. *Nurs Outlook*. 2000; 48: 179-183.
Hinshaw AS. Nursing knowledge for the 21st century: opportunities and challenges. *J Nurs Schol*. 2000; 32: 117-123.

Holter IM. Critical theory. *Scholarly Inquiry Nurs Pract*. 1988; 2: 223-232.
Huth MM, Moore SM. Prescriptive theory of acute pain management in infants and children. *J Soc Pediatr Nurs*. 1998; 3: 23-32.
Im E, Meleis AI. An international imperative for gender-sensitive theories in women's health. *J Nurs Schol*. 2001; 33: 309-314.
Im E, Meleis AI. Situation-specific theories: philosophical roots, properties, and approach. *Adv Nurs Sci*. 1999; 22 (2): 11-24.
Jacox A. Theory construction in nursing: an overview. *Nurs Res*. 1974; 23: 4-13.
Jacox AK, Webster G. Competing theories of science. In: Nicoll LH, ed. *Perspectives on Nursing Theory*. Boston, Mass: Little, Brown; 1986.
Jezewski MA. Evolution of a grounded theory: conflict resolution through culture brokering. *Adv Nurs Sci*. 1995; 17 (3): 14-30.
Johnson DE. The behavioral system model for nursing. In: Riehl JP, Roy C, eds. *Conceptual Models for Nursing Practice*. 2nd ed. New York, NY: Appleton-Century-Crofts; 1980.
Johnson JE. Self-regulation theory and coping with physical illness. *Res Nurs Health*. 1999; 22: 435-448.
Kim HS. *The Nature of Theoretical Thinking in Nursing*. Norwalk, Conn: Appleton-Century-Crofts; 1983.
King I. *A Theory for Nursing: Systems, Concepts, Process*. New York, NY: Wiley; 1981.
King I. *Toward a Theory of Nursing*. New York, NY: Wiley; 1971.
Kleffel D. Rethinking the environment as a domain of nursing knowledge. *Adv Nurs Sci*. 1991; 14 (1): 40-51.
Kolcaba K. Evolution of the mid range theory of comfort for outcomes research. *Nurs Outlook*. 2001; 49: 86-92.
Kviz FJ, Dawkins CE, Erum NE. Mothers' health beliefs and use of well-baby services among a high-risk population. *Res Nurs Health*. 1985; 8: 381-387.
LaCoursiere SP. A theory of online social support. *Adv Nurs Sci*. 2001; 24 (1): 60-77.
Leininger MM. Transcultural care diversity and universality. *Nurs Health Care*. 1985; 6: 209-212.
Lenz ER. Role of middle range theory for nursing research and practice. Part I. Nursing research. *Nurs Leadersh Forum*. 1998; 3 (1): 24-33.
Lenz ER, Pugh LC, Milligan RA, Gift A, Suppe F. The middle-range theory of unpleasant symptoms: an update. *Adv Nurs Sci*. 1997; 19 (3): 14-27.
Lenz ER, Suppe F, Gift AG, Pugh LC, Milligan RA. Collaborative development of middle-range nursing theories: toward a theory of unpleasant symptoms. *Adv Nurs Sci*. 1995; 17 (3): 1-13.
Levine M. The four conservation principles of nursing. *Nurs Forum*. 1967; 6 (1): 45-59.
Liaschenko J. Feminist ethics and cultural ethos. *Adv Nurs Sci*. 1993; 15 (4): 71-81.
Liehr P, Smith MJ. Middle range theory: spinning research and practice to create knowledge for the new millennium. *Adv Nurs Sci*. 1999; 21 (4): 81-91.
Malinski VM. Nursing research and the human sciences. *Nurs Sci Q*. 2002; 15: 14-20.
Massey V. Perceived susceptibility to breast cancer and practice of breast self-examination. *Nurs Res*. 1986; 35: 183-185.
McCloskey JC, Bulechek GM. *Nursing Intervention Classification (NIC)*. 3rd ed. St. Louis, Mo: Mosby; 2000.
McKay RP. *The Process of Theory Development in Nursing*. [dissertation]. New York, NY: Columbia University; 1965.
McQuiston CM, Campbell JC. Theoretical substruction: a guide for theory testing research. *Nurs Sci Q*. 1997; 10: 117-123.
Meleis AI. *Theoretical Nursing*. Philadelphia, Pa: Lippincott; 1985.
Meleis AI, Sawyer LM, Im E, Messias DKH, Schumacher K. Experiencing transitions: an emerging middle-range theory. *Adv Nurs Sci*. 2000; 23 (1): 12-28.
Mishel MH. Reconceptualization of the uncertainty in illness theory. *Image*. 1990; 22: 256-261.

Mishel MH. Uncertainty in illness. *Image*. 1988; 20: 225-231.
Mitchell GJ, Cody WK. Nursing knowledge and human science: ontological and epistemological considerations. *Nurs Sci Q*. 1992; 5: 54-61.
Moody LE, Wilson ME, Smyth K, Schwartz R, Tittle M, Van Cott ML. Analysis of a decade of nursing practice research: 1977-1986. *Nurs Res*. 1988; 37: 374-379.
National League for Nursing. *Theory Development: What, Why, How?* New York, NY: National League for Nursing; 1978.
The nature of science and nursing. *Nurs Res*. 1968; 17: 484-512.
The nature of science in nursing. *Nurs Res*. 1969; 18: 388-411.
Neuman B. The Betty Neuman health-care systems model: a total person approach to patient problems. In: Riehl JP, Roy C, eds. *Conceptual Models for Nursing Practice*. New York, NY: Appleton-Century-Crofts; 1974.
Newman MA. *Health as Expanding Consciousness*. St. Louis, Mo: Mosby; 1986.
Newman MA. Prevailing paradigms in nursing. *Nurs Outlook*. 1992; 40: 10-13, 32.
Newman MA. Toward a theory of health. In: *Theory Development in Nursing*. Philadelphia, Pa: Davis; 1979.
Newman MA, Sime AM, Corcoran-Perry SA. The focus of the discipline of nursing. *Adv Nurs Sci*. 1991; 14 (1): 1-6.
Norbeck JS. In defense of empiricism. *Image*. 1987; 19: 28-30.
Norris CM, ed. *Proceedings of the First Nursing Theory Conference*. Kansas City: University of Kansas Medical Center, Department of Nursing; 1969.
Norris CM, ed. *Proceedings of the Second Nursing Theory Conference*. Kansas City: University of Kansas Medical Center, Department of Nursing; 1970.
Norris CM, ed. *Proceedings of the Third Nursing Theory Conference*. Kansas City: University of Kansas Medical Center, Department of Nursing; 1971.
Olson J, Hanchett E. Nurse-expressed empathy, patient outcomes, and development of a middle-range theory. *Image*. 1997; 29: 71-76.
Orem D. *Nursing: Concepts of Practice*. New York, NY: McGraw-Hill; 1971.
Orem D. Nursing: *Concepts of Practice*. 5th ed. St. Louis, Mo: Mosby; 1995.
Orlando IJ. *The Dynamic Nurse-Patient Relationship*. New York, NY: Putnam; 1961./稲田八重子, 看護の探究——ダイナミックな人間関係をもとにした方法, メヂカルフレンド社 ; 1964.
Panel for the Prediction and Prevention of Pressure Ulcers in Adults. *Pressure Ulcers in Adults: Prediction and Prevention*. Clinical Practice Guideline, No 3. Rockville, Md: Agency for Health Care Policy and Research, PHS, USDHHS; May 1992. AHCPR publication 92-0047.
Parse RR. *Man-Living-Health: A Theory of Nursing*. New York, NY: Wiley; 1981.
Pender, NJ. *Health Promotion in Nursing Practice*. 3rd ed. Stamford, Conn: Appleton & Lange; 1996.
Peplau HE. *Interpersonal Relations in Nursing*. New York, NY: Putnam; 1952.
Practice oriented theory, part I. *Adv Nurs Sci*. 1978; 1 (1): 1-95.
Reed PG. A treatise on nursing knowledge development for the 21st century: beyond postmodernism. *Adv Nurs Sci*. 1995; 17 (3): 70-84.
Reed PG. Nursing reformation: historical reflections and philosophic foundations. *Nurs Sci Q*. 2000; 13: 129-133.
Research — How will nursing define it? *Nurs Res*. 1967; 16: 108-129.
Roberts MA. *American Nursing: History and Interpretation*. New York, NY: Macmillan; 1961: 101.
Rogers ME. *An Introduction to the Theoretical Basis of Nursing*. Philadelphia, Pa: Davis; 1970.
Roper N, Logan WW, Tierney AJ. *The Elements of Nursing*. 2nd ed. Edinburgh, Scotland: Churchill Livingstone; 1985.
Roy C. *Introduction to Nursing: An Adaptation Model*. Englewood Cliffs, NJ: Prentice Hall; 1976.

Roy C, Andrews HA. *The Roy Adaptation Model*. 2nd ed. Norwalk, Conn: Appleton & Lange; 1999.
Roy C, Andrews HA. *The Roy Adaptation Model: The Definitive Statement*. Norwalk, Conn: Appleton & Lange; 1991.
Roy C, Roberts SL. *Theory Construction in Nursing: An Adaptation Model*. Englewood Cliffs, NJ: Prentice Hall; 1981.
Rudner R. *Philosophy of Social Science*. Englewood Cliffs, NJ: Prentice Hall; 1966.
Ruland CM, Moore SM. Theory construction based on standards of care: a proposed theory of the peaceful end of life. *Nurs Outlook*. 1998; 46: 169-175.
Schumacher KL, Gortner SR. (Mis)conceptions and reconceptions about traditional science. *Adv Nurs Sci*. 1992; 14 (4): 1-11.
See EM. *Theories of Middling-Range Generality in the Development of Nursing Theory*, Paper presented at the meeting of the Nursing Theory Think Tank, Denver, 1981.
Silva, MC. The state of nursing science: reconceptualizing for the 2lst century. *Nurs Sci Q*. 1999; 12: 221-226.
Silva MC, Rothbart D. An analysis of changing trends in philosophies of science in nursing theory development and testing. *Adv Nurs Sci*. 1984; 6 (2): 1-13.
Smith JA. The idea of health: a philosophic inquiry. *Adv Nurs Sci*. 1981; 3 (3): 43-50.
Snyder M. *Independent Nursing Interventions*. 2nd ed. New York, NY: Delmar; 1992.
Stajduhar KI, Balneaves L, Thorne SE. A case for the "middle ground": exploring the tensions of postmodern thought in nursing. *Nurs Philos*. 2001; 2: 72-82.
Stevenson JS, Woods NF. Nursing science and contemporary science: emerging paradigms. In: Sorensen GE, ed. *Setting the Agenda for the Year 2000*. Kansas City, Mo: American Academy of Nursing; 1986.
Suppe F, Jacox AK. Philosophy of science and the development of nursing theory. In: Werley HH, Fitzpatrick JJ, eds. *Annual Review of Nursing Research*. 1985; 3: 241-267.
Swanson, KM. Empirical development of a middle range theory of caring. *Nurs Res*. 1991; 40: 161-166.
Theory development in nursing. *Nurs Res*. 1968; 17: 196-227.
Tierney AJ. Nursing models: extant or extinct? *J Adv Nurs*. 1998; 28: 377-385.
Tinkle MB, Beaton JL. Toward a new view of science. *Adv Nurs Sci*. 1983; 5 (3): 27-36.
Travelbee J. *Interpersonal Aspects of Nursing*. Philadelphia, Pa: Davis; 1971.
Ujhely G. *Determinants of the Nurse-Patient Relationship*. New York, NY: Springer; 1968.
Wald FS, Leonard RC. Towards development of nursing practice theory. *Nurs Res*. 1964; 13: 309-313.
Walker LO. *Nursing as a Discipline*. [dissertation]. Bloomington: Indiana University; 1971a.
Walker LO. *Parent-Infant Nursing Science: Paradigms, Phenomena, Methods*. Philadelphia, Pa: Davis; 1992.
Walker LO. Rejoinder to commentary: toward a clearer understanding of the concept of nursing theory. *Nurs Res*. 1972; 21: 59-62.
Walker LO. Toward a clearer understanding of the concept of nursing theory. *Nurs Res*. 1971b; 20: 428-435.
Watson J. *Nursing: Human Scicnce and Human Care*. Norwalk, Conn: Appleton-Century-Crofts; 1985.
Watson J. Postmodernism and knowledge development in nursing. *Nurs Sci Q*. 1995; 8: 60-64.
Webster G, Jacox A, Baldwin B. Nursing theory and the ghost of the received view. In: Mc-Closkey JC, Grace HK, eds. *Current Issues in Nursing*. Boston, Mass: Blackwell; 1981.
Wewers ME, Lenz E. Relapse among ex-smokers: an example of theory derivation. *Adv Nurs Sci*. 1987; 9 (2): 44-53.
Whall AL, Hicks FD. The unrecognized paradigm shift in nursing: implications, problems, and opportunities. *Nurs Outlook*. 2002; 50: 72-76.

Wiedenbach E. *Clinical Nursing: A Helping Art*. New York, NY: Springer; 1964./外口玉子, 池田明子. 臨床看護の本質——患者援助の技術. 現代社；1969.
Wooldridge PJ. Commentary on Walker's "Toward a clearer understanding of the concept of nursing theory": Meta-theories of nursing: a commentary on Walker's article. *Nurs Res*. 1971; 20: 494-495.
Wooldridge P, Skipper JK, Leonard RC. *Behavioral Science, Social Practice, and the Nursing Profession*. Cleveland, Ohio: Case Western Reserve; 1968.
Younger JB. A theory of mastery. *Adv Nurs Sci*. 1991; 14 (1): 76-89.

■ 補足文献

科学哲学について追加して知りたい読者は以下の文献を参照しよう。多くは古典であり，興味深いものである。入門書にはアスタリスク印(＊)をつけた。

Aronson JL. *A Realist Philosophy of Science*. London, England: Macmillan; 1984.
*Cook TD, Campbell DT. *Quasi-Experimentation: Design & Analysis Issues for Field Settings*. Boston, Mass: Houghton Mifflin; 1979; 1-36.
Feyerabend P. *Against Method: Outline of an Anarchistic Theory of Knowledge*. London, England: Verso; 1975.
Giere RN. *Explaining Scicnce: A Cognitive Approach*. Chicago, Ill: University of Chicago Press; 1988.
Glymour C. *Theory and Evidence*. Princeton, NJ: Princeton University Press; 1980.
Harre R. *Varieties of Realism: A Rationale for the Natural Sciences*. New York, NY: Basil Blackwell; 1986.
*Klee R. *Introduction to the Philosophy of Science: Cutting Nature at Its Seams*. Oxford, England: Oxford University Press; 1997
Komesaroff PA. *Objectivity, Science and Society; Interpreting Nature and Society in the Age of the Crisis of Science*. New York, NY: Routledge & Kegan Paul; 1986.
Kuhn TS. *The Structure of Scientific Revolutions*. 2nd ed. Chicago, Ill: University of Chicago Press; 1970.
Lakatos I, Musgrave A, eds. *Criticism and the Growth of Knowledge*. London, England: Cambridge University Press; 1970.
Lamb D, Easton SM. *Multiple Discovery: The Pattern of Scientific Progress*. Trowbridge, England: Avebury; 1984.
Laudan L. *Progress and Its Problems; Toward a Theory of Scientific Growth*. Berkeley: University of California Press; 1977.
*Phillips DC. *Philosophy, Science, and Social Inquiry*. New York, NY: Pergamon; 1987.
Phillips DC. *The Social Scientist's Bestiary: A Guide to Fabled Threats to, and Defenses of, Naturalistic Social Science*. New York, NY: Pergamon; 1992.
Popper KR. *Conjectures and Refutations: The Growth of Scientific Knowledge*. New York, NY: Harper & Row; 1965.
Psillos S. *Scientific Realism: How Science Tracks Truth*. London, England: Routledge; 1999.
Shanker SG, ed. *Philosophy of Science, Logic and Mathematics in the Twentieth Century. Routledge History of Philosophy, Vol. IX*. London, England: Routledge; 1999.
*Suppe F. Response to "positivism and qualitative nursing research." *Scholarly Inquiry Nurs Pract*. 2001; 15: 389-397.

2 理論開発の要素・アプローチ・方法
Introduction to Elements, Approaches, and Strategies of Theory Development

> **メモ**
>
> 「理論構築のための方法がなぜわたしたちに必要なのか？」学生たちやその他の人たちからこの質問をいつもされる。筆者らの答えはいつも同じである。経験に富んだ研究者や理論家は，自分がどのようにして理論を組み立てるのか，自覚さえしていないだろう。しかし，初心者はそれを行う方法を学ばなければならない。自分のためのために使える方法を見つけるまで，理念を調べ，理念同士の関係を組み立てる系統的な方法を学ぶことによって初心者は練習させられることになる。
>
> しっかりと考え，注意深く観察し，明瞭に定義することはこれから理論構築を行う者にとって最善の武器となるが，初心者にはそれだけでは十分でない。あなたが初心者の場合，あるいは現象を調べるための新しい方法を試みようとしている場合には，構造が役に立つ。この Chapter は，理論の構成要素と理論構築のアプローチの簡潔な概観を提供する。

序論

理論構築のための系統立ったアプローチに対して，賛成する人も反対する人も存在する。理論構築のための明確なアプローチを用いることが理論の開発を促進すると，もちろん筆者らは信じている。そう思わない人は促進しないと主張するだろう。反対者は理論開発を規則に縛られない活動と見なしている。その人たちにとっては，理論化がうまくいくのは，理論構築者の創造

性次第だというのである。この意見に沿って，Hempel(1966)はデータから仮説，または理論を機械的に引き出すのに規則は存在しないと主張した(p. 15)。筆者らもこの主張には賛成である。

　しかし，筆者らはこの Chapter で理論構築のための一分の隙もない規則を提示しようとしているのではない。筆者らが示しているのは，理論構築者たちが概念 concept，立言 statement，そして理論 theory を形づくる際にすでに使用している直観的過程を改良することのできる包括的な方法である。筆者らは理論構築の方法を活動のためのガイドラインと見なしている。理論構築の方法はガイドラインとして理論構築者に方向を示すが，理論構築者から創造的な仕事を奪うものではない。

　しかし，よい方法であっても貧弱な着想は救えない。逆に，不適切な方法に盲目的に従うと，着想のなかのもっともよいところを台無しにする。本書の読者のみなさんは，自分の直観的な過程と本書に書かれている方法とのあいだのバランスをうまくとっていただきたい。本書にあげた方法は，ガイドラインとして，創造的な旅に関する参照基準点として機能する。つまり，旅人が道から逸れないようにする目印である。

　理論構築について深い意味を持った検討を行うために，わたしたちは以下のこの Chapter で使用される用語の意味に関して基礎となる共通の理解を持つ必要がある。この Chapter はこうした基本的な用語を説明し，そうした用語が互いにどのように関連しているかを一般的な方法で示すためにある。検討を開始するにあたって，用語の意味に関して同意していることを確認しておくことは非常に重要である。

　理論の構築の3つの基本要素と，こうした要素とともに機能する3つの基本的アプローチがこの Chapter で注目される。3つの要素とは概念，立言，理論である。3つのアプローチとは統合，導出，分析である。この Chapter ではまず基本要素について，その後でアプローチについて検討する。この Chapter の方法選択の項で要素とアプローチの関係を示す。

理論構築の要素

■ 概念

　概念 concept は理論という建物を構築するためのコンクリート・ブロックである (Hardy, 1974)。1つの**概念**は，ある1つの物や1つの行動に関する心のなかの現象，理念，構成物の心像である。言い換えれば，物や行動そのものでは〈なく〉，そのイメージである (Kaplan, 1964)。概念形成は幼児期から行われる。というのも，それらの概念は環境からの刺激を分類したり，組織化するのに役立つからである。概念は，わたしたちが経験したもののなかの似通っているものすべてを分類することによって，どの程度同じか，あるいは同等かを明らかにするうえで役に立つ。このように，概念形成は非常に効率の高い学習方法である。

　概念はさまざまな抽象度を持っている (Reynolds, 1971)。**原初的な概念** primitive concept は，ある文化のなかで個々人すべてが持つ共通の意味を有するもののことをいう。例えば，「青」という色の原初的な概念は，与えられている「青」や「青でない」例による以外では定義のしようがない。**具体概念** concrete concept とは，原初的な概念によって定義でき，時間と空間によって限定され，現実世界のなかで観察可能なもののことである。**抽象概念** abstract concept とは，原初的な概念または具体概念よって定義されることが可能であるが，時間と空間からは独立しているもののことである (Reynolds, 1971)。例えば，「カンサスシティの今日の温度」という概念は具体的な場所と時間に従属していることから具体概念であるが，一方で「温度」という概念は抽象概念である。

　言語は概念を表現する方法である。概念を表現するために用いる言語である「名称」(用語または単語) は，自分の考えを他者に伝えるのに役立つ。こうした名称，すなわち用語は概念そのものでは〈ない〉が，概念を伝える唯一の方法である。したがって，名称または用語は自分の考えを誰かに理解させようとするときや，まったく新しいことを定義しようとするときに，適切であるか，あるいは不適切であるか，明らかにされる。自分の概念を定義する

ために用いる名称または用語が不適切な場合，その名称を修正するか，変更する必要があるが，概念自体は同じであり続ける。

執筆者や研究者のなかには，〈概念〉と〈変数〉いう用語は交換可能と考えて使用する者がいる。概念が操作的に定義される場合，すなわち定義自体が概念を測定する方法を含んでいる場合，概念は研究の目的のための「変数」と考えられる。しかし，理論開発に関する検討という文脈においては，理念とその名称は「概念」にとどまる。

概念によってわたしたちは自分にとっても他者にとっても意味のある方法で経験を分類することができる。経験を分類することは非常に有用で効率的な能力である。2つ以上の概念間の関係を表現する能力はさらに有用で効率的である。立言はこのような概念間の関係を表現することの結果である。

■ 立言

科学的な知識体系を構築しようとするいかなる試みのなかでも，**立言** statement こそはきわめて重要な要素である。立言は説明または予測が行われる前に開発されなければならない。理論構築という文脈では，立言は関連立言と非関連立言という2通りの形態で生じる。**関連立言** relational statement とは，2つ以上の概念間のなんらかの関係を述べるものである。**非関連立言** nonrelational statement とは，概念の存在を主張する存在立言 (Reynolds, 1971)か，あるいは理論的または操作的な定義のことである。

関連立言は連携(相関)または因果関係を主張する(Reynolds, 1971)。**連携立言** associational statement は，どの概念がどの概念と一緒に同時に生じるかを単純に述べるものである。例えば，肯定的や否定的，または無のように，連携立言は概念間の連携の方向性を述べるだけのこともある。肯定的連携 positive association は，1つの概念が生じるか，あるいは変化するのに合わせて，同じ方向に別の概念が生じるか，あるいは変化することを意味している。例えば，「不安が増強するのにつれて，手掌の発汗が増える」という立言によって肯定的連携は示される。否定的連携 negative association は，1つの概念が生じるか，あるいは変化するのに合わせて，反対の方向に

別の概念が生じるか，あるいは変化することを意味している。例えば，「不安が増強するのにつれて，集中力が低下する」という立言は否定的連携である。「無 none」関係は，1つの概念の発生は他の概念の発生に関して何も示していないことを意味している。

因果立言 causal statement は原因と結果の関係を示している。他の概念に変化を起こしている概念は研究において独立変数として言及され，一方，変化させられる，または影響を受ける概念は従属変数として言及される。「希釈されていない漂白剤(水酸化ナトリウム)の色物木綿布への使用は，その布を退色させる」は因果立言の例である。

非関連立言は関連立言の添えもの的なものである。非関連立言は理論構築者が理論のなかで意味を明確化する方法である。**存在立言** existence statement は，通常，概念に関する主張の単純な立言である。存在立言は理論構築者が高度に抽象的な題材を取り扱うときにとくに役立つ。例えば，「母親の愛着として知られている現象が存在する」という主張は存在立言である。そのような現象の存在についてほとんど知られていない場合には，理論構築者がその理論の出発点として自分の概念に名称をつけ，その存在を主張することが，読者の役に立つ。

理論構築者が各概念の重要な特性を読者に手ほどきする方法は，**理論的定義** theoretical definition を用いることによる。こうした定義は，通常は抽象的であり，測定可能ではない。**操作的定義** operational definition は理論的定義を反映しているが，測定上の詳細を含んでいなければならない (Hardy, 1974)。理論的定義と操作的定義は理論構築において重要である。理論的定義と操作的定義がなければ，理論を「現実世界」で検証し，その妥当性を証明する方法はない。

■ 理論

一般的に受け入れられている**理論** theory の定義は，ある現象に関する系統的な見解を表し，記述や説明，予測，そして指示または統制に役立つような，本質的に一貫した一群の関連立言であるというものである。理論には，

その理論のなかの概念に特異的な一群の定義が付随する。通常，理論とは新しい理念や興味の対象となる現象の本質に関する新しい洞察を表すために構築される。理論は，その予測機能および指示機能という特質から，明確に定義された知識体系に関連する看護という職業の目標に到達するための主要な手段となる(Meleis, 1997)。ここでいう知識とは，根拠に基づく臨床ケアや政策立案にかかわる意思決定過程を構成する重要な要素である。しかし，前提とする関係を通じてある現象を科学理論が統制できるからといって，こうした理論が統制の方法としての知識を用いるための十分な基礎を提供するということにはならない。その人とともに，そしてその人のためにケアが計画される人たちの目標，義務，そして権利についての人間的な判断こそが，看護師が臨床において理論を使用する最終的な土台となるのである。

　記述や説明，予測，指示または統制は，理論開発の異なる相を表している。理想的な理論はこれらのことをうまく，そして同時に行う。しかし，理想的な理論というようなものはどの専門的学問であってもまずめったに存在するものではない——同時に4つの機能すべてを達成するというようなものはまちがいなくない。科学は発展するものであり，人間というものは本質的に誤りを犯すものであることから，理論は常に変化する。どの時点であっても，ある学問領域の理論は，発展のすべての段階で見いだすことができる。理論のなかには，進化の理論のように，予測可能性には重きをおかずに，説明として特別に企図されたものがある。他には，指示または統制を提示するのではなく，予測可能性を生み出すために特別に企図されたものもある。実際，指示または統制が不可能，または非倫理的である場合がある。例えば，大地震は予測可能であるが，まだ統制できないし，決して起こってほしくないと願っている。しかし，この明らかに不完全な理論構築の世界にわたしたちは絶望すべきではない。科学的思考は自動制御過程を通じて成長する。自分の考えの是非を同僚の批判や分析に委ねることによって，どのような理論であってもその理論の修正，妥当性の証明，そして拡張という現象へとつながるのである。

　理論の図示を**モデル** model という。Baltes, Reese, & Nesselroade(1977)

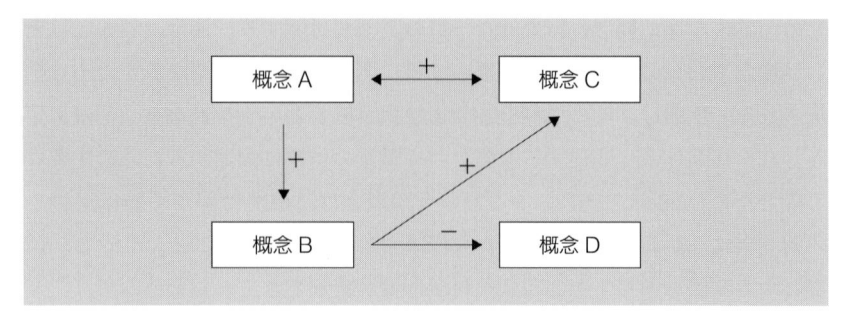

図 2-1　図形モデル

が述べているように，モデルとは「それ以外の何かを表現するために使用される道具」である(p.17)。モデルの各部分は，それらの部分が表している理論の各部分に対応するか，あるいは同一構造でなければならない(Brodbeck, 1968, p.583)。モデルは例えば方程式のように数式で表されたり，あるいは記号や矢印を用いて図形で表されることがある。数学的モデルは以下のようなものである。

$$Y = {}_{a_1}X^{(1)} + {}_{a_2}X^{(2)} + {}_{a_3}X^{(3)} + E$$

　この方程式で Y は従属変数(基準変数)を表し，X は独立変数(予測変数)を表す。各 a はそれぞれの X に適用される数理的重みづけを表す。そして，E は誤差(非説明変数)を表す。一方，図形モデルは**図 2-1** のようなものである。

　モデルは理論化の前にも後にも開発できる。前理論化モデル pretheoritical model は発見的な道具として，あるいは理論化の初期段階で理論構築者が見落としていた関係を発見しようとする試みとして役立つ。後理論化モデル posttheoritical model は，その理論の内部構造または形式構造，すなわち概念間の相互関係に関するシステムを明らかにするために，理論が開発されたあとでつくられる。

　本書では，その目的のために〈モデル〉という用語を数理または図形という意味においてのみ用いることとする。〈モデル〉という用語をこのように規定

して使用することは，本書での概念間の関係を数値で表し，明確化するすべての理論的検討において必要である。しかし，看護文献のなかには，「モデルとは全体のイメージであり，目標，受け手性などモデルの主要な構成要素のすべてを含んでいる」と，〈モデル〉という用語に特別な意味を与えているものがある(Riehl & Roy, 1980, p.7)。重要な看護文献のなかには，〈モデル〉という用語は「大理論」と筆者らが呼んでいるもののために用意されているものがある。モデルのレベルや種類をさらに明確にしたい場合は，このChapterの最後にある追加文献を参照しよう。

要素の相互関係

　理論開発は概念および立言の段階から始まることが多い。例えば，理論開発全体の過程のなかの概念開発から始めるとしよう。これができるのに合わせて，立言開発の目標が達成され，最終的に理論開発が完遂される。理論がそうするように，理論構築者が一群の関係に統一的説明を行うことができてはじめて，科学における予測と説明の目標が達成される(Hempel, 1966)。もちろん，理論は研究や実践を通して検証される必要がある。そして，検証においては理論のなかで修正が必要な部分に焦点が合わせられる。この時点で，理論開発の過程が再び始まる。こうした理論開発の各段階は図 2-2 で図示されている。このように，理論開発と研究，そして実践は学問の科学的発展という，より大きな過程の一部であり，それ自体で完結するような分離した過程ではない。本書は，看護における理論開発に焦点を合わせているが，読者のみなさんには研究と実践に理論が相互依存していることに留意していただきたい。

理論構築へのアプローチ

　統合，導出，そして分析が，本書で使用する理論構築のための3つの基本アプローチである。理論を構築しようとする者はこの3つのアプローチのあ

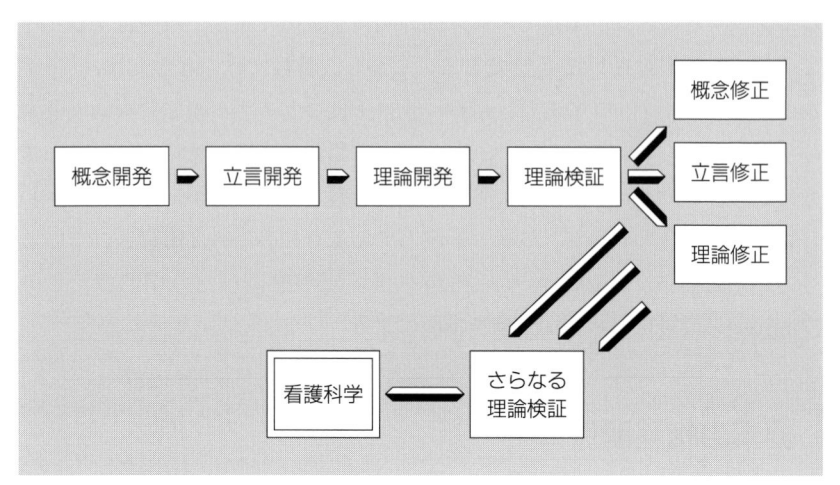

図 2-2　看護科学の発展の各段階

いだを行き来することになるだろう．しかし，初心者がそれぞれについてはっきりと理解できるように，ここでは別々に説明することにする．

■ 統合

統合 synthesis においては，新しい概念，新しい立言，あるいは新しい理論を構築するために，観察に基づく知識が使用される．統合によって，理論構築者はまだ理論的に結びつけられていない独立した知識の断片を結合させることができる(Bloom, 1956, p.206)．統合は，理論構築者がデータを収集したり，明確な理論的枠組みがないまま解釈しようとする場合によく機能する．記述的な臨床研究の多くは，重要な因子と関係とをふるいにかけて選り出すことを期待して，大量のデータを収集することから成り立っている．統合はこの選り出し過程において役立つ．例えば，学校現場で働く看護師が，10代の薬物乱用や妊娠に関連する因子を明らかにしようとして，学業成績や家庭環境に関する情報を使用しようとするだろう．そのとき研究者は，因子構成でのクラスター(データのかたまり)に名前をつけたり，質的なデータ分析でテーマに名称をつけるために統合を用いるだろう．

■ 導出

類似性 analogy または隠喩 metaphor が**導出** derivation の基礎である。導出によって，理論構築者は1つの文脈や場面から別の文脈や場面へ概念や立言，または理論を置き換えたり，再定義する。筆者らの導出の方法は，Maccia & Maccia(1966)の教育理論モデルに関する業績に強く影響されている。理論構築のためのこのアプローチは，理論基盤のない領域にも応用可能である。導出はまた，既存の理論が役に立たなくなり，新しい革新的な見方が必要とされる分野にも用いられることがある。導出は，1つの文脈や場面から別の文脈や場面へ用語や構造を移すことによって，理論構築の手段を提供する。例えば，化学平衡のような概念を化学から取り出し，専門職集団のなかで情報交換がどのように起こるかについての記述を類似性によって導き出すためにそれを用いるだろう。

■ 分析

分析 analysis によって，理論構築者は全体を構成要素の各部分に分けて詳細に調べることができ，その結果，個々の要素をよりよく理解できる(Bloom, 1956, p.205)。分析では，概念，立言，または理論を明確化し，洗練し，鋭くする。分析はすでに理論的な文献の体系が存在している領域ではとくに有用である。さらに，理論構築者はある部分と別の部分や全体との関係をそれぞれ調べる。例えば，共感という概念は看護学文献のなかによく見られる。もし共感に関して両立しない，または一貫性のない見方が存在している場合には，この概念の分析が，この概念の活用や本質，そして属性を明確にするのに役立つ。

方法の選択

筆者らは，理論の3つの要素に，理論構築のための3つのアプローチを重ね合わせた。この要素とアプローチの分類を交差させた結果，理論構築のための9つの〈方法〉が生じた。各方法とその理論構築における具体的な利用を

表 2-1 理論の要素と理論構築のアプローチの交差分類法で示す理論構築

理論の要素	理論構築		
	統合	導出	分析
概念	方法：概念統合(Chapter 3) 使用：データや観察の体系から概念を抽出する，またはまとめる	方法：概念導出(Chapter 4) 使用：ある分野から別の分野に概念を移す，または再定義する	方法：概念分析(Chapter 5) 使用：既存の概念を明らかにする，または洗練する
立言	方法：立言統合(Chapter 6) 使用：データや観察の体系から1件かそれ以上の立言を抽出する，またはまとめる	方法：立言導出(Chapter 7) 使用：立言の内容や構造をある分野から別の分野に移す，または再定式化する	方法：立言分析(Chapter 8) 使用：既存の立言の体系を明らかにする，または洗練する
理論	方法：理論統合(Chapter 9) 使用：データや観察や経験的立言の体系から理論をまとめる	方法：理論導出(Chapter 10) 使用：理論の内容や構造をある分野から別の分野に移す，または再定式化する	方法：理論分析(Chapter 11) 使用：既存の理論を明らかにする，または洗練する

表 2-1 に示す。必要とされる理論の要素とテーマに関して利用可能な文献や情報の本質を注意深く明らかにすることによって，理論構築者は表 2-1 を方法選択のための手引きとして用いることができる。ふさわしい理論構築方法を決定するために，理論を構築する者は，まず自分の関心領域が何であるのかを明らかにしておかなければならない。次に，概念か，それとも立言か，あるいは理論全部に焦点をあてるのかを決めなければならない。これは自分の関心領域においてすでに存在している概念や立言，そして理論の開発の質にかかっている。自分のニーズにもっとも合った〈要素〉を決めるために，理論構築者は自分自身にいくつかの問いを投げかける必要があるかもしれない。

1. 興味の対象であるテーマに関して，理論開発は現在どの程度進んでい

るか？
2. 現存する理論開発は十分か？
3. 利用可能な理論はどの要素がもっとも弱いか？ 概念か，立言か，それとも理論全体か？
4. 検討した文献は，そのテーマに関して次に必要とされる理論開発の種類について，どのように示唆しているか？
5. 自分の興味の対象であるテーマをいま追求するのに，自分にとってもっとも生産的な理論開発の要素に関する個人的な判断はどうか？

こうした問いについて注意深く考えてみよう。その答えは，概念か，立言か，それとも理論全体か，どこから理論構築を始めるべきかを明らかにするのに役立つだろう。

使用されるべきアプローチの選択は，テーマに関して利用可能な文献やデータの範囲と種類に大きく依存している。ここで理論構築者は別の問いを自分に投げかけるだろう。

1. このテーマに関してすでに文献が存在しているか？
2. 文献が存在している場合，それは研究に基づくものか，あるいは(検証されていない)憶測の域を出ないものか？
3. その文献は，一般に流布している概念枠組み，もしくは理論的枠組みと結びつけられているか？
4. 「最先端」の文献は，現存するそのテーマに関する理論的枠組みの適切さに関して，どのように示唆しているか？ 新しい観点や構成，あるいは改善を必要とするか？
5. 直接利用できる情報，またはデータの種類は何か？ 臨床的観察か，フィールドノートか，コンピュータのデータファイルか？
6. 理論構築者として利用できる，理論構築の作業を促進する独自の情報源は何か？ 図書館の広範な収蔵物か，コンピュータ設備か，対象に迅速に対処できる臨床研究プロジェクトか？

7. 興味の対象であるテーマを追求するのに，自分にとってもっとも生産的であると考えられる理論構築のアプローチに関する自分の判断はどうか？

こうした問いに対する自分の答えを注意深く検討してみよう。2つ以上のアプローチが可能かもしれないが，すべてにおいてもっとも使えそうなアプローチを第1選択とすべきである。あとになってその第1選択が十分でなかった場合，別の選択肢となるアプローチを考えればよい。

関心のあるテーマにもっともふさわしい理論の〈要素〉と〈アプローチ〉に関する意思決定を〈結びつける〉ことによって，理論構築のための具体的な〈方法〉の選択が明らかになる。例えば，「共感」が概念レベルでさらに研究を要するテーマであるとする。さらに，分析がこの概念に関する広範な文献を取り扱うのにもっともふさわしいようであるとする(Forsyth, 1979, 1980)。そうであるなら，概念分析が共感に関するさらなる理論構築のための方法として理に適っている。

各方法間の相互関係

自分自身を1つのアプローチや方法だけに閉じ込めることは理論開発を成功させないだろう。理論が構築されていくのにしたがって，1つの方法を用いることが新しい理論をさらに開発するという2つ目の方法にただちにつながる。筆者らは，概念・立言・理論の統合，概念・立言・理論の導出，概念・立言・理論の分析という9つの方法を提案した。この9つは，そのほとんどのなかに本来備わっているといっても，わたしたちが使用できる可能性のある方法のすべてを包含しているわけではない(Aldous, 1970 ; Burr, 1973 ; Hage, 1972 ; Zetterberg, 1965)。これらは，理論開発の現状では，看護において使用するのにもっともよい方法であると考える筆者らの構想である。

どの方法1つをとっても，それだけで1人の理解の範囲のなかで，あるい

はその専門分野のなかで生じる理論構築のための必要すべてを満たすものはない。使用する方法を選択する前に，理論構築者は現在の知識基盤がどのようなものかを明らかにする必要がある。なぜなら，方法は，ひとたび選択されると関心のあるテーマに関する情報をもたらさなくなるまで使用し続けられるからである。1つの方法が限界に達すると，別の方法に方向転換するときがきたことになる。例えば，理論の進展のなかで異なる方法を次々と使用する例は，不快症状理論の開発で示されている(Lenz, Suppe, Gift, Pugh, & Milligan, 1995)。

　理論構築は反復的である。というのも，理論構築者は理論が期待どおりに洗練されるまでいろいろな方法を使用して，繰り返し続けなければならないからである。Hanson(1958)はこの反復的な過程を「リトロダクション retroduction」と呼んだ。Hansonは，十分に理論としての形をなすまで帰納と演繹を連続して使用するものであるとして，この過程を説明したのである。実際には，第1相として，理論構築者はまずいくらか特異的な複数の命題を明らかにし，そこから1つのより一般的な命題を導き出すように提案している。リトロダクションの第2相は，いくらか新しく，より特異的な複数の命題を推論するために，その新しい命題を用いることである。この過程はかなりの理論的な知識体系を増やす。実際に，これが現実世界における理論開発の方法である。

　筆者らはこれまで，こうした9つの方法を帰納や演繹に分類してきたわけではない。筆者らは，明確にデータに基づくことから，「純粋な」帰納法は統合だけであると考えている。このほかの方法，すなわち導出と分析は，帰納的および演繹的の両方で理論化に関与している。しかし，筆者らは，可能なかぎり方法が明瞭で実践的であるように，方法に関するChapterのなかでは帰納法と演繹法に関係する諸概念を強調しないようにした。リトロダクションのアイデアは，看護における最新技術と看護理論の本質を考慮に入れると，筆者らには非常に道理に適っていると考えられる。

　おそらく，ここでいくつかの例を用いると，これらの方法が相互にどのように用いられるかを実際に示せるだろう。理論構築者が新しい理論を提示す

る論文を読んだとしよう。理論分析は，その理論のなかの概念に操作的定義が含まれていないことを理解するのに役立つ。そして，よりよい操作的定義を開発するために，概念分析を用いようと理論構築者は決定する。これら2つの方法を用いる一方で，それらのいくつかの概念間で新しい関連性の可能性が存在することを理解し始める。こうした新しい関係性を反映した立言を形づくろうと最終的に決めたとき，立言統合が用いられる。

2番目の例は，研究するなかで，博士論文で使用したいと望む概念を開発しはじめた博士課程の学生である。その概念に関するそもそもの興味は，その学生の臨床実践で生じた。いくつかの小さなフィールドでの研究のあと，その概念が統合された。のちに，この新しい概念と他の複数の概念が結びつけられる必要性が生じたとき，それらいくつかの概念に適切な構造を与えるために立言導出が用いられた。最終的に，その学生が課程を修了してから，理論統合が完了された。別の理論構築者が，その理論に関する学生の考察を読んで，他の専門領域でその理論を用いようと決め，理論導出が用いられた。

最後の現実世界の例は，上述した Lenz, Suppe, Gift, Pugh, & Milligan (1995)による研究からである。Pugh は分娩期の，そして Milligan は産褥期における疲労について，それぞれ別々に研究した。Pugh の研究は演繹的であり，Milligan は帰納的であった。論文の考察部分で，それぞれの研究者は，明らかになったそれぞれの現象に多くの共通性が存在することに気づきはじめた。その後，2人の研究者は，出産における疲労を研究するための単一の枠組みを開発するために，これら2群のデータに文献からのデータを加えて統合した。そのあいだ，Gift と Cahill は慢性閉塞性肺疾患における呼吸困難について研究していた(Lenz, Suppe, Gift, Pugh, & Milligan, 1995)。呼吸困難と疲労が同時に存在することが見いだされた。類似性によって出産における疲労の概念と慢性閉塞性肺疾患における疲労の概念のあいだに共通性が存在することに気づくと，研究者たちは自分たちの疲労の概念化について分析し，共通性と差異を系統立てて比較した。その結果，相当量の作業を行ったあと，3つのデータ群や分析，そして総合的な文献検討から不快症状

理論を統合することができた。このように，不快症状理論の開発において，理論開発の3つのアプローチ，すなわち統合，導出，分析のすべてが用いられた。

この例からわかるように，それぞれの方法は単独でも機能するが，他の方法と相互に関連している。それぞれの方法は理論構築者に独自の情報を提供するが，すべてが合わさると理論開発をさらに推進する生産的なアイデアを生み出す。

さまざまなアイデアや方法を自在に操り，それらのアイデアや方法がその理論構築者のニーズに合ったものにできることが，成功した理論構築者の証しである。あなたがいろいろな方法を用いて研究を進めるあいだに，それらを使用することが心地よいものとなるだろう。さらに，方法のいくつかを修正したり，自分の理論構築のレパートリーに加える新しい方法を開発してもかまわない。

要約

この Chapter では，理論構築のための要素，アプローチ，そして方法を扱った。理論の要素は，概念，立言，理論である。統合，導出，分析が理論構築のためのアプローチである。要素とアプローチを組み合わせることによって，理論構築方法の9つのマトリックスを構築した。理論開発のプロセスが完成するまでには，しばしば多くの方法が利用される。

■ 文献

Aldous J. Strategies for developing family theory. *J Marriage Fam*. 1970; 32: 250-257.
Baltes PB, Reese HW, Nesselroade JR. *Life-Span Developmental Psychology: Introduction to Research Methods*. Monterey, Calif: Brooks/Cole; 1977.
Bloom BS, (ed.). *Taxonomy of Educational Objectives. Handbook 1: Cognitive Domain*. New York, NY: McKay; 1956.
Brodbeck M. Models, meaning, and theories. In: Brodbeck, M, ed. *Readings in the Philosophy of the Social Sciences*. New York, NY: Macmillan; 1968: 597-600.
Burr JW. *Theory Construction in Sociology of the Family*. New York, NY: Wiley; 1973.
Forsyth GL. Analysis of the concept of empathy: illustration of one approach. *Adv Nurs*

Sci. 1980; 2(2): 33-42.
Forsyth GL. Exploration of empathy in nurse-client interaction. *Adv Nurs Sci.* 1979; 1(2): 53-61.
Hage J. *Techniques and Problems of Theory Construction in Sociology.* New York; NY: Wiley; 1972.
Hanson NR. *Patterns of Discovery.* Cambridge, England: Cambridge University Press; 1958.
Hardy ME. Theories: components, development, evaluation. *Nurs Res.* 1974; 23: 100-107.
Hempel CG. *Philosophy of Natural Science.* Englewood Cliffs, NJ: Prentice Hall; 1966.
Kaplan A. *The Conduct of Inquiry.* San Francisco, Calif: Chandler; 1964.
Lenz ER, Suppe F, Gift AG, Pugh LC, Milligan RA. Collaborative development of middle-range nursing theories: toward a theory of unpleasant symptoms. *Adv Nurs Sci.* 1995; 17(3): 1-13.
Maccia ES, Maccia GS. *Development of Educational Theory Derived from Three Educational Theory Models.* Columbus, Ohio: Ohio State University (Project No. 5-0638); 1966.
Meleis AI. Theoretical nursing: definitions and interpretations. In: King I, Fawcett J, eds. *The Language of Nursing Theory and Metatheory.* Indianapolis, Ind: Sigma Theta Tau Honor Society in Nursing; 1997.
Reynolds P. *A Primer in Theory Construction.* Indianapolis, Ind: Bobbs-Merrill; 1971.
Riehl JP, Roy C. Theory and models. In: Riehl JP, Roy C, eds. *Conceptual Models for Nursing Practice.* 2nd ed. New York, NY: Appleton-Century-Crofts; 1980.
Zetterberg HL. *On Theory and Verification in Sociology.* Totowa, NJ: Bedminster Press; 1965.

■ 補足文献

理論および理論開発のためのアプローチについて追加して知りたい読者は以下の文献を参照しよう。多くは古典であり，興味深いものである。入門書にはアスタリスク印(＊)をつけた。

*Blalock HM. *Theory Construction: From Verbal to Mathematical Formulations.* Englewood Cliffs, NJ: Prentice Hall; 1969.
*Broudy H, Ennis R, Krimerman L, eds. *The Philosophy of Educational Research.* New York; NY: John Wiley; 1973.
Chinn PL, ed. *Advances in Nursing Theory Development.* Rockville, Md: Aspen; 1983.
Chinn PL, Kramer MK. *Theory and Nursing: A Systematic Approach.* 4th ed. St. Louis, Mo: Mosby-Year Book; 1995.
Dubin R. *Theory Building.* 2nd ed. New York, NY: Free Press; 1978.
Fawcett J. A framework for analysis and evaluation of conceptual models of nursing. *Nurs Ed.* 1980; 5: 10-14.
Fawcett J. The relationship between theory and research: a double helix. *Adv Nurs Sci.* 1978; 1(1): 49-62.
Hardy ME. Perspectives on knowledge and role theory. In: Hardy ME, Conway ME, eds. *Role Theory.* New York, NY: Appleton-Century-Crofts; 1978: 1-15.
Jacox A. Theory construction in nursing: an overview. *Nurs Res.* 1974; 23: 4-13.
King I, Fawcett J. *The Language of Theory and Metatheory.* Indianapolis, Ind: Sigma Theta Tau International Honor Society of Nursing; 1997.
*Kuhn TS. *The Structure of Scientific Revolutions.* 2nd ed. Chicago, Ill: University of Chicago; 1970.
*Lakatos I, Musgrave A, eds. *Criticism and the Growth of Knowledge.* Cambridge,

England: Cambridge University Press; 1970.
Meleis AI. *Theoretical Nursing: Development and Progress.* 2nd ed. Philadelphia, Pa: Lippincott; 1991.
Newman M. *Theory Development in Nursing.* Philadelphia, Pa: Davis; 1979.
Newman MA. *Health as Expanding Consciousness.* 2nd ed. New York, NY: National League for Nursing; 1994.
Omery A, Kasper CE, Page GG, eds. *In Search of Nursing Science.* Thousand Oaks, Calif: Sage Publications; 1995
Platt JR. Strong inference. *Science.* 1964; 146: 347-352.
Rudner R. *Philosophy of Social Science.* Englewood Cliffs, NJ: Prentice Hall; 1966.
Suppe F. *The Semantic Conception of Theories and Scientific Realism.* Urbana: University of Illinois Press; 1989.
Suppe F, Jacox AK. Philosophy of science and the development of nursing theory In: Werley HH, Fitzpatrick JJ, eds. *Annual Review of Nursing Research.* 3: 241-267, New York, NY: Springer; 1985.
Wallace WL. *The Logic of Science in Sociology.* Chicago, Ill: Aldine-Atherton; 1971.

PART II

概念開発
Concept Development

　あらゆる理論の真の基礎は，その理論のなかで検討されるべき概念の同定と解釈によって決まる。しかしいまだに，何が記載され，説明され，予測されるべきであるかはっきりと理解しないまま，現象を記載し，説明し，予測する多くの試みが始められている。したがって，健全な概念開発は理論の開発のためのすべての取り組みのなかで重要な課題である。このあとの3つのChapterは概念を系統的に開発する方法に焦点をあてている。

　わたしたちは概念開発にかなり興味を持ち始めているが，この場で行われなければならないことがまだかなり残っている。少なくとも3つの状況で概念開発が必要とされる。第1は，理論構築者の興味の中心的な対象である領域に，利用可能な概念がほとんどないか，あるいはまったくないという状況である。こうした場合，理論構築者は興味の対象である現象に関連する概念を，なんとかして発見するか，獲得するか，創造しなければならない。概念統合(Chapter 3)または概念導出(Chapter 4)が有用な方法となるだろう。

　概念開発が必要とされる第2の状況は，概念は興味の対象である領域ですでに利用可能ではあるが，明確でなく，時代遅れで，役に立たないときである。この状況で理論構築者は，概念を洗練し，明確にするための取り組みのなかで1つまたはそれ以上の明確でなかったり，役に立たない概念の概念分析(Chapter 5)を選択するだろう。その概念が時代遅れの場合は，概念導出

(Chapter 4)が，役に立つ洞察を導くことのできる新しい概念をもたらしてくれるかもしれない．

　概念開発が必要とされる第3の状況は，あるテーマに関する理論的文献や研究が十分に存在しているけれども一貫性がないときである．このような状況はそう多くは起こらない．しかし，興味の対象である領域のなかで，理論構築者はある次元で仕事をしていて，研究者あるいは実践家は別の次元で仕事をしている，そして2つの次元のあいだには明確な橋が存在しないということがときどきある．このことは看護診断に関する研究のなかで起こっている．そして，このことが起こったときには，理論構築者の興味を実践家や研究者と結びつけるいくつかの橋概念 bridge concepts に関する注意深い概念開発が非常に役立った．この種の作業のためにもっとも役立つ方法は概念導出(Chapter 4)であることが多い．

　注意深い概念開発は，現象を記述したり，説明するあらゆる試みの基礎である．また，どの理論にとってもそれが適切であるための必須条件である．理論開発をどこから始めればよいか決めようとしているときには，始める前にいくつかの質問に答えることが役に立つだろう(Chapter 2の〈方法の選択〉を参照)．焦点となる興味の対象である領域における理論開発のレベルや利用可能な文献の種類，そしてそうした文献が指し示すものなどについて検討することは，どこから開始すべきかということに関する手がかりを提供してくれる．上記の概念開発が必要とされる3つの状況のうちのどれかが顕著な場合には，概念開発の方法のなかの1つをこれから始めるのにもっともよいところである．

　以下に続く3つの Chapter は概念を開発するための系統立った方法を説明している．それぞれの方法は，あなたがいままでに理解していたよりもさらに完全に概念を理解する道筋を提供している．これら3つの Chapter を学ぶ時間を十分にとるようにしよう．あなたのこころを柔軟にし，考えることが楽しくなるようにしよう．なぜなら，概念に関して学ぶことは楽しいだけでなく，実り豊かなことだから．

3 概念統合
Concept Synthesis

> **メモ**
>
> 看護が基盤をおく根拠に対する需要がますます緊急のものとなっている。しかし，根拠は何事かに関する根拠でなければならない。その何事かとは何か？　看護師が関心のある現象は，自分たちの仕事のなかで日常的に扱っていることである。しかし，こうした現象を記述し，説明し，予測することはいままで制限を受けてきた。なぜなら，概念に容易に伝達されたり，あるいは記録されるように，これらの現象を表現し把握する名称をつけることができなかったためである。したがって，いかに考え，何を行い，行っていることがいかに効果的であるかということを記述できるまで，わたしたちの実践の根拠は守勢にまわり続けるだろう。概念統合はわたしたちの実践に関する標準用語を開発するうえできわめて役に立つ方法である。

定義とその説明

　すべての統合を用いる方法と同様に，概念統合は観察あるいは経験的根拠に基づいている。データは，直接観察，量的根拠，文献，あるいはこれら3つの組み合わせから生じている。概念統合の過程は，理論構築を始めるにあたって，もっとも刺激的な方法の1つである。そして，概念統合によって，理論構築者は臨床的な経験を1つの出発点として用いることができる。

　概念統合を行うときは，まさに真の意味でゼロから出発しなければならない。概念は1つ，あるいはそれ以上の事物の属性に関する秩序立った情報であり，これによってわたしたちはそれらの事物を区別できるのである(Wilson, 1963)。したがって，この方法を使用する理論構築者は，ある出来事や現象の関連する複数の側面が明確でなかったり，不明である場合には，それらについての情報を分類し，規則正しく配置する，新しい方法を開発しなければならない。

　わたしたちは誰もが実際には概念統合を行っている。というのも，新しい概念は本当に普通の活動から開発されることが多いからである。新しい概念を創造するために非凡な才能は必要でない。実際，世界のなかでの経験が広がり増加するのに伴って，思考しているわたしたちは誰もが新しい概念やカテゴリーを形づくっているのである。子どもが物事を習得し始めるときには，そうした物事をカテゴリーに分類している。必ずしも最初に〈論理的な〉カテゴリーが存在しているわけではなく，子どもがなんらかの点で類似した物事を結びあわせることを習得するのにしたがって，論理的なカテゴリーになっていくのである。子どもは，経験が増えていくのにつれて，新しい情報をすでに習得している物事の概念，すなわちカテゴリーと比較しはじめる。新しい情報が前もって存在している概念，すなわちカテゴリーと合致する場合は，その情報は容易に理解される。一方，その新しい情報がすでに存在しているどの概念やカテゴリーとも合致しない場合は，子どもはその新しい情報を処理する新しい方法を開発しなければならない。その際には，①以前からあるカテゴリーに入れることで，新しい情報に間違った名称をつけてしまう，②その新しい情報をまったく受け入れない，③新しい概念を開発する，という3つの選択肢がある (Breen, 2002; Hunt, 1962; Spitzer, 1977; Stevenson, 1972)。

　子どもの環境のなかにいる親，教師，あるいはその他の人が，この作業の手助けをすることもある。もし子どもが4本の足としっぽを持つ動物をずっと「わんわん」というカテゴリーに分類し，次に4本の足としっぽを持ち，さらにおっぱいもあり（つまり，「もーもー」ということになるのだが），さらに高さが1 m 20 cmあれば，その新しい動物と馴染みのわんわんとの間になんらかのくい違いが生じることになる。親が「それは雌牛よ」と言ってあげることで，子どもがこの問題を解決する手助けとなるかもしれない。し

かし，大人であるわたしたちは，いつもそんなに幸運なわけではない。わたしたちが自分の経験のなかで新しい現象に遭遇するときに，その新しい概念が何であるかを教えてくれる人がいつも周囲にいるとは限らないのである。その際，わたしたちはその新しい現象を説明するためにわたしたち自身の名称をつくり出さなければならない。実際，これが概念形成，すなわち概念統合の先駆けとなるものである。

　概念を統合するには，①すでにある「古い」概念の新しい側面を発見する，②類似性や相違点について関連する概念群を調べる，③今まで記述されてこなかった新しい現象や現象群を観察する，などいくつかの方法が存在する。新しい概念が発見されると，その概念の意味を表現し，その概念を適切に伝達することを考慮した名称が選択されるか，あるいは新たにつくられる。新しい概念の読者あるいは使用者がその概念によって何が意図され何が意図されていないかを決定できるように，新しい概念が定義され，またその概念の定義に関わる属性が正確に描写されるべきである。

目的と使用

　概念統合は新しい考えを生成するために用いられる。概念統合は理論開発に加えることのできる新しい洞察のためのデータを検証する方法を提供する。新しい概念はわたしたちの語彙を豊かにし，研究のための新しい領域を指し示す。

　歴史的に見ると，Dray(1959)の「説明的一般化 explanatory generalization」という考えが概念統合によく似ている。Drayは，この説明的一般化は「x, y, z を総称して『これこれしかじか』と呼ばせる」統合の過程で生じると述べている。実際，この統合過程では，研究対象である現象のための適切な分類を見出し，それに名称を与えることによって説明している。Gordon(1982)はこれと同じ過程を「パターン認識」と呼んでいる。このパターン認識は，看護診断の開発にとってとくに役に立つ方法である。実際に，ほとんどすべての新しい診断，新しいシンドローム型看護診断，あるいは新し

い分類体系は，概念統合における試みを表している。新しい現象や現象群が経験的に記述されたり，データから生成されるときはいつでも，概念統合の過程がすでに始まっているのである。

概念統合は，①概念開発がほとんど行われていないか，あるいはまったく行われていない領域，②概念開発は行われているが，理論や実践に対して実際的な影響を与えていない領域，③現象の観察は得られるが，まだ分類も名称の付与も行われていない領域など，いくつかの領域で有用である。

概念統合へのアプローチ

概念統合 concept synthesis を行うために，質的アプローチと量的アプローチ，そして文献的アプローチが，単独もしくは組み合わされて使用される。概念統合へのそれぞれのアプローチには，データ——質的データ，量的データ，文献的データ——の使用が必要である。筆者らはこれからそれぞれのアプローチを説明し，いくつかの関連する例を提示する。そして，概念統合の段階を概観する。概念統合の段階は，あなたが使用するデータの種類に関係なく同じである。

■ 質的統合

質的統合 qualitative synthesis は，聞いたり観察したりすることによって情報が得られる感覚データを必要とする。質的統合は，事物の特性を数値を用いないで示すものである。データが収集されるのに伴って，グラウンデッド・セオリー法を使用する際と同様に，そのデータは類似性と相違性に関して検証される(Benoliel, 1996；Eaves, 2001；Glaser, 1978；Glaser, 1992；Glaser & Strauss, 1967；Kirk & Miller, 1986；Mullen, 1994；Stern, 1994；Strauss & Corbin, 1998)。基本的に，質的統合にはさまざまな観察におけるパターンを認識することが含まれる(質的方法のさらに進んだ検討については Chapter 6 も参照)。

家庭内の日課に関する Denham(2002)の研究は，質的統合の卓越した例

である。家庭内の日課と儀式に関する3つの民族誌的研究がアパラチア山脈で実施された。最初に行われた就学前の子どものいる家庭に関する研究は，食養生の習慣，睡眠と休息のパターン，活動パターン，回避行動，依存的ケア活動，医療相談，そして健康回復行動という，健康に関する日課に関する7つのカテゴリーを生み出した。2番目は，家族構成員を喪失した家庭に関する研究で，セルフケアの日課，家族構成員の介護，医療相談，習慣的ハイリスク行動，そして精神保健行動という5つのカテゴリーが生み出された。3番目は，恵まれない家族に関する研究で，セルフケアの日課，食養生の習慣，精神保健，家族ケア，予防的ケア，そして疾病ケアという6つのカテゴリーが生み出された。これら3つのカテゴリー群から，Denham は健康に関する家族の日課を記述する6つの新しい概念を統合した。その新しい6つの概念とは，セルフケアの日課，安全と予防，精神保健行動，家族ケア，疾病ケア，そして家族構成員の介護である。

割礼についての文化的価値観や意思決定に関する Harris(1986)の研究は，古典的ではあるが，いまだに優れたもう1つの質的統合の例である。グラウンデッド・セオリー法を用いて，Harris は男性の新生児について両親，看護師，そして医師にインタビューを行った。そこで，割礼の理由付け，文化的意思決定，そして文化的市民権獲得という概念が発見された。次に，これらの3つの主要概念は，割礼についての文化的意思決定の説明モデルに組み込まれた。

最後に，Kolanowski(1995)の研究は，認知症の高齢者によって表される妨害行動の意味群を抽出するために，質的データを使用した。5つの顕著な意味群がその研究から明らかになった。Kolanowski はこの5つの意味群を攻撃的精神運動行動，非攻撃的精神運動行動，言語的攻撃行動，受動行動，そして機能障害行動と呼んだ。

■ 量的統合

量的統合 quantitative synthesis には数値データ，あるいは統計的データが必要である。あなたはいかなる研究──実験研究あるいは非実験研究，単

一事例研究デザインあるいは集団事例研究デザインなど──を使用してもよいが，それらの研究が興味の対象である現象についての量的データを提供するという条件がつく。新しい概念に属さない属性を記述することだけでなく，その新しい概念を構成している属性群を抽出するために，統計学的方法が採用されることもある。Qソート法，因子分析，デルファイ法などの測定法が，意味群を生成するためにはとくに有用である。Chapter 2 で報告されている Lenz, Suppe, Gift, Pugh, & Milligan (1995) の疲労の概念に関する統合は，量的統合の卓越した例の1つである。

　Oldaker (1986) の青年健常者の心理的症候学は，量的概念統合のもう1つのよい例である。心理的徴候や人格のいくつかの指標から，Oldaker は，親密さ，否定的自己同一性，時間の観念の拡散，組織的作業の拡散といった自己同一性混乱に関連する4つの概念を統合するために，主軸法による因子分析を行った。

　概念統合の古典的量的研究の1つとして，Kobasa (1979a, 1979b) があげられる。Kobasa は，中級および上級の管理職の生活ストレスの影響を研究した。Kobasa が発見したことは，Kobasa 自身をも驚かせた。すなわち，高いストレスレベルによって疾病の危険性があると認められた管理職のうち，約3人に1人がまったく病気をしたことがないか，少なくともほとんど病気になったことがなかったのである。何がこれらの管理職に違いをもたらしているのか？　ストレスについて Kobasa の知っているかぎりでは，彼らは病気になってしかるべきであった。その管理職たちのストレスの原因となる出来事に対する反応のなかに，病気から彼らを守っているなんらかの要因が存在していたのか？　これらの疑問を抱いたことから，Kobasa は，変化の受け入れ，関与，そして出来事の統制といったカテゴリーに関するデータを収集するために，いくつかの研究に着手した。データ分析が進むにつれて，それらのカテゴリーは若干変更され，挑戦，専心，そして統制となった。最後に，その3つの結合されたカテゴリーを正確に反映するために「困難さ」という概念名称が使用された。それ以来，追加的な研究によって，すべてではないが，いくつかの職業に関してその概念の妥当性が証明されてき

た.この研究は継続している.しかし,その概念はすでにストレス理論および看護に対して大きな影響を及ぼしている(Cataldo, 1993 ; Kobasa, 1979a, 1979b ; Kobasa, Hiker, & Maddi, 1979 ; Lambert & Lambert, 1987 ; Nichols & Webster, 1993 ; Pines, 1980 ; Wangnild & Young, 1991).

■ 文献的統合

興味の対象である現象についての新しい洞察を得るために,文献の精査が**文献的統合** literary synthesis において必要とされる.この精査によって,それまでは認識されていなかった,研究対象となる概念が生み出されることがある.文献〈それ自体〉がデータベースとなるという考えは,文献的概念統合に特有のものである.アルツハイマー病を患う人の受動行動に関するColling(2000)の研究は,文献的統合の1例である.15の研究によって総計82の行動が生み出された.この82の行動は,認知力低下,精神運動能力低下,感情感受性低下,感情への反応減少,他者との相互作用の減少,そして環境との相互作用の減少という最初の6つの群に束ねられた.次に,Collingはその6つの概念を使った測定用具を構築し,すべての概念と行動を定義した.そして,老年科の練達看護師のグループにそれらの行動をカテゴリーに分類することを依頼した.その練達看護師グループによる反応の分析の結果に基づいて,それらのカテゴリーは洗練され,修正された.そして,同じ6人の練達看護師が,個人による評価という第2段階に参加した.最終的な分析の結果,認知力低下,精神運動能力低下,感情の減少,他者との相互作用の減少,そして環境との相互作用の減少という5つの独立したカテゴリーの分類体系が生み出された.最後に,その新しい概念,すなわちカテゴリーは,評定者間での一致度と Need-Driven Dementia-Compromised Behavior Framework(Algase et al., 1996)との一致度に関して評価された.

2番目の例は Ryan-Wenger(1992)の子どものコーピング方法に関する研究である.発表された研究から統合することで,Ryan-Wenger はストレスにさらされている子どもによって使用されているコーピング方法に関する15のカテゴリーを開発した.すなわち,攻撃的行動,行動的回避,行動的

注意散漫，認知的回避，認知的注意散漫，認知的問題解決，認知的再構築，感情表現，忍耐，情報探求，孤立化活動，自己統制行動，ソーシャル・サポート，霊的サポート，そしてストレッサー変容である(p.261)。Ryan-Wengerの研究は新しい理論的定式化をいかに立証，あるいは検証するかについての卓越した例の1つである。

■ 研究方法併用法

これまでにあげた概念統合の3つのアプローチのどれもが，単独で，あるいは組み合わせて使われてもよい。それらがどのように使われるとよいのか，あるいはいつ使われるとよいのかということについては絶対的な規則はない。したがって，理論構築者のニーズとその科学の最先端の状況が，方法の選択と決定を促す要因となる。最近のいくつかの研究は，概念統合の単独方法を用いているか，あるいは研究方法併用法 mixed method* を使用しているかのいずれかである(Anderson & Oinhausen, 1999；Beitz, 1998；Bunting, Russell, & Gregory, 1998；Colling, 2000；Golberg, 1998；Kolanowski, 1995；Polk, 1997；Wendler, 1999)。以下にあげる例は，新しい有用な概念を提供するために，さまざまなアプローチが順次どのように使用されるか，あるいは併用されるかを明らかにしている。

Golberg(1998)は概念統合の2つのアプローチを使用してスピリチュアリティの意味を探究した。スピリチュアリティに関して文献からあげられる属性は，意味，共在，共感，同情，希望を与えること，愛，宗教または超越性，タッチ，そして癒しである。まずはじめに，これらの属性はより少ないカテゴリーに束ねられた。そして，属性間にまたがる類似性——身体的か，情動的か，あるいはその両方のすべてを含意している関係——に Goldberg は注目した。この3つの属性群を検討することで，Goldberg は心身二元論が有用でないことを理解した。したがって，この3つの属性群は1つの概念

＊訳注：ミックスメソッドや混合法という訳もある。

にまとめられ，「結合性」という名称が与えられた。

　古典的な研究において，Clunn(1984)は，看護診断〈暴力の潜在的状態〉*を組み立てるために看護師が用いた手がかりと，暴力行動の程度を看護師が識別していたかどうかを研究するために，グラウンデッド・セオリー法を質問紙法と組み合わせて使用した。インタビュー，文献，そして尺度を使用して，病歴，言語化の内容，仲間との関係，社会歴，背景因子，目的を持った動作，目的を持たない動作，言語化の激しさと情動，広がりやすい感情状態，影響を受けやすい情動反応，そして不均衡な認知指標という11の概念がClunnの研究から統合された。これら11の概念から，Clunnは〈暴力の潜在的状態〉を診断する際にもっとも使われた手掛かりの概念として，3つの主要な因子——相互作用，行動，そして自覚——に統合した。これら3つの因子は，この研究の質的および量的の両方の部分で現れる。Clunnの発見は，患者の〈暴力の潜在的状態〉をアセスメントする際に看護師が使用する実際の手がかりと，手がかりのカテゴリーは類似していたが，いくつかの看護師群(例：救命救急部)に顕著なパターンは他の看護師群(例：州立病院)のパターンと同一ではないことを示した。

　より最近になって，Moch(1998)は，乳がんと診断された女性，自分自身の臨床実践，文献，そして実践に従事する他の看護師に関する一連の研究を使用し，「病いのなかの健康」という概念を統合してつくり出した。Mochは，病いのなかの健康は病んだ健康あるいは傷ついた安寧の期間に生じることを提案している。Mochがあげる病いのなかの健康という新しい概念の4つの属性は，①機会を提供する，②意味あることを増やす，③結合性または関係性の感覚を促進する，そして④自己意識を創造する，であった。

　最後に，Burke, Kaufmann, Costello, & Dillon(1991)は，いくつかの情報源からのデータを使用した概念統合の卓越した例を提供している。入院を繰り返す慢性疾患の子どもの子育てのストレスについての研究において，

＊訳注：この看護診断ラベルは現在は〈対自己暴力リスク状態〉と〈対他者暴力リスク状態〉に変更されている。

Burke らは 2 つの新しい概念をつくった。最初の概念は「有害な秘密」であり，これは親とヘルスケアワーカーの相互作用に関する親の知覚を反映している。親はこれらの秘密(例：誤った情報，ケアの不一致，ケアワーカーの経験不足)を自分の子どもにとって潜在的に有害であると考えた。2番目の概念は，両親がストレスを管理する過程を反映し，「気乗りしない世話」という名称がつけられ，警戒，交渉の規則，停止の命令，そして持続的な情報探究という属性を網羅している。

概念統合の手順

わたしたちはこれから概念統合の段階を順を追って検討していくが，たいていの方法と同様に，これらの段階は実際には反復的である。つまり，あなたは必ずしも最初の段階から次の段階へと順に進むのではなく，何回もいくつかの段階を循環したり，あるいは行ったり戻ったりするかもしれない。Glaser & Strauss(1967)は，この過程の目的を理論的飽和 theoretical saturation へ到達することであると述べている。理論的飽和を達成するために，あなたは文献検討やケーススタディを含めた多くの情報源を使うことによって，興味の対象である領域に完全に精通しなければならない。あらゆるものが利用できるデータの潜在的な情報源となるのである。

理論的飽和に向かいつつある間に，入手したデータの分類を始めてみよう。分類体系は厳格である必要はない。実際，この段階では分類方式はかなり大まかなほうがよい。データを分類している間に，互いに密接に関連していたり，かなり重複しているように思える現象を探してひとかたまりにし，それらを束ねよう。このようなかたまりづくりを行うためには，それぞれの分類カテゴリーが他のすべての分類カテゴリーと比較されることだけが必要である。これは，コンピュータによる因子分析を用いることで行われるが，理論構築者が目で調べるのには，それほど困難ではない。

すべての現象のかたまりが発見され，可能な限り統合されたとあなたが満足したなら，その現象のかたまり相互にどのような階層構造があるか検証す

る。非常に類似しているように見えるが，他方と比べてより広範な性質を持つと考えられる1つのかたまりが存在する場合，その2つの現象群を1つのより高位の概念にまとめると有用であることがある。新しい概念が可能な限りまとめられていくときには，その概念を正確に説明し，その概念に関する伝達を促進する名称を選択するべきである。

1度概念に名称がつけられると，次の段階はその新しい概念を経験的に立証し，必要に応じて修正することである。立証には，その概念が経験的に裏づけれられるかどうかを明らかにするために，再び文献，実地調査，データ分析，そして同僚との議論に立ち返ることが必要である。すなわち，こうしたデータの情報源のどれがその概念を拡充したり，明確化したり，否定したり，あるいは限定したりする補足情報を提供しているか？　この過程は，その理論構築者がこれ以上新しい情報は得られないと満足するまで継続する。そして，理論構築者が満足した時点でこの過程は中止され，新しい概念は適切であるとみなされる。次に，この新しい概念はその概念を定義する属性を含んだ理論的定義によって説明される。

最後に，できることなら，その領域で現存する理論のどこにその新しい概念が適合するかを明らかにしよう。そして，その新しい概念が可能にしている弁別的な洞察および研究と実践への潜在的なアプローチについて考察すべきである。さらに，ある概念が現在の理論的立場と根本的に異なっていることから，まったく新しい研究分野が出現する時期さえくるかもしれない。この効果の1つのよい例は，細菌学の分野を生み出した病原菌の発見である。そして，相対性理論が物理学の方向性を完全に変化させたように，ときには現存する思考体系が完全に変化させられることもあるかもしれない。

関心の対象である現象に関する最新の考えについて，あなたが実際に使用している記憶を最新のものにしておくことは，概念統合を促進するきわめて重要な因子である。そして，自分自身の興味の対象である分野に完全に精通することが非常に重要である。また，あなたの記憶のなかにそれについての多くの知識を保持することも等しく重要である。このようにして，現存する考え方では「計算できない」現象がより明白になるのである。

しかし，記憶には誤りが起こりがちなので，理論構築者にとっては自分自身のメモ帳をつくっておくことが非常に有用である。このメモ帳のなかに，観察結果は注意深く記録されるべきである。こうしたメモは，直接観察された現象，統計的発見，あるいは文献からの情報の要約であるだろう。そして，メモを取る際にも，また理論構築者がそのメモ帳を検討する際にも，そのデータに関する洞察と解釈がそのメモ帳に加えられるべきである。こうした解釈のメモは，最初の概念統合の取り組みやその後のより高次元の概念を開発するための取り組みにおいて，分類を開発するための基礎を形成する(Schatzman & Strauss, 1973)。

観察能力は，概念統合を促進するもう1つのきわめて重要な因子である。鋭い観察者は，決して見ようとしない者よりも，新しい現象を見る可能性が高いことは明らかである。この技能は生まれつきあるものではない。実践によって獲得されるものである(もしあなたが注意深い観察者でないと思うなら，このChapter最後の練習問題1をやってみよう)。

根拠を評価する技能は，観察の技能の必然的帰結である。データを考察し，その価値を明らかにし，新しい考えを抽出するこの能力も，学習によって身につく。研究を評価することについては，Chapter最後の補足文献か，そのような鑑識能力を磨くための優れた研究の教科書を参照しよう。

新しい考えを率直に受け入れることが概念統合に影響する最後のきわめて重要な因子である。これは，少なくとも，新しいことを発見する恐怖からの解放を意味している。多くの看護師は，自分たちが教わったとおりに，また事象に関する新しい対処法や思考法について疑問を持ったり，それを試そうという意向をほとんど持たないで看護を実践している。多くの人にとって，変化は非常に脅威となり，そして新しい概念を統合することは，それがたとえ思考においてだけであっても，きっとなんらかの変化のきっかけとなるだろう。したがって，概念分析が行われる前に，看護師は新しい考えの可能性を喜んで受け入れなければならない。

新しい考えはわたしたちのすべての感覚から得られる。わたしたちのほとんどは，言語的にも，数学的にも訓練されているが，新しい考えにたどりつ

くために役立てるのに，味覚，嗅覚，視覚，あるいは触覚を使用する訓練をほとんど受けていない。現象についての新しい考えにたどりつくために，言語的あるいは数学的以外の技能を使うことをわたしたち自身に強いることによって，多様な思考を巡らせることは有用であることが多い。

　新しい概念を生成する一助とするためにわたしたちのすべての感覚を使用するという考えと対になる忠告は，時間を十分にかけるということである。統合の過程によって新しいものが生成されるが，その過程は短時間では完遂することができない。考えは時間をかけて開発，あるいは「孵化」されるものである。肩の力を抜き，けっして焦らないこと！

利点と限界

　概念統合は，すでに利用できるデータから新しいものを生み出す方法を提供する。またそれは，新しい洞察を提供し，理論開発という織物に肌触りや豊かさを加える。電子患者記録 electronic patient records* や看護情報学への高まる関心を考慮に入れると，看護現象や看護活動に名称をつけることは，概念統合ととくに関連性をもつ。また概念統合の過程は，これから開発される可能性のある看護診断，看護介入，そして看護成果を生み出し，名称をつけるための手段としてとくに有用である。

　概念統合は時間がかかり，理論構築者にリスクを受け入れることを求める。理論構築者は素材となる生データから始め，そのデータから新しい考えを案出することを試みなければならない。ときにはこれは短時間で起こる。しかし，ほとんどの場合，かなり長い時間と思考ののちに生じるのである。

　概念の妥当性を立証することもまた時間を要する。これは理論構築者がもっとも厄介に感じるときである。もし新しい概念の妥当性が立証できなければどうなるのだろう？　概念が誤っているという恐怖は，理論構築者がそ

＊訳注：いわゆる電子カルテ

の新しい概念を「頭脳の産物」と見なし，非常に愛着を持っている場合にはとくに強大である。ここで必要なことは，理論構築者が客観的で科学的でいることである。もしその概念が真にデータに基づくものであるなら，若干の修正を加えるだけで立証を乗り切るだろう。

最後に，概念自体は単に現象を記述するために有用であるだけだということを指摘しておく。言い換えれば，概念自体は説明，予測，指示，あるいは統制を提供しないのである。概念が関連立言を通して互いに結合されてはじめて，わたしたちは仮説や理論を構築する可能性を得るのである。

概念統合の結果の利用

概念統合は，分類することによって何かを説明する必要があるとき，あるいはわたしたちがまったく新しい概念や古い概念に新しい使用方法を必要としているときに有用である。しかし，あなたが新しい概念を統合してから，それをどうすればよいのか？

いくつかのことが可能であり，またすべきである。そのなかで第1にすべきことは，その新しい概念を検証し，裏づけ，あるいはその妥当性を証明することである（Chapter 12を参照）。このことは，研究における内容妥当性と転用可能性を確立することに非常に類似し，どちらの課題に対しても同一の方法が使用できる。概念が十分に裏づけられたら，すぐに概念を定義する属性を含んだ適切な理論的定義がつくられるべきである。これがやり遂げられると，その新しい概念は公表することによって共有されるべきである。

看護学における知識の開発は，妥当で新しい概念を必要としている。新しい概念はわたしたちの学問と実践の両方に役立つ。教育において，新しい概念は意義のある方法で学生たちに看護現象を説明するために，あるいは患者のニーズや看護行動を分類するために使用できるだろう。実践において，新しい概念は臨床家に患者プロブレム，新しい看護診断，そして可能性のある新しい看護介入に対する新鮮な洞察を提供するだろう。また，研究と理論構築において，新しい概念は実り多い新しい仮説を提供したり，あるいは関心

の対象である現象に関する思考に変化をもたらし，今度はより多くの研究を生み出すかもしれない。

要約

　概念統合は，1つの新しい統一体，すなわち新しい概念を形成するために，データのさまざまな要素をひとまとめにして，それまで明確に確認されていなかったパターンや関係を明らかにする手法を採用する。概念統合の段階には，興味の対象である領域に完全に精通すること，その興味の対象である領域について入手したデータを大まかに分類すること，密接に関連しているか，あるいは重複していると考えられて分類された現象群を結合させること，正確に現象を表し，その現象に関する伝達を促進する名称をその現象群に対して選択すること，その新しい概念を経験的に検証すること，そしてその新しい概念が現在の理論や実践に適合できるかどうか，あるいはどの部分に適合するかを明らかにすることが含まれる。

　概念統合は非常に創造的な活動であり，すでに知られている興味の対象である領域に意味のある新しい情報を加えるかもしれない。この方法は完全な概念を開発するためにかかる時間の長さと，概念だけでは予測する力を提供しないという事実によって制約を受けている。

練習問題

● 問題1　観察

　あなたのいる環境で，例えばあなたが頻繁に使う備品や，毎日使用するものなどのなかから1つの物を選択しよう。そして，10分間それを観察しよう。それについて，あなたが見たすべてのことのリストを作成してみよう。リストはどのくらいの長さになったか？　もし，ほんの2，3のことしか見ていなかったら，もう1度10分間それを観察しよう。リストはさっきより長くなったか？　あなたはさっき選択した物を部分に分解して，それぞれの部分を別個に記述したか？　もしそうしなかったのなら，なぜそうしなかっ

たのか？　さてここで，もう1度さっきの物を観察しよう。そして，10分間でそれの可能なすべての使用方法を列挙しよう。リストはどのくらいの長さになったか？　その物の全体としての使用方法だけでなく，〈個々の〉部分の使用方法も記述したか？　もししなかったのなら，なぜそうしなかったのか？　わたしたちが身近なものを〈見る〉ときに鋭い観察者になるためには，固定観念を捨て去り，素直で創造的なこころを持ち続けることが必要である。

● 問題2　記憶

　何も見ないで電話のキーボードを描いてみよう。そして，しかるべき場所に文字*や数字を入れよう(Adams, 1979)。
　最初からこれが正確にできる人はほとんどいない。というのは，毎日電話を使っていても，非常に身近なものであるためによく〈見る〉ということがないからである。この練習問題は，わたしたちが必要なすべてのデータを持っているということをどのように〈考える〉かということを例示している。では，あなたが仕事中に毎日使う物でもう1度この問題をやってみよう。最初とどのように違ったか？

● 問題3　概念を束ねる

　以下に28個の概念の名称をあげた。このリストから少なくとも2つの概念群をつくってみよう。

石鹸　　　車　　　火山　　　アヒル　　　テニスラケット　　　机　　　帽子
防臭剤　　犬　　　投票　　　魚　　　バス　　　歯ブラシ　　　コンパクトディスク
草　　　モップ　　政策　　　象　　　ガイドライン　　　みかん　　　蛙
アボカド　　メロディー　　パンの笛　　傘　　　かご　　　バケツ　　　蕪

―――――――――――――――――――――――――――

＊訳注：米国の電話のキーボードにはアルファベットが割り振られている。

図3-1 に示すマトリックスの内容：

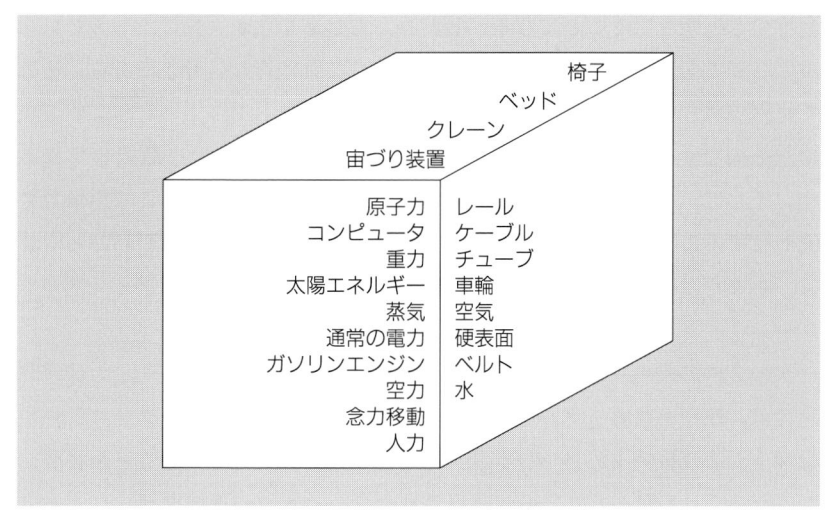

（上面・奥から手前）
椅子
ベッド
クレーン
宙づり装置

（左側の列）
原子力
コンピュータ
重力
太陽エネルギー
蒸気
通常の電力
ガソリンエンジン
空力
念力移動
人力

（右側の列）
レール
ケーブル
チューブ
車輪
空気
硬表面
ベルト
水

図 3-1　3 つの方法のマトリックス

● **問題 4　概念統合**

　概念統合における各段階を容易に実践できるようにするために，この問題を現実とはかけ離れた構造にしている。実際にここでわたしたちが行ったのは，問題に着手する際の手助けとなるように，形態学的分析において使用される一種のマトリックスを提示することである(Adams, 1979)。

　あなたの病院で，患者があちらからこちらへと搬送される方法が非効率的であることに，あなたとあなたのスタッフが不満を抱いていると想定してみよう。そこで，あなたは患者移送に関して新しい概念を発見しようと決心した。マトリックスを構築するために，あなたは少なくとも3つの変数が必要になる。そして，①使われるべき動力源，②患者が乗せられる装置，③その装置を動かす媒体の3つを，あなたが選択すると想定しょう。**図 3-1** はわたしたちが構築したマトリックスである。自由にマトリックスの列を加えてみよう。

　次に，それぞれ3つの軸から無作為に1項目を選択し結合させよう。例えば，人力と車輪とベッドを選んだとすると —— それほど役に立たないが ——

台車つき担架を得ることになる。しかし，もしあなたがコンピュータとレールとベッドを選んだとしたらどうなるか？　これは新しい考えである。そこで何回か試してみよう。そして，組み合わせのリストをつくってみよう。次に，そのなかからもっとも起こりそうな2つの新しい概念を選択してみよう。そして，その新しい現象を説明する名称を選択しよう。ここで想像力を働かせてみよう。例えば，クレーン，空力，チューブの組み合わせだとすれば，あなたはそれをなんと呼ぶことができるだろう？　空力搬送？　空力クレーン？　クレーンパット？　多くの可能性がある。

次の2つの段階は，その概念を経験的に検証することである。この練習問題では，原型となるモデルを構築するために，立証するにはテクノロジーや管理上および経済上の裏づけが利用できるかどうかを探究することが必要になるだろう。1度そのモデルが構築されれば，パイロットスタディによって実現可能性，効率性，そして有効性が例証されるだろう。最後の段階は，その原型モデルが現存する病院ケアのシステムに適合するかどうか，あるいはそれがまったく新しいシステムを必要とするかどうかを明らかにすることである。

この短い練習問題は非常に不自然に見えるかもしれないし，実際不自然である。しかし，これは概念統合の1つの例であり，あなたにとっての基礎となる段階をきっと例示しているはずである。覚えておこう。習うより慣れろ！

■ 文献

Adams JL. *Conceptual Blockbusting: A Guide to Better Ideas*. 2nd ed. New York, NY: WW Norton; 1979.
Algase DL, Beck C, Kolanowski A, Berent SK, Richards K, Beattie E. Need-driven dementia-compromised behavior: an alternative view of disruptive behavior. *Am J Alzheimer's Dis*. 1996; 11(6): 10-19.
Anderson JA, Oinhausen KS. Adolescent self-esteem: a foundational disposition. *Nurs Sci Q*. 1999; 12(1): 62-67.
Beitz JM. Concept mapping: navigating the learning process. *Nurse Educ*. 1998; 23(5): 35-41.
Benoliel JQ. Grounded theory and nursing knowledge. Qual Health Res. 1996; 6: 406-428.
Breen J. Transitions in the concept of chronic pain. *Adv Nurs Sci*. 2002; 24(4): 48-59.

Bunting SM, Russell CK, Gregory DM. Computer monitor. Use of electronic mail (email) for concept synthesis: an international collaborative project. *Qual Health Res*. 1998; 8(1): 128-135.
Burke SO, Kaufmann, E, Castello EA, Dillon MC. Hazardous secrets and reluctantly taking charge: parenting a child with repeated hospitalizations. *Image*. 1991; 23(1): 39-45.
Cataldo JK. Hardiness and depression in the institutionalized elderly. *Appl Nurs Res*. 1993; 6(2): 89-91.
Clunn P. Nurses' assessment of a person's potential for violence: use of grounded theory in developing a nursing diagnosis. In: Kim MJ, McFarland GR, McLane AM, eds. *Classification of Nursing Diagnoses: Proceedings of the Fifth National Conference*. St. Louis, Mo: Mosby; 1984: 376-393.
Colling KB. A taxonomy of passive behaviors in people with Alzheimer's disease. *J Nurs Schol*. 2000; 32(3): 239-244.
Denham SA. Family routines: a structural perspective for viewing family health. *Adv Nurs Sci*. 2002; 24(4): 60-74.
Dray W. "Explaining what" in history. In: Gardiner P, ed. *Theories of History*. New York, NY: Free Press; 1959.
Eaves YD. A synthesis technique for grounded theory data analysis. *J Adv Nurs*. 2001; 35(5): 644-653.
Glaser BG. *Basics of Grounded Theory Analysis*. Mill Valley, Calif: Sociology Press; 1992.
Glaser BG. *Theoretical Sensitivity*. Mill Valley Calif: Sociology Press; 1978.
Glaser BG, Strauss AL. *The Discovery of Grounded Theory: Strategies for Qualitative Research*. Chicago, Ill: Aldine; 1967.
Golberg B. Connection: an exploration of spirituality in nursing care. *J Adv Nurs*. 1998; 27(4): 836-842.
Gordon M. *Nursing Diagnosis: Process and Application*. New York, NY: McGraw-Hill; 1982.
Harris CC. Cultural values and the decision to circumcise. *Image*. 1986; 18(3): 98-104.
Hunt EB. *Concept Learning*. New York, NY: Wiley; 1962.
Kirk J, Miller ML. *Reliability and Validity in Qualitative Research*. Beverly Hills, Calif: Sage Publications; 1986.
Kobasa SC. Personality and resistance to illness. *Am J Community Psychol*. 1979a; 7: 413-423.
Kobasa SC. Stressful life events, personality, and health: an inquiry into hardiness. *J Pers Soc Psychol*. 1979b; 37: 1-11.
Kobasa SC, Hiker RRJ, Maddi SR. Who stays healthy under stress? *J Occup Med*. 1979; 21: 595-598.
Kolanowski AM. Disturbing behaviors in demented elders: a concept synthesis. *Arch Psychiatr Nurs*. 1995; 9(4): 188-194.
Lambert CE, Lambert VA. Hardiness: its development and relevance to nursing. *Image*. 1987; 19(2): 92-95.
Lenz ER, Suppe F, Gift AG, Pugh LC, Milligan RA. Collaborative development of middle-range nursing theories: toward a theory of unpleasant symptoms. *Adv Nurs Sci*. 1995; 17(3): 1-13.
Moch SD. Health-within-illness: concept development through research and practice. *J Adv Nurs*. 1998; 28(2): 305-310.
Mullen PD. The potential for grounded theory for health education. In: Glaser BG, ed. *More Grounded Theory Methodology: A Reader*. Mill Valley, Calif: Sociology Press; 1994: 127-145.
Nichols PK, Webster A. Hardiness and social support in human immunodeficiency virus. *Appl Nurs Res*. 1993; 6(3): 132-136.
Oldaker S. Nursing diagnoses among adolescents. In: Hurley ME, ed. *Classification of Nursing Diagnoses: Proceedings of the Sixth National Conference*. St. Louis, Mo: Mosby; 1986: 311-318.

Pines M. Psychological hardiness: the role of challenge in health. *Psychol Today*. 1980; 14(7): 34-42, 98.
Polk LV. Toward a middle-range theory of resilience. *Adv Nurs Sci*. 1997; 19(3): 1-13.
Ryan-Wenger NM. A taxonomy of children's coping strategies. *Am J Orthopsychiatry*. 1992; 62(2): 256-263.
Schatzman L, Strauss AL. *Field Research*. Englewood Cliffs, NJ: Prentice Hall; 1973.
Spitzer DR. *Concept Formation and Learning in Early Childhood*. Columbus, OH: Merrill; 1977.
Stern PN. The grounded theory method: its uses and processes. In: Glaser BG, ed. *More Grounded Theory Methodology: A Reader*. Mill Valley, Calif: Sociology Press; 1994: 116-126.
Stevenson HW. Concept learning. In: Stevenson HW, ed. *Children's Learning*. New York, NY: Appleton-Century-Crofts; 1972: 308-322.
Strauss A, Corbin JM. *Basics of Qualitative Research: Techniques and Procedures for Developing Grounded Theory*. Thousand Oaks, Calif: Sage Publications; 1998.
Wagnild G, Young M. Another look at hardiness. *Image*. 1991; 23(4): 257-259.
Wendler MC. Using metaphor to explore concept synthesis. *Int J Hum Caring*. 1999; 3(1): 31-36.
Wilson J. *Thinking with Concepts*. New York, NY: Cambridge University Press; 1963.

■ 補足文献

Davitz JR, Davitz LL. *A Guide: Evaluating Research Proposals in the Behavior Sciences*. 2nd ed. New York, NY: Teachers College Press; 1977.
Eakes GC, Burke ML, Hainsworth MA. Middle-range theory of chronic sorrow. *Image*. 1998; 30(2): 179-184.
Hurley ME, ed. *Classification of Nursing Diagnoses: Proceedings of the Sixth National Conference*. St. Louis, Mo: Mosby; 1986.
Kerlinger FN. *Foundations of Behavioral Research*. 3rd ed. New York, NY: Holt, Rinehart & Winston; 1986.
Klausmeier H. The nature of uses of concepts. In: *Learning and Human Abilities: Educational Psychology*. 4th ed. New York, NY: Harper & Row; 1975: 268-298.
Kleinmuntz B, ed. *Concepts and the Structure of Memory*. New York, NY: Wiley; 1967.
Long KA, Weinert C. Rural nursing: developing the theory base. *Scholar Inquiry Nurs Pract*. 1989; 3(2): 113-127.
Rogge MM. *Development of a Taxonomy of Nursing Interventions: An Analysis of Nursing Care in the American Civil War* [unpublished doctoral dissertation]. Austin: University of Texas; April 1985.
Rosenbaum JN. Self-caring: concept development in nursing. *Recent Adv Nurs*. 1989; 24: 18-31.
Sandelowski M, Docherty S, Emden C. Qualitative metasynthesis: issues and techniques. *Res Nurs Health*. 1997; 20: 365-371.
Williams A. A literature review on the concept of intimacy in nursing. *J Adv Nurs*. 2001; 33(5): 660-667.

4 概念導出
Concept Derivation

> **メモ**
>
> 論文における正式な引用から判断すると，概念導出は看護理論の開発にそれほど頻繁に利用されてきた方法ではない。それでも，概念導出を非公式に使用することは間違いなく広まっている。類似性や隠喩による推論は，創造的作業において強力な経験となる。他の領域の洞察や着想を探究することは，新しい概念を表現しようとする際にはごく普通のことである。筆者らは，概念導出に関する本 Chapter を提示することで，実践，教育，あるいは研究における理論化を豊かなものにするであろう概念の導き方について，明確な手引きを読者のみなさんに提供しようと思う。

定義とその説明

概念導出 concept derivation の基礎は，2 つの研究フィールドあるいは研究領域間の類似性にある。概念導出の過程は Maccia(1963)や Maccia & Maccia(1963)の初期の研究に根ざしている。新しい興味の対象である分野を開発するのに役立てるために，類似物を求めて明確にされた情報源や親分野 parent field に目を向けることによって，新しい分野の概念が導き出されることがある。さらに，新しい分野に適合するように親分野からの概念を再定義することによって，新しい概念群がつくり出される。したがって，その新しく定義された概念は，意味に関してはもはや親分野に依存しない。親分野は看護学のより広範な学問分野，あるいは他の学問領域のなかに存在するかもしれない。

```
[分野1における概念1] → 置き換え → [分野2における概念1] → 再定義 → [分野2における概念2]
```

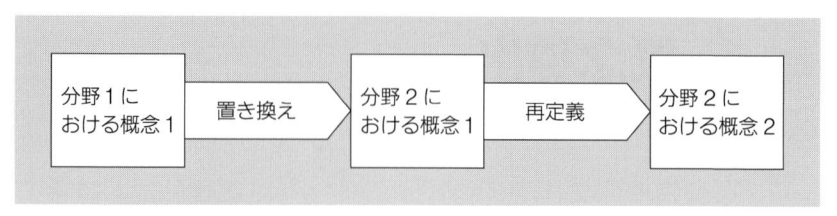

図 4-1　概念導出の過程

　概念導出の方法は，概念的に定義された分野と概念的に定義されていない別の分野とのあいだで，意味のある類似性がある場合に適用できる。より正確にいえば，概念導出はある概念(C_1)をある探究分野(F_1)から別の探究分野(F_2)に移動させることから成り立っている。ある概念を置き換える過程のなかでは，その概念(C_1)を新しい探究分野(F_2)に適合する新しい概念(C_2)として再定義することが必要とされる。この過程は図 4-1 に図式化されている。したがって，C_1 は C_2 へ導くが，F_1 と F_2 は同一ではない。C_1 の再定義は，C_1 に基づいてはいるが，C_1 とは異なる概念(C_2)に帰着する。

　一見したところでは，概念導出は機械的な過程に思えるかもしれない。それでも創造性と想像力は必要である。まず最初に，理論構築者は新しい分野，すなわち探究の対象である領域と類似性を持つ概念を伴う親分野(F_1)を選択しなければならない。2つの分野の類似した特性を把握するためには，可能性のある探究の対象である親分野に没頭することに最初は時間をかけなければならない。場合によっては，自然科学からの概念が社会科学や行動科学に拡張されてきた。例えば，生物学からの「システム」や物理学からの「エネルギー」などの概念は，看護学だけでなく，社会科学や行動科学においても一般的である。しかし，概念導出のための豊かな概念的な展望をどこで見つければよいかについての規則はない。理論構築者の洞察が必要である。

　創造性と想像力はもう1つの理由で必要である。すなわち，概念が探究の対象である新しい分野に置き換えられる際の，その概念の意味のある再定義のためである。再定義は，単にある語に若干の修正を加えた定義を付与する

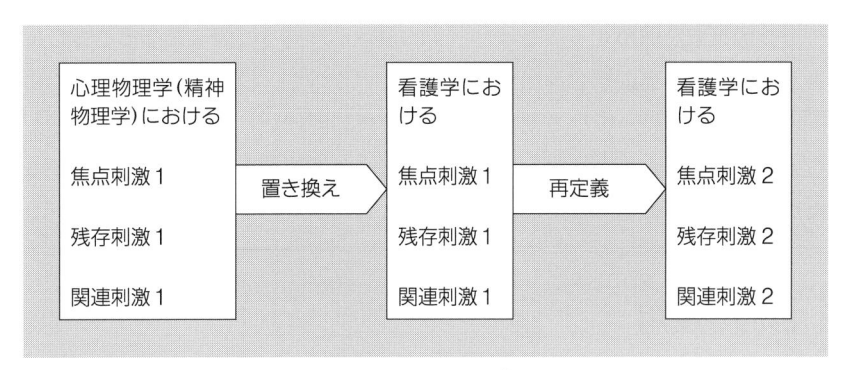

```
┌─────────────────┐           ┌─────────────────┐           ┌─────────────────┐
│ 心理物理学(精神  │           │ 看護学にお      │           │ 看護学にお      │
│ 物理学)における │           │ ける            │           │ ける            │
│                 │           │                 │           │                 │
│ 焦点刺激1       │  置き換え │ 焦点刺激1       │  再定義   │ 焦点刺激2       │
│                 │ ────────▶ │                 │ ────────▶ │                 │
│ 残存刺激1       │           │ 残存刺激1       │           │ 残存刺激2       │
│                 │           │                 │           │                 │
│ 関連刺激1       │           │ 関連刺激1       │           │ 関連刺激2       │
└─────────────────┘           └─────────────────┘           └─────────────────┘
```

図 4-2　Helson の概念から Roy の概念への概念導出

こと以上のものである。生産力のある概念導出から生まれる再定義のタイプは，導出された概念が新しい分野(F_2)において現象を観察する真に革新的な方法による結果からの定義によって，新しい分野(F_2)と関連を持つ必要がある。概念導出のもっとも生産的な利用の1つは，新しい分野(F_2)における現象の新しい分類体系や類型が導出されるときに生まれる。新しい分類体系や類型は新しい分野(F_2)における現象を分類するための新しい語彙だけでなく，より重要なこととして，新しい分野(F_2)を考察する新しい方法も提供する。看護学に導入された重要な類型は，Royによって導出された(Roy & Roberts, 1981, p.55)。心理学からの焦点刺激，関連刺激，そして残存刺激というHelsonの概念を用いて，Royは人の適応レベルに関連する因子の類型を形成するために，看護学のなかでこれらの概念を再定義した(pp.53-55)。この導出の過程は図4-2に表されている。

　概念導出は，単に形式が変わらないある概念を，その概念がそれまで用いられていなかったある現象に適用すること以上のものである。ただし，その概念の意味は，新しい現象に適合するように開発され，変更されなければならない。例えば，「役割の変化」という概念が，これまで入院患者から外来通院患者の立場への移行に適応されてこなかったと想定してみよう。さらに，役割の変化という概念が，その意味をまったく変化させることなく患者の立場の移行に適用されるかもしれないと想定してみよう。患者の立場の移

行にその概念を適用することは，科学的視点から見ると興味をそそるものであるが，それは真の概念導出ではない。というのも，役割の変化が，すでに関連性や意味を持っている新しい現象と単純に関連づけられただけであるからである。したがって，役割の変化は，隠喩や類似性として用いられなかったが，むしろその意味は変わらないで残された。

目的と使用

　概念導出の目的は，ある現象について考察したり，その現象を理解する新しい考え方を生成したりすることである。また，概念導出は，2つの現象，すなわちすでに定義され，よく知られている現象とまだ定義されず，探索の対象である現象とのあいだの類似性あるいは隠喩的関係に依拠することによって，探究の対象である領域に新しい語彙を提供する。別の分野(F_2)について述べ，理解する方法に関して親分野(F_1)に依拠することによって，概念開発において観察結果とデータを分析することに依拠する概念統合のようなより時間のかかる方法に比べて，概念開発の過程を加速することができる。

　概念導出がとくに有用である2つの状況がある。すなわち，①概念開発がいまだに行われていないが開発の可能性のある分野あるいは領域，②現存する概念が，実用的観点であれ理論的観点であれ，興味の対象である現象について進められている研究にほとんど寄与していない分野である。言い換えれば，その分野は「停滞している」のである。

　例えば，孫や孫以外の身内が生存しない100歳の患者への対処といった現存する概念的研究がほとんど行われていない新しい状況に，看護師が遭遇することは珍しくない。親子関係に関する現存する概念は，これらの世代が飛んだ skipped-generation 家族関係の理解に単純に適用されないだろう。このような状況には概念導出が有用かもしれない。別の例として，Brauer (2001)は，関節リウマチの患者間で働くものに関連した概念開発に，概念導出を使用したことを報告した。

　あるいはまた，存在する概念が単に時代遅れになり，そのためある分野の

現象を分類するより革新的な方法が必要になることもある。例えば，看護実践を内科看護，外科看護，産科看護，小児看護，そして精神科看護に分割する伝統的な概念は，過去におけるほど現在は適切ではない。また，こうした区分は，発達的・環境的・精神的因子が，生涯を通して人々に病気や健康を生み出すために，いかに人間の身体と相互作用しているかについてますます多くのことが知られている現在においては，それほど役に立っていない。したがって，看護の専門性とそれぞれの知識分野を分類する新しい視点が必要となる。そして，概念導出はより適切な分類体系を構築することに有用であろう。もう1つの例では，呼吸困難の諸相に類似するものとして疼痛の諸相を用いることで，主観的経験としての「呼吸困難」に関する研究が進められた(Lenz, Suppe, Gift, Pugh, & Milligan, 1995)。

概念導出の手順

4つの基本的段階あるいは相が概念導出の方法を構成している。実際に行うときには段階のいくつかが同時に生じることもあるが，筆者らはそれらをわかりやすくするために論理的に順を追って提示することにする。さらに，この方法の利用者は，段階を進むにつれて，より早い段階で自分の研究を明確にしたり，あるいは妥当性を検証するためには前の段階に戻る必要があることに気づくかもしれない。これは利用者が，方向づけの段階，すなわち自分の興味の対象であるテーマに精通しつつある段階から，集中的に作業する段階へ移行する際にとくに生じやすい。読者のみなさんが誤った方向に導かれないように，筆者らはこれらの点を強調する。概念導出は概念開発のための効率的な方法であるが，これを適切に実行することは必ずしも時間のかからない機械的な過程ではない。

1. 最初に，概念開発者は興味の対象であるテーマに関連した現存する文献に完全に精通するようになることが必要である。そのためには，その文献を精読するだけでなく，そこで発見された現存する概念開発の水準と

有用性をクリティークすることが必要である。もしあなたの興味の対象であるテーマに関した現存する文献に適切な概念が欠けていたり，あるいは概念は存在していてもそれらがそのテーマについての理解の発展を促さなくなっている場合には，概念導出は理論開発の方法として適切かもしれない。

2. 次に，興味の対象であるテーマを考察する新しい方法について他の分野を調べよう。その際，関連する分野もそうでない分野も幅広く文献を検討しよう。どこにもっとも実り多い類似性が発見されるのかを前もって正確に知ることはできないので，最初に幅広く網をかけておくことから始めることが得策である。実用面からみると，この段階であわてないことが重要である。予期しないときや状況で類似性が現れたり，明らかになることは頻繁にある。この段階は創造的な洞察力にある程度依存しているので，肩の力を抜いた，忍耐強い態度や即座に解決策を強いたりしないことによって，この段階は促進される。

3. 導出の過程で使用する別の分野からの親概念や概念群を選択しよう。親分野の概念は，興味の対象であるテーマを検討する新しい洞察に富んだ方法をきっと提供してくれるだろう。例えば，ストレスにさらされている病院勤務者間の不一致に関するいくつかの発見によって，あなたが困惑していると仮定してみよう。生じかけていると思われる「区分化」を理解するために，類似性を求めて潜水艦設計の分野に目を向けるかもしれない。親分野の選択は「一瞬のうち」に起こるか，あるいは新しい分野と親分野を注意深く適合させる過程の結果かもしれない(Lenz et al., 1995)。

4. 最後に，興味の対象であるテーマの観点から，親分野からの概念や概念群を再定義しよう。第3段階で言及した例において，病院勤務者間の不一致は「潜水艦症候群」として概念化され，個々の領域が他の機能の領域に干渉しないようにするために——例えば潜水艦を沈没から守る取り組み——1人の勤務者がストレスを経験している閉鎖領域として定義された。さらに，もし概念〈群〉が興味の対象であるテーマの観点から再定

義されているなら，そうした定義群は興味の対象であるテーマを構成する基本的なタイプを説明するための予備的分類を提供するだろう。1度予備的定義群がつくられたら，これらをその興味の対象であるテーマに精通した同僚に確認しよう。たとえそのときはつらくても，建設的な批判であればどんなものでも最初の研究をさらに洗練するのにとても役立つものになるはずである。必ずこの時点で自分を誉めよう！

概念導出の過程の古典的な説明は，親子関係についての親の考えの程度に関するSameroffの研究に収めれらている(Sameroff, 1980, pp.348-352)。Sameroffは子どもの発達についての専門家であり，人間の発達と家族の関係に関して実際に役立つ文献に精通することから着手した。そして，親の育児行動における相違を説明する可能性のある，親の思考過程を理解するための新しい方法を探していた。Sameroffは親の思考を理解することに関連のある現存する概念を検討した。すなわち，親の態度と期待，そして社会的規範という概念である。これらの概念は，それ自体では親の思考を理解する限られた方法しか提供しなかった。つまり，新しい視点が必要であった。そこで，「発達を理解するために両親が利用する抽象化のレベル」に興味を持った(p.349)。Sameroffは子どもの認知的発達の段階が詳細に論じられているフランスの心理学者Piaget(1963)の草分け的な研究に立ち返った。そして，子どもの認知的発達と親の思考のあいだの類似性を確認した。

> 子どもの認知的発達に関する研究によって，成人を特徴づける論理的思考の過程を獲得する前に，子どもは数多くの段階を経験しなければならないということが明らかになった。同様に，親たちは子どもとの関係について考える際にさまざまな思考のレベルを使い分けている(p.349)。

Piagetの提唱する4つの認知的発達の段階(感覚運動期，前操作期，具体的操作期，そして形式的操作期)に基づいて，Sameroffは類似性によって親の思考の4つのレベルを提唱した。簡潔に言えば，感覚運動期に関するPiagetの古典的研究では，言語の出現は，認知が感覚と手作業に根ざした

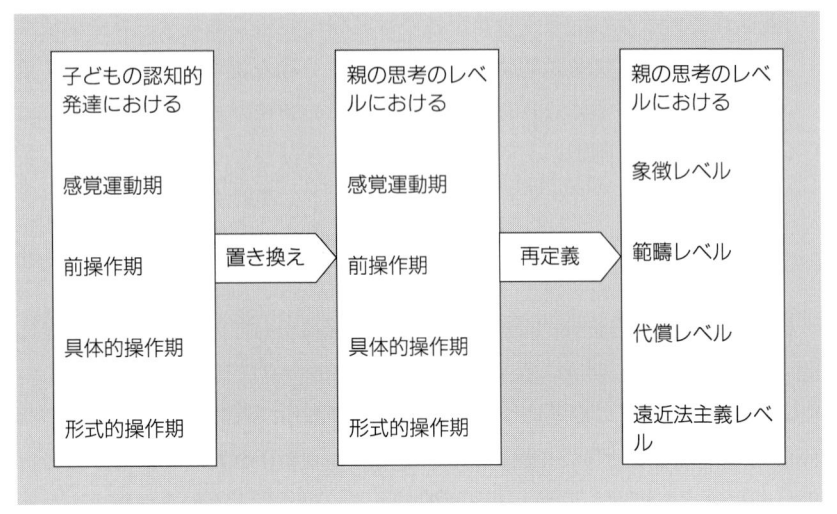

```
┌─────────────┐      ┌─────────────┐      ┌─────────────┐
│子どもの認知的│      │親の思考のレベ│      │親の思考のレベ│
│発達における  │      │ルにおける    │      │ルにおける    │
│             │      │             │      │象徴レベル    │
│感覚運動期    │      │感覚運動期    │      │             │
│             │      │             │      │範疇レベル    │
│前操作期      │ 置き換え │前操作期  │ 再定義 │             │
│             │  →   │             │  →   │代償レベル    │
│具体的操作期  │      │具体的操作期  │      │             │
│             │      │             │      │遠近法主義レベ│
│形式的操作期  │      │形式的操作期  │      │ル            │
└─────────────┘      └─────────────┘      └─────────────┘
```

図 4-3　Piaget の概念から Sameroff の概念への概念導出

学習で，行動に結びつけられた段階の指標となる。次の前操作期に移行すると，子どもは認知過程において行動に加えて表象と象徴を使用するが，対象は例えば大きさのような単一の分類の方法の点から理解される。具体的操作期に進むと，例えば対象を大きさで１列に並べて分類するといった等価性や連続化のような論理的操作や規則によって思考することできるようになる。Piaget の提唱する最後の形式的操作期においては，子どもの論理的操作は具体的な現実を超えて，提案されたり評価されたりする抽象的な可能性にまで及ぶ(Biehler, 1971 ; Mussen, Conger, & Kagan, 1980 ; Piaget, 1963)。

　自身の研究のなかで，Sameroff は親の思考の４つの類似したレベルを提唱した。それは象徴レベル，範疇レベル，代償レベル，そして遠近法主義 perspectivistic レベルである(図 4-3 を参照)。例えば，象徴レベルから子どもに反応する親たちは，〈いまここで〉を基本にして行動する。つまり，親たちは自分たち自身の行動と子どもの行動を区別しない。範疇レベルにおいては，親たちは自分たちを子どもとは別個のものと見なす。子どもの行動はその子どもの特徴や性格(例えば強情)であるといった性質から生じる。代償

レベルから子どもを見る親たちは，子どもの行動が年齢と関連していると見なす——例えば，その子どもが強情なのはよちよち歩きの幼児だからというように。遠近法主義レベルにおいては，親たちは子どもの行動が「特定の環境における個々人の経験から生じている。もしこれらの経験が異っていたなら，その子どもの性格は異なるであろう」とみなす(Sameroff, 1980, p.352)。興味深いことに，Sameroff は研究の対象であった両親の大多数が，この範疇レベルで機能していることを発見した。

Sameroff の過程を振り返ると，子どもの発達という分野の専門知識を持っていたために，容易に概念導出の最初の2つの段階を完成することができたのである。Sameroff は文献に精通し，この分野の現存する概念の有用性をクリティークすることができた。またこの専門知識によって，親の思考レベルに関する概念を導出するのに必要な，代替となる複数の視点を容易に手に入れることができただけでなく，Piaget の研究がもっとも有望であると選択できたのである。そして Sameroff は，Piaget が提唱する段階に類似した親の思考レベルをより充実させた。概念導出の最後の段階で，Sameroff は Piaget の概念を置き換え，親の思考に関連性を持つようにそれらを再定義した。また，Sameroff の枠組みにおけるそれらの概念がペアレンティング現象によりうまく適合するように，提唱する4つの段階に新しい名称をつけた。

看護における概念導出の例は，Braun, Wykle, & Cowling(1988)の研究に見られ，「高齢者の気力体力減退 failure to thrive in older persons」という概念が導出されている。Braun らは，施設に入っている高齢者の体重減少という現象に注目し，「高齢者における気力体力減退は，成長不全* という[すでに小児科領域で確立された]現象をおそらく反映している」と提唱した(p.809)。また，高齢者の failure to thrive という概念をさらに発展させるために文献の綿密な検討が行われ，小児と高齢者の症状と発生要因の類似

＊訳注：同じ failure to thrive という用語に対して，日本の小児科領域では成長不全という訳語があてられている．以下，概念の名称を failure to thrive で表すことにする．

点と相違点が明らかにされた。そして，子どもの failure to thrive は，「多岐にわたる…(中略)…可能性のある病因に関する包括的な概念」であり，体重の減少と発達上の症状とうつ症状を伴うと結論づけた(p.811)。一方，高齢者において，この概念は，体重減少，身体的および認知的な衰退，そして絶望のようなうつ症状を呈する「おそらくさまざまな生理的，心理的，あるいは複合的な原因から生じる広範な症状複合体と考えられる」だろう。

Braunら(1988)の導出は，これら2つの発達段階で注目された体重の減少に見られるいくつかの徴候の類似性に基づいている。あらゆる点でまったく同じといえる現象ではないが，高齢者の failure to thrive(気力体力減退)という概念の開発に構造を与えるために，親分野(小児科領域の文献)が使用された。しかし，小児の failure to thrive(成長不全)は成長発達遅延に関係し，一方高齢者においては体重減少と機能的低下の過程を表しているという点で，これらの概念は異なっている。

概念導出を看護に適用する際に，こころにとどめておくべきことがいくつかある。第1に，看護師の関心は他の医療保健専門職と重なり合うかもしれないので，概念導出の最初の段階は看護学文献に限る必要はない。ほんの数例をあげれば，医療，教育，発達，そして社会福祉の文献が，興味の対象であるテーマについて現存する概念の意味を発展させるのに関連するかもしれない。もし，これらの関連分野の概念が適切であると思えるなら，それ以上先に進む必要はない。逆に，もし広範な文献検討の結果，関連分野が興味の対象であるテーマに注意を向けてこなかったとすると，あるいは他の分野の概念研究が限られているように思えるなら，看護における概念導出がこれらの他分野にも恩恵をもたらすかもしれない。

第2に，すでに述べたように，看護現象のための豊かな類似性や隠喩的関係をどこに求めるかについての規則はない。例えば，看護のなかの探究分野に加えて，法学，工学，そして教育のような応用領域と同様に，自然科学(物理学，動物学，化学)や行動科学も考慮の対象になるかもしれない。他分野の専門家だけでなく看護の同僚との検討も，概念を導出する可能性を秘めた役に立つ親分野を同定するのに有用であろう。

第3に，理論構築者は看護現象のための概念を導出することが期待できる概念群を選択する際に性急であってはならない。2つの研究分野のあいだの適合性を理解するためには，同化または孵化の時間を要することが多い。このタイプの洞察は，典型的には，ときにはやる気がなくなるほど前進のない期間を経て，「一瞬」のうちに生じることがある。

　第4に，概念導出の最後の段階は，興味の対象である分野の現象という観点からそれらの概念を再定義することであり，骨の折れる作業かもしれない。定義は最終的に満足のいく結果が得られるまで，数回にわたって繰り返される必要があるかもしれない。ときには，しばらくのあいだこの作業を脇におくことも，望まれる新しい創造的な展望を生み出すのに役立つこともある。また一方で，早計に研究の利点を批判することも，創造性を抑圧する可能性がある。理論構築者は忍耐強くあるべきだが，粘り強くあるべきでもある。

利点と限界

　方法としての概念導出には，理論構築者がゼロから始めなくてもよいという利点がある。他分野からの概念を用いることで，創造的な過程が迅速に進行する。実際，Maccia(1963)は，概念導出が採用する視点が理論開発全体の源泉の基礎となることを示唆している。

　一方，理論開発の方法としての概念導出には2つの限界があることを肝に銘じておくべきである。第1に，導出された概念は有用な名称を提供するかもしれないが，概念単独では科学的有用性において限界がある。つまり，概念自体は，説明，予測，あるいは現象の統制を提供しない。関連立言と理論だけがこの可能性を秘めているのである(Chapter 2を参照)。しかし，概念の開発は立言と理論の開発の最初の段階になることができる。概念はある現象のさまざまな側面に名称を付与するかもしれないが，科学と実践のより大きな目標を達成するためにはそれ以上のものが必要である。

　第2に，親分野(F_1)からのある概念(C_1)がその親分野では有用であること

が事実であっても，その分野から導出された概念(C_2)が自動的に同じように有用である保証はない．残念ながら，生まれのよいことが成功の保証とならない．したがって，導出されたある概念の科学的有用性は，それが実践や研究において検証されてはじめて明らかになるのである(Chapter 12を参照)．新しい概念の科学的有用性の不確かさは，方法としての概念導出に限られるものではない．どのような新しい概念を提唱する際にも，固有の危険性が伴うものである．検証されるまで，概念の価値は不明である．

概念導出の結果の利用

　導出の方法を通じて開発された概念には，研究と理論開発において少なくとも2つの利用方法がある．すなわち，①導出された概念は，看護診断の開発などの臨床における仕事に使用するための実際に役立つ概念を提供する，②導出された概念は，さらに進んだ研究，理論開発，そして臨床実践での使用のための看護現象の予備的な分類の概要を提供する，というものである．これらの利用方法において重要なのは，導出された概念が新しい分野で経験的妥当性を持つかどうかを明らかにすることである．

　導出された診断概念の妥当性を検証するために，読者のみなさんには看護診断の領域における方法論に関する古典的文献を参照することを勧める(例えば，Gordon & Sweeney, 1979)．研究と理論開発において，導出された概念は，研究分野の目的をさらに推し進め，関連する研究の成果を結合させて，現象を説明することでの有用性を再評価すべきである．導出された概念は，系統立った測定方法が必要な新しい現象の輪郭を明らかにする一方で，測定用具開発の基礎としても利用されるだろう(看護概念の操作的表現に関してはWaltz, Strickland, & Lenz, 1991を参照)．

　さらに，概念導出は教授学習過程における教育的な発見的過程として利用できる．学生に馴染みのない概念を導入する際には，類似性が概念の導入を容易にする．概念導出をこのような目的に応用するには，役に立つ類似性が利用可能で，生徒がすでにそれを理解している必要がある．

要約

　概念導出の方法は，1つの探究分野から別の分野に概念を置き換えるために，類似性や隠喩を用いる。しかし，概念を導出する分野を選択するための確たる規則はない。概念導出は，目立った概念開発が存在していなかったり，あるいは現存する概念が停滞しているような興味の対象であるテーマに適している。概念導出の各段階には，あるテーマに関して現存する文献に精通し，クリティークすること，新しい概念群を導出することが有望な概念群を選択すること，そして親領域から類似性によって新しい概念を生成することが含まれる。概念導出の方法は，概念開発過程を加速させるかもしれない。しかし，この方法は，得られた理論のレベルや導出された概念の究極的な有用性に関する不確かさによって制限を受ける。

練習問題

　次の練習問題を使って概念導出の過程の各段階を試験的に試すことができる。個々の段階を完全に行うことは実現不可能なので，この練習問題を容易にするために準備段階はすでに完了したと仮定する。

　最初に，あなたがプライマリケアの場における看護師-患者間のコミュニケーションを理解する新しい方法に関心があると仮定することから始めよう。また，看護師-患者間のコミュニケーションに関する文献を広範囲に検討したあと，それらの文献にはプライマリケアの場における看護師-患者間のコミュニケーションに関連する革新的な概念が欠けているという疑問が確認されたと仮定しよう。そして，行動科学の諸分野を調べ，有望と思えるものがほとんどないとわかったあと，ある社交的な大宴会で地理学者とたまたま言葉を交わした。彼は地図のデザインや使い方の基礎にある概念について議論していた。会話のあいだに，あなたは地図に関わる概念とプライマリケアにおける看護師-患者間のコミュニケーションの概念のあいだに顕著な類似点を見出した。そこで，あなたは患者を「旅人」，看護師を「目的地」に到着するまでの「旅情報」と見なした。

表 4-1　2つの例の導出された概念

親分野： 旅行者に対する地図の情報機能	新しい興味の対象である分野： プライマリケア看護師の情報機能
例1．親概念	例1．導出された概念
1．方角 2．興味の対象となる場所 3．別ルート 4．距離の見積もり 5．地形の参照ポイント 6．目的地	1．オリエンテーション 2．利用できる施設 3．診断と治療の代替物 4．ケアの継続期間 5．経過の参照ポイント 6．ケアの目標
例2．親概念と定義している属性	例2．導出された概念と定義している属性
1．ビジネス旅行——特定の目的 　1.1　効率的な旅行のペース 　1.2　大通りを通る直線ルート 　1.3　ルート上のアクセスポイントに関する具体的情報 　1.4　信頼できる宿泊施設 　1.5　特定のビジネス目的に限られるスケジュール 2．観光旅行——元気回復や成長のための旅行 　2.1　旅行の余暇的ペース 　2.2　景色のよいルート 　2.3　寄り道旅行の可能性に対する別の参照ポイント 　2.4　娯楽的な宿泊施設 　2.5　希望に応じて交渉できるスケジュール	1．焦点化されたケア——特定の問題のケア 　1.1　浮かび上がった問題への素早い対処 　1.2　浮かび上がった問題への対処の焦点 　1.3　治療の時間と場所に関する具体的な情報 　1.4　信頼できる人員と施設 　1.5　浮かび上がった問題によって決定されるケアのスケジュール 2．元気回復ケア——ヘルス・プロモーションのためのケア 　2.1　患者の心配や疑問に対する注意深い配慮 　2.2　健康状態全般に対する注意 　2.3　ヘルス・プロモーションの代替に関する情報 　2.4　適切で人道的ケア 　2.5　ヘルス・プロモーション・ニーズと希望に基づいて交渉されたスケジュール

この練習問題で，あなたの国の地図を取り出してみよう。そして，その地図が旅行者に提供する情報の種類をリストにしよう。さらに，あなたの国の2つの都市を旅行するときに，あなたが地図をどのように使うか，リストにしてみよう。また，あなたが旅行するさまざまな理由や，そのことがどんなふうにあなたが地図で参照することに影響するか，これもリストにしよう。そして，これらのリストを徹底的に検討しよう。次に，これらのリストから，旅行者が目的地に到着するために地図をどう使うかを説明していると思われる，鍵となる考えを選択しよう。そこで，プライマリケアの場における看護師と患者について考えてみることにしよう。プライマリケアの場に，旅行者が地図を使う方法に関するあなたにとって鍵となる考え(例えば概念)を移してみよう。これらの鍵となる考えを使って，看護師-患者間のコミュニケーションについて考えよう。プライマリケアの場におけるこれらの鍵となる考えの勘どころがわかったとき，看護師-患者間のコミュニケーションの観点からそれらの概念を説明する短い定義をメモしよう。あなたの定義と概念が意味をなすかどうかは，この時点ではまだ心配する必要はない。しばらくのあいだ，作業を中断しよう。そして，あなたの鍵となる考えと定義をもう1度よく見よう。曖昧な言い回しや概念があれば明確にしよう。そこで，建設的な批判をしてくれる何人かの同僚に，あなたの概念を試してみよう。同僚たちの反応から，あなたの概念と定義をさらに洗練しよう。

　あなたが導出すべき1つの「正しい」概念群や定義が存在するというわけではないことを肝に銘じておこう。もし，この練習問題を同時に行う同僚がいたなら，その人の概念や定義はおそらくあなたのものとはなんらかの点で異なったものになるだろう。比較のために，筆者らがこの練習問題で導出した概念の2つの例を表4-1に示した。例2において，導出された概念を定義している特性も提示されている。あなたが導出した概念と定義が，筆者らが提示したものより興味深いものになるかもしれない！

■ 文献

Biehler RF. *Psychology Applied to Teaching*. Boston, Mass: Houghton Mifflin; 1971.
Brauer DJ. Common patterns of person-environment interaction in persons with rheumatoid arthritis. *West J Nurs Res*. 2001; 23: 414-430.
Braun JV, Wykle MH, Cowling WR. Failure to thrive in older persons. *Gerontologist*. 1988; 28: 809-812.
Gordon M, Sweeney MA. Methodological problems and issues in identifying and standardizing nursing diagnoses. *Adv Nurs Sci*. 1979; 2(1): 1-15.
Lenz ER, Suppe F, Gift AG, Pugh LC, Milligan RA. Collaborative development of middle-range nursing theories: toward a theory of unpleasant symptoms. *Adv Nurs Sci*. 1995; 17(3): 1-13.
Maccia ES. Ways of inquiring. In: Maccia ES, Maccia GS, Jewett RS, eds. *Construction of Educational Theory Models*. Washington, DC: Office of Education, US Dept of Health, Education, and Welfare, Cooperative Research Project No. 1632; 1963; 1-13.
Maccia ES, Maccia GS. The way of educational theorizing through models. In: Maccia ES, Maccia GS, Jewett RE, eds. *Construction of Educational Theory Models*. Washington, DC: Office of Education, US Dept of Health, Education, and Welfare, Cooperative Research Project No. 1632; 1963; 30-45.
Mussen PH, Conger JJ, Kagan J. *Essentials of Child Development and Personality*. Philadelphia, Penn: Harper & Row; 1980.
Piaget J. *Psychology of Intelligence*. Paterson, NJ: Littlefield, Adams & Co; 1963.
Roy C, Roberts SL. *Theory Construction in Nursing: An Adaptation Model*. Englewood Cliffs, NJ: Prentice Hall; 1981.
Sameroff AJ. Issues in early reproductive and caretaking risk: review and current status. In: Sawin DB, Hawkins RCB, Walker LO, Penticuff JH, eds. *Exceptional Infant*. Vol. 4. *Psychosocial Risks in Infant-Environment Transactions*. New York, NY: Brunner/Mazel; 1980; 343-359.
Waltz CF, Strickland OL, Lenz ER. *Measurement in Nursing Research*. 2nd ed. Philadelphia, Penn: Davis; 1991.

5 概念分析
Concept Analysis

> **メモ**
>
> 本書のすぐ前の版が出版されて以来，数多くの概念分析研究が行われてきた。なんと素晴らしいことだろう！　看護職である学者や臨床家が，看護の語彙について真剣に考察し，自分自身の興味の対象である概念を明確に定義しはじめたことに注目することは励みになる。わたしたちが実践のための根拠基盤を例示することができる唯一の方法は，測定可能な，あるいは少なくとも伝達が可能な方法で現象を記述することである。概念分析によって，理論構築者，研究者，あるいは臨床家は，興味の対象である概念のなかのさまざまな可能性を捉える —— 言い換えれば，概念のなかに「入り込み」，それがいかに働いているかを理解する —— ことができるのである。概念分析は骨の折れる作業であるが，興味の対象である現象への莫大な洞察を提供してくれる。

定義とその説明

　概念の構造と機能を調べることが**概念分析** concept analysis の目的である (Chapter 2 を参照)。概念はそのなかに，ある概念を他の概念と弁別している属性あるいは特性を含んでいる。したがって，概念というものは，どの現象がその概念と適合し，またどの現象が適合しないかを決定できるような，その概念を定義づける属性あるいは特性を含んでいると筆者らは主張する。また，概念は心的構成物である。つまり，概念はわたしたちが環境における刺激を順序よく並べようとする試みである。そのため，概念は概念を定義づける属性を含んだ情報のカテゴリーを表している。概念分析は，そう

いった概念を定義づける属性を明らかにするための形式的，言語的作業である。そして，概念分析自体は厳格で精密でなければならないが，最終産物は常に仮のものである。なぜなら，この仮であることの理由は，2人の人がいれば同じ対象に対してしばしば幾分異なった属性を自分たちの分析で思いつくという事実や，科学的そして一般的な知識が非常に急速に変化するところから，今日「真である」ことが明日には「真ではない」という事実に起因している。

　概念の仮であるという性質によっては，時を経ると―― 多くは緩やかにではあるが，ときには非常に急激に ―― 概念も変化する。そのため，概念分析を試みる人は誰でも，理念とそれらの理念を表す語の動的な性質を自覚するべきである。概念は石に刻まれるものではない。分析者も時を経て変化する。したがって，概念に関する分析者の理解も，時とともに変化する。これが，概念分析が決して「完成した産物」と見なされるべきでない1つの理由である。概念分析で期待できることは，よくてもその概念のその時点でのきわめて重要な要素を捉えることである。しかし，これは興味の対象である概念の属性を明らかにすることが無意味であることを意味しているのではない―― まったく逆である。

　概念分析はコミュニケーションを促進する。つまり，もしわたしたちが理論開発や研究において使用する概念の属性を慎重に定義することに厳格であれば，検討中の現象についての同僚の研究者たちとのあいだでの理解ははるかに容易に促進することができるだろう。

目的と使用

　概念分析は概念の基礎となる要素を調べる過程である。もし，わたしたちがある概念を説明する際に「何が重要か」がわかれば，類似しているが同一ではない他の概念とその概念を区別する一助となる。また，これによって，わたしたちは概念間の類似と相違を区別することができる。概念をより単純な要素に分割することによって，さらに容易に概念の内部構造を明らかにす

ることができる。筆者らはすでに Chapter 2 で概念が言葉のなかの単語や用語によって表されるということを述べているので(Reynolds, 1971)，概念の分析は必然的に説明的な語とその使用法の分析であらねばならない。概念分析は究極的には，その単語や用語が他の関連する単語や用語とどのように「類似している」あるいは「類似していない」のかという説明と対になる，単語や用語，そしてその言葉のなかでの単語や用語の使用法を注意深く調査し，記述することにとどまる。わたしたちは，概念の意味を伝えている語の実際の用法や可能な用法の両方に関心を持っている。

　概念分析は，理論のなかの曖昧な概念を再定義する際に有用である。概念分析は，あとでその用語を使用する人たちが同じことについて話せるように，看護実践において乱用された，あるいは曖昧なまま広まっている概念を明確に定義することにも役立つ。概念分析によって，その定義の真の本質からその構成物の妥当性を高めている厳密な操作的定義が生まれる。すなわち，その定義は，概念の理論的基盤を正確に反映しているのである。概念分析の結果は，その概念の基盤となる属性についての基本的な理解を理論構築者や研究者にもたらす。これによって問題が明確に定義され，研究者や理論構築者が概念間の関係を正確に反映した仮説を構築するのに役立つ。また，概念分析の結果は，研究を始めるのに先立って研究のための測定用具やインタビューガイドを作成する際にも非常に有用である。

　古典的な教科書のなかで，Nunnally(1978)は，研究で使用する測定用具のための注意深い概念開発の必要性について言及している。概念分析の結果——すなわち操作的定義，概念を定義づける属性のリスト，そして先行要件——は，科学者に新しいツールのための優れた基礎，あるいは古いツールを評価するための優れた方法を提供する。新しいツールを使いはじめるにあたっては，概念を定義づける属性それぞれを反映するためにいくつかの項目がつくられるかもしれない。また，提案された先行要件が実際に生じているかどうかを明らかにするために，いくつかの質問がつくられるかもしれない。綿密な心理検査に関して言えば，その新しいツールは興味を抱く科学者による継続的な研究に有用であろう。概念分析の結果は，現存する測定用具

の評価にも有用である。研究プロジェクトで使用される測定用具は，それに関連する複数の概念を定義づける属性を正確に反映しているかどうかを明らかにするために，概念分析の結果を考慮して調べられるかもしれない。

　看護実践を記述するための標準化された言語を開発することは，概念分析のもう1つの主要な用い方である。多くの場合に，看護診断，看護介入，看護成果を記述するための用語は，合意によって，あるいは実践の場で患者の問題やわたしたちが提供する介入，あるいは合理的に予測できる成果に名称を与えることについての理論的問題を徹底的に考察することなく開発されてきた(Carlson-Catalano et al., 1998；Gamel, Grypdonck, Hengeveld, & Davis, 2001；Whitley, 1995)。可能性のあるすべての診断，介入，あるいは成果に対して徹底的な概念分析を行うことによって，分類研究が大いに促進され，また看護用語が関連する理論的文献や研究文献に完全に定着するだろう。個々の看護診断，看護介入，そして看護成果は別々に扱われ，独立して分析されるべきである。例えば，ほとんどの看護診断は，健康プロブレム・成因・診断を定義づける徴候と症状という3つの構成要素で記述される(Gordon, 1982)。これら3つの構成素は，概念分析の結果——先行要件(成因)・定義づける特徴(診断を定義づける徴候と症状)，そして操作的定義(健康プロブレム)と密接に対応している。したがって，わたしたちの分類法を改善し，同時に理論開発に役立てるために，この2つの過程を繰り返し使用するように提唱することは理に適っている。

　以下に筆者らが説明する方法は，概念分析に利用できるいくつかの方法のなかのほんの1例である。筆者らはこの方法が，とくに初心者にとってもっとも理解と習得が容易だと考えている。

概念分析の手順

　筆者らは，Wilson(1963)の古典的な概念分析の手順を11の段階から8つの段階に修正し，簡潔にした。概念分析の過程の本質を捉えるためには，この8つの段階で十分であると筆者らは考えている。その段階は以下のとおり

である。

1. 概念を選択する
2. 分析のねらい，あるいは目的を決定する
3. 選択した概念について発見したすべての用法を明らかにする
4. 選択した概念を定義づける属性を明らかにする
5. モデル例を明らかにする
6. 境界例，関連例，相反例，考案例，そして誤用例を明らかにする
7. 先行要件と結果を明らかにする
8. 経験的指示対象 empirical referent を明らかにする

わたしたちは，概念分析の段階があたかも連続的にであるかのようにこれから検討していくが，実際にはこの過程は反復的である。概念分析という知的活動を行う際には，あとになって情報やアイデアがわいてきて，前の段階の修正が必要になることが多い。これは心得ておくべきことである。そして，この概念分析の過程の反復的性質によって，ずっと純度の高い，より正確な分析が可能になる。

■ 概念を選択する

概念の選択は慎重に行うべきである。あなたがすでに興味のある，あなたの研究と関連する，あるいはあなたをいつも「悩ませてきた」概念を選ぶことが一番よい。あなたが興味のある概念がいくつかあることもあるので，この最初の段階はもっとも困難であることが多い。では，たった1つをどうやって選ぶか？　一般的に，概念の選択はあなたにとってもっとも興味のあるテーマや領域を反映しているべきである。そこで筆者らは，あなたのニーズにとってもっとも重要な概念を選択することを勧める。そして，その概念が明確ににならないことで，他のすべてのことが懸案となっているような概念があるか？　さらに，あなたが研究の次の段階に進むうえで非常に重要な概念はあるか？　もしあれば，それこそあなたが最初に選択すべき概念であ

る。Wilson(1963)はこの過程を「概念の単離」——すなわち，さまざまな文脈，境界，そしてあなたの研究との関連性のなかでその概念の重要性を調べること——と呼んでいる。

とりわけ，もしこれがあなたにとって最初の概念分析であるのなら，扱いやすい概念を選択するようにしよう。例をあげるだけで定義できるような素朴な用語は避けることが重要である。また，あまりにも広範で，いくつかの意味を包含していて，分析を混乱させるような「傘」*用語を避けることも同様に重要である。

十分に検討されていない概念は，探究の有用な手段となるか，あるいは言語的な罠となるかのいずれかである。十分に検討されていない概念は，看護実践で発見できたり，看護研究から生成されたり，あるいはまだ完成していない理論や不明瞭な概念を内包する理論から引き出されたりする。こういった概念の1つを分析することは，あなたの思考の幅を広げるのに役立つかもしれない。しかし，（十分に検討されていないという）性質から，それらの概念はあなたのたどりたくない道へと導いたり，あるいは間違った方向へと導くかもしれない。もしそうであれば，その概念の分析は破棄して，より関連のある概念を選択したいと思うだろう。

最終的に肝心な点は，あなたの研究プログラムや，あるいはあなたの興味の対象である領域でのさらなる理論開発にとって重要で有用な概念を選択することである。取るに足らない概念やあなたの興味の対象である現象についての知識開発に意味のある貢献ができないような概念を選択することは，無意味な作業となり，貴重な時間を無駄づかいすることになる。

■ 分析のねらいを決定する

分析のねらいや目的を決定することが次の段階である。この2番目の段階は，あなたが自分の努力の結果をどのように利用しようと意図しているかに

---

*訳注：その下に多くのものが入れるところから使用される隠喩。

的確に焦点を当てる一助となる。これは「なぜ私はこの分析をしているのか？」という問いに本質的に答えることである。

なぜ概念分析を行うことに興味があるのかということを，自分で前もって決定しておくことはあなたにとって非常に重要である。それを書きとめ，分析のあいだ手元においておこう。このようにねらいを明確にしておくことは，あなたが概念を定義づける属性を明らかにしはじめて，その概念にいくつかの異なる用法があることを発見した場合に役立つ。その概念のどのような特定の用法を選ぶかに関してあなたが行った選択は，その分析のねらいを反映していなければならない。

概念の一般的な通常の用法と，その同じ概念の科学的な用法を区別することが，分析のねらいである。その他には，現存する概念の意味を明確にしたり，操作的定義を開発したり，あるいは現存する理論に付け加えたりすることがあるだろう。考えられるねらいはその他にもある。あなたの分析のねらいがなんであれ，そのことを明確に心にとどめておこう。

この Chapter の最後の attachment（愛着）という概念に関する筆者らの分析において，筆者らはその概念が母親や赤ちゃんに適用されることに関心があったため，生き物に対する愛着と無生物に対する愛着の例とを区別しなければならなかったことを，あなたは理解するだろう。もし筆者らのねらいが生き物に対する愛着と関連がなかったら，両者に違いがあるとわかったとき，どのように分析を進めるべきかについて異なった選択をしていたかもしれない。

■ 概念の用法を明らかにする

辞書，シソーラス，同僚，そして利用可能な文献を使って，概念のできるだけ多くの用法を発見し，明らかにしよう。この最初の段階では，概念の1つの側面だけに限定してはいけない。あなたはその用語のすべての用法を考慮しなければならない。検索対象を看護や医療の文献に限定してはいけない。なぜなら，そうすることでその概念の真の性質を理解する際に先入観が入り込む可能性があるからである。例えば，概念の身体的側面を無視して，

心理社会的側面だけに焦点をあてると，非常に多くの価値のある情報を見逃してしまうだろう。また，その概念の明確な用法だけでなく，潜在する用法も網羅することを覚えておこう。できるだけ多岐にわたる情報源を広範囲に検討することは，計りしれないほどの価値がある。

以下の文献検討は，概念を定義づける属性についてのあなたの最終的な選択を裏づけ，妥当性を証明するのに役立つだろう。例えば，あなたが「コーピング coping」について調べているとすると，あなたはその語の心理学的な用法があることだけではなく，建築分野では糸のこぎりや木材を猛禽類のくちばし状に削る方法が coping の語であり，またマントに似た聖職者の衣服も coping と呼ばれる。こうしたすべての用法は，あなたの最終的な分析に含まれていなければならない。

概念のいくつかの用法を明らかにできなかったり，あるいはもっと悪い場合には，それらを無視することによって結果の有用性が著しく制限されることになるかもしれない。数年前，筆者らの学生の1人が，入院中の子どものケアと関連のある「存在 presence」という概念を分析していた。最初の段階で，その学生はその概念の多くの肯定的な用法を報告していたが，否定的用法についてはまったく報告しなかった。他の学生が「邪悪な存在 evil presence」や「国境付近の敵兵の存在」などを指摘したにも関わらず，その学生は存在についてのそういった否定的側面を考察しようとしなかった。しかし，分析の最終段階で，入院中の子どもとともにいる看護師の「存在」の非常に重要な属性の1つが，看護師の存在によって生じる脅威の可能性であることがわかった。存在という概念についての最新の研究の，徹底的で興味深い検討としては，Chase(2001)のコメントとともに Smith(2001)の卓越した論文を勧める。

ひとたび概念のすべての一般的な，そして科学的な用法を確認したら，そのすべての側面について考察し続けるか，それとも科学的用法に関連する側面だけを考察するか決定しなければならない。筆者らは概ね，可能なかぎりその概念の用法のすべての側面を考察し続けるべきであると考えている。なぜなら，そうしたほうがより多くの意味を生み出す可能性が高いからであ

る。しかし，ときにはそれが実行不可能で，有用でないことがある。このような場合には，意思決定の指針のために分析のねらいを利用しよう。

　文献検討や概念の用法例を収集する過程において，分析中の概念に類似しているか，あるいは関連してはいるけれどもまったく「本物」ではない例に遭遇することがあるだろう。こうした例のリストをつくろう。というのも，これらの例はあなたが境界例あるいは関連例を構築しはじめる際に役立つからである。

■ 概念を定義づける属性を明らかにする

　概念を定義づける属性を決定することが概念分析の中心である。この取り組みは，その概念ともっとも頻繁に関連づけられ，分析者にその概念へのもっとも広範な洞察を与える属性群を示そうとする試みである。あなたが見つけることのできる，できるだけ多くの異なる概念の例を調べていくのにしたがって，何度も現れてくるその概念の特徴をメモにとるようにしよう。この特徴のリストは定義づけている特徴 defining characteristics, すなわち定義属性 defining attributes と呼ばれ，医学における鑑別診断のための診断基準と非常に類似した機能を果たす。すなわち，それらの属性は，類似もしくは関連する別の現象と異なる場合に，あなたや他の人がある特定の現象の発生に命名する際の一助となるのである。

　定義属性は不変ではない。定義属性はその概念に関するあなたの理解が発展するのにつれて変化する。また，時とともに概念自体が変化することで，少し変化する場合がある。あるいは，研究中の文脈とは異なる文脈で使用される場合に変化することもある。

　もし，あなたがある概念のすべての用法例を収集して，可能性のある意味が非常に多い場合，あなたの分析のねらいに関連して，どれがもっとも有用で，またどれがもっとも役立つかに関する決定が明らかに必要である。あなたは2つ以上の意味を選択すると決め，いくつかの意味を使って分析を継続するかもしれない。例えば，この Chapter の最後にあげる「attachment（愛着）」という概念の分析で，愛着が生き物に対しても無生物に対しても生

じうるということがわかった。われわれは，どの属性が両方の種類の愛着に共通するかを調べ，生き物への愛着の具体的な定義属性を網羅するために，分析をさらに押し進めると決定した。というのも，筆者らの関心領域は母子愛着にあったからである(Avant, 1979)。概念が使用される社会的な文脈あるいは看護ケアの文脈を考察することは，筆者らの例において重要であったのと同様に，あなたの決定においても重要であるかもしれない。最後の決定はあなたの責任である。

例えば，「コーピングcoping」という用語のさまざまな用法のなかでもっとも明白な特性は，①何かを覆うという属性 ── 行動，ケープ，窓，くちばし，②保護という属性 ── 精神，ケープの下の衣類，窓の下の花，③適応あるいは再調整という属性，である。糸のこぎりcoping sawという考えは，筆者らの発見した他のすべての例で生じている3つの属性のいずれも反映していないので，一般的な概念とは関連性がないと決定した。実際，筆者らはこれを「正しい用法ではない」例 ── 言い換えれば，その用語が一般的に受け入れられている意味からは誤って使用されている例 ── として分析の後半で使用した。

Ellis-Stoll & Popkess-Vawter(1998)の研究において，エンパワメントの定義属性として，相互参加，アクティブリスニング，そして個別的知識獲得が明らかにされた。提示されたモデル例は，冠動脈バイパス手術後リハビリテーション患者のJamesに関するものであった。このモデル事例では，定義属性が明確に観察可能であった。定義的特徴のこのような例示が，モデル例が必要である主な理由の1つである。

■ モデル例を明らかにする

モデル例とは，その概念のすべての定義属性を例示する概念の用法の例のことである。すなわち，モデル例はその概念の純粋な例，典型的な例，あるいは純粋な模範exemplarでなければならない。基本的に，モデル例はわたしたちがその概念の例証であると完全に確信できるものである。Wilson(1963)は，モデル例とは分析者が「それがもしその例でなければ，例がまっ

たくないということである」ということのできるような例であると提案している。モデル例は分析の最初に出てきたり，属性と同時に開発されたり，あるいは属性が仮に決定されたあとで生じることもある。

　モデル例は，実生活からの実例，文献で見つかった例，あるいはあなたが自分で構築した例でさえあるかもしれない。また，モデル例は看護の例である場合もそうでない場合もある。それはあなた次第である。ときには看護のモデル例を使うことはその概念を理解する一助となるが，ときにはその概念の意味について客観的であるあなたの能力を鈍らせることもある。あなたは例を見つけて，あなたの分析に役立つようにしつらえなければならない。概念のなかには，他の概念に比べて，この作業により容易に適合するものもある。

　ある概念があなたにとって馴染みのあるものである場合，モデル例は概ねあなたの分析の最初に現れる。あなたはその概念に精通しているので，その例についても知っているはずである。したがって，あなたは自分の経験を，あなたが見出したその概念の定義属性と比較することができる。適合しているか？　もし適合していなければ，なぜなのか？　定義属性であれ，あるいはそれらの属性を適合しないものにしているモデル例であれ，どのようなものが異なり，欠落し，あるいは付加的なのか？　こうした疑問への回答は，あなたがそれらの定義属性を再定義する際に役立つだろう。Wilson(1963)はこの例と定義属性とのあいだを行ったり戻ったりする検討を**内的対話 internal dialogue** と呼んでいる。これは，あなたが積極的に分析作業を行っているあいだに生じる，一種の恒常的な比較考察である。これは，その概念の内部構造を把握するのに役立ち，そのためその意味と文脈を明らかにすることにも有用である。

　しかし，内的対話はあなたをはるか彼方に導くだけかもしれない。ある時点で，あなたは自分の分析について声に出して考えたいと思うかもしれない。しばしば有用で，ときに必要であるのは，あなたが自分の例について語るのを新鮮な気持ちで聞いてくれる，思いやりのある同僚を探すことである。そうすれば，もしあなたが見落とした欠点や間違いがあれば，あなたの

代わりに見つけてくれるであろう。ときには，あなたができるもっともよい場合でも，境界が若干曖昧になるかもしれない。とくに，概念がいくつかの同義語あったり，関連する概念が興味の対象である概念と重複する場合はそうである。でも絶望してはならない。ここでの取り組みは，可能なかぎり典型的な例に保とうとすることである。

例えば，コーピングに関するわたしたちの例では，モデル例は以下のように述べられている。

> ハイヒールを履き，シルクの服を着た１人の若い女性が通りを歩いている。彼女のブリーフケースには，傘がなかに入っているポーチがついている。彼女が歩いているとき，大雨が降りはじめた。彼女は傘を取り出してさした。彼女は走りはじめたが，つまずいた。彼女は止まってすばやく靴を脱ぎ，もっとも近い避難場所へ再び走り出した。

このモデル例には３つのすべての重要な属性，つまり覆うこと，保護すること，そして再調整することが含まれている。代わりに使えたコーピングの例は他にもいくつかある。しかし，わたしたちは例示のためにもっとも簡潔でありふれた例を使った。

■ 補足例を明らかにする

他の例を調べることも内的対話のもう１つの部分である。興味の対象である概念をもっとも綿密に表している定義属性を徹底的に検証することは，それらの属性がいくつかの関連する概念と重複しているために困難であるかもしれない。興味の対象である概念が，まったく同じではないが，いくつかの点で類似していたり，あるいは異なっている例を調べることが，もっともうまく「適合する」定義属性，すなわち定義づけている特徴がどれであるかをよりよく判断するのに役立つだろう。わたしたちは過去に有用であるとわかっているいくつかの種類の例について検討するだろう。これらの例の基本的な目的は，何が興味の対象である概念の定義属性と「見なされ」，また何が「見なされないか」を決定する一助となることである。ここで筆者らが提

示している例は，境界例，関連例，考案例，そして相反例である。また，これらの例は実世界の例であったり，文献からの例であったり，あるいは模範例としてあなたが構築した例である。

境界例 borderline cases は，調べられている概念のほとんどの定義属性は含まれているが，すべてではない例のことである。また，境界例は定義属性のほとんど，あるいはすべてを含んでいるが，例えば時間の長さや発生の強度のような属性の1つが大きく異なっているような場合である。つまり，こうした例は考察中の概念となんらかの点で一致せず，それによってモデル例になぜ不一致が見られないのかを理解するのに役立っている。このように，わたしたちは興味の対象である概念の定義属性に関するわたしたちの思考を明確化する手助けをしているのである。再びコーピングの例を使用すると，境界例は重要な試験を控えた大学生という例があげられるであろう。彼は試験前日の夕方まで勉強せず，その後「徹夜で」勉強した。試験は終了したが，試験のあいだ中眠ってしまったために，彼は試験に落ちた。これは覆うことと保護することという属性を満たしている。しかし，再調整することでは，この例は破綻をきたしている。彼は試験を受け，その解答もわかっていたのかもしれないが，ずっと眠っていたために試験に落ちてしまった。もし，彼が完全に再調整されて，起きていられたなら，おそらく試験に合格していただろう。

不安と恐怖という2つの概念が，それぞれ互いの境界例であると考えてみよう。これら2つの概念は互いに非常に密接に関連しているが，まったく同一というわけではない。何が違うのか？ Bay & Algase(1999, p.107)によると，不安は「次に起こりそうな出来事と実際に起こる出来事に不一致が認められるとき，予測される出来事や結果とは一致しない潜在的な脅威に対して高まる，落ち着きのない感覚」と述べている。一方，恐怖は「1つの顕著な脅威が行動を誘導する，十分に強力で，生物学的にもたらされ，動機づけられた状態である。恐怖は知覚された脅威に対する防御的反応であり，あるいは恐怖の原体験を思い起こさせる状況で提示された1つのきっかけに触れた結果である」(p.107)。以下は不安の実生活におけるモデル例である。1人の

女性がジャングルのなかを歩いている。どこかこのあたりに野生動物がいるのではと彼女は心配しているが，何も見えないし，聞こえない。一方，恐怖のモデル例は次のようになるだろう。1人の女性がジャングルのなかを歩いている。近くに野生動物がいないかと彼女が心配していたとき，どこかでライオンのうなり声が聞こえた。彼女が危険から逃れようとしたが，彼女の行く手にはライオンが立ちふさがっている。この2つの概念の主な相違は，恐怖には生存に対する真の脅威があるのに対して，不安には明確な脅威はない。この例は分析中の概念とそれに非常に類似した概念とを区別することが概念開発にとっていかに重要であるかを表している。

　別の境界例をあげればさらに事態が明確になるだろう。概念は物事を分類するのを手助けしてくれるので，授業で学生に練習問題を与えた。筆者らは学生に洋服タンスの中身を分類するように言った。学生の1人は自分の衣服を「腰から上に着るもの」と「腰から下に履くもの」とに分類した。彼女はベルトをどのように分類するかということに関しては困惑していた。というのも，ベルトは腰〈に〉巻くものだからである。ベルトはどちらのカテゴリーにも合致するかもしれないが，どちらにも属さない可能性もあるので，この例はまさに古典的で，具体的な境界例である。

　関連例 related cases は，研究中の概念と関連はあるが，すべての定義属性を含んでいるわけではない概念の例である。関連例は研究中の概念に似ている。言い換えれば，なんらかの点でその主要な概念とつながっているのである。関連例によって，研究中の概念がいかにその概念をとりまいている概念体系のなかに合致しているかを理解する一助となる。例えば，筆者らのコーピングの例のなかで関連例に発展しうる概念は，ストレス，葛藤，達成，そして適応である。

　関連例は主要な概念に非常に類似しているが，綿密に調べると異なっている考えを例示するものである。綿密な調査によって，何が分析中の概念の定義属性と見なされ，何が見なされないかが明らかになる。関連例はそれ自体の名称を有し，分析のなかでその名称を明らかにされなければならない。読者のみなさんは，自分がどのように決定したかを理解するのにこれを役立て

るだろう。それはまた，周囲を取り巻く概念群がどのように配置されているかを明らかにするのにも役立つであろう。

QOL に関する Haas(1999a, 1999b)の研究は，概念の定義属性を明確にするのに役立てるために関連例を使った卓越した例である。Haas は文献を検討し，QOL に関してしばしば互換性を持って使用されているいくつかの概念──機能状態，生活満足度，安寧，そして健康状態──を発見した。そして，それぞれの概念が QOL とどのような点で異なっているのかということを綿密に分析することが，QOL のもっとも強固な定義属性を明らかにするうえで大いに役立った。

相反例 contrary cases は「その概念ではない」ことを示す明らかな例である。ここで再度取り上げるが，Wilson(1963)は，相反例は「それがどんな概念であれ，明らかにその例ではない」と言えるものであると示唆している。例えば，筆者らのコーピングの例での相反例は，あるグループの人たちに夕食を準備している主人を描写する例だろう。例えば，バーベキューで肉の片側が焦げてしまっている。主人は動揺し，肉を捨ててしまい，食事をさせないまま家に帰してしまった。この例から，筆者らにはこの主人の行動がコーピングの例ではないことがわかる。なぜなら，この主人の行動は，コーピングに関連しなければならないと筆者らが指摘した3つの決定的に重要な属性──覆うこと，保護すること，そして再調整すること──を1つも満たしていないからである。

自信過剰という概念についての Kissinger(1998)の分析に，相反例の素晴らしい例がある。その相反例では，看護師が自分の患者の息切れに気づき，急いで他の看護師を呼び，「どうすればいいの？　以前にも彼女はこんな感じになったことがあるけど，よくわからないの。助けて！」と言った(p. 24)。自信過剰がどのようなものであれ，これはその例でないことは明らかである。

相互性に関する Henson(1997)の研究は，否定例あるいは相反例がいかに最終的な定義属性群を決定するのに有用であるかを示したよい例である。Henson は，相互性とはどのようなものであり，どのようなものでないかを

明確にするのに役立てるために，父権主義，干渉性，そして自律性を記述している例を使った。そして，相互性は実際には父権主義と自律性の中間に存在するとHensonは結論づけた。つまり，相互性は医療専門職の父権主義的干渉性と患者の絶対的自律性という熱心な独立の中間点にあるのである。

あるものが何であるかを言うよりも，何で〈ない〉かを言うことのほうが簡単であることが多いので，分析者にとって相反例は有用であることが多い。ある概念が何でないかを発見することは，分析中の概念がどのような点で相反例と相違しているかを理解するのに役立つ。そして，今度はこれによって，相反例の属性が明確に排除されれば，その概念がどのような定義属性を有しているかについての情報を提供してくれるのである。

考案例 invented cases はわたしたちの経験の範囲外の考えを含んでいる例である。それらはSF小説で見受けられることが多い。考案例は，「人間」や「愛」のような非常に馴染みのある概念や，「空気」のようにあまりにありきたりであたりまえであるような概念を分析する際に有用である。きわめて重要な定義属性の全体像を理解するには，その概念を一般的な文脈から切り離し，考案した文脈に入れてみなければならない。もちろん，すべての概念分析が考案例を必要とするわけではない。しかし，もしその概念が明確で，モデル例や他の例のおかげで難なく，あるいは曖昧さをまったく残さずに分析を完成することができれば，おそらく考案例を使う必要はないだろう。しかし，考案例を使うことも楽しいことである！

ここに筆者らのコーピング概念を使った例がある。他の惑星からの生物が地球にやってきたと仮定しよう。この生物は，わたしたちの雰囲気に動揺したりあるいは恐怖を感じたとき，空気中に浮かび上がり，しばしば天井に頭を激しく打ちつけるような生理機能があった。そこで，浮かび上がらないようにするために，リュックのなかにコンクリート・ブロックを入れて運びはじめた。さらに，ヘルメットにパッドを入れ，いつもかぶるようにした。これはコーピングの考案例である。

最後のタイプの例は，概念分析にいつも含まれるわけではない。それは**誤用例** illegitimate cases である。誤用例は，不適切に使用されていたり，文

脈を無視して使われている概念用語の例である。糸のこぎり coping saw の例では，ここでの〈coping〉という用語の使用が，「覆うこと」でも「保護すること」でもない概念の属性が誤って使用されていることを例証している。他のすべてとは完全に異なる用語の意味に出くわしたときに誤用例は役に立つ。誤用例は決定的に重要な属性の1つか2つを有しているかもしれないが，ほとんどの属性はまったく適用されないだろう。本 Chapter 末の「attachment（愛着）」の概念の分析では，〈attachment〉という用語はミシンの部品を意味するように使用されていて，「接触 touch」という属性だけを含んでいるだけで，他の4つの属性はまったくない。

　ひとたびこれらの例が関連づけられると，すべての定義属性が発見されていることを確認するために，それらの例はもう1度その定義属性と対比されなければならない。ときには，モデル例が提示され，他の例や提示された定義属性と対比されると，重複，曖昧さ，あるいは矛盾のあるいくつかの領域が明らかになってくるだろう。さらに進んだ洗練が必要になるのはこの時点である。定義属性とモデル例とのあいだで重複する属性がなくなり，矛盾がなくなってはじめて分析は完成するのである。

■ 先行要件と結果を明らかにする

　先行要件と結果を明らかにすることが概念分析の次の段階である。これら2つの段階は無視されたり，軽く扱われることが多いが，概念が一般的に使用される社会的文脈にかなりの光をあててくれることもある。これらはまた，定義属性をさらに洗練する際にも有用である。〈定義属性は先行要件にも結果にもなりえない〉。

　先行要件 antecedents とは，その概念の発生に先立って生じる出来事や例である。したがって，先行要件は同じ概念のための定義属性にはなりえない。例えば，Ward（1986）は役割緊張の先行要件の明瞭な例を提示し，役割葛藤，役割蓄積，時間と場所の厳格さ，どの役割要求が満たされなければならないか，そしていくつかの役割によって規定される行動の量を先行要件として明らかにした。明らかに，これらの先行要件は役割緊張自体と同一では

ないが，役割緊張が生じる際には必ず存在するものである。

結果 consequences* は，一方，概念が発生した結果として生じる出来事や事件である。言い換えれば，概念の成果である。例えば，Meraviglia (1999)はスピリチュアリティという概念を調べて，この概念から生じる12の成果を発見した。その成果には，例えば，人生の意味，希望，自己超越，信頼，創造性，信心深さ，そして健康などがある。

筆者らのコーピングの例では，1つの先行要件はストレスに満ちた刺激（焦げた肉）であった。その結果は調和の回復であった。もう1つの明瞭な例がある。すなわち，もし筆者らが「妊娠」という概念を調べるとすれば，先行要件の1つは明らかに排卵であるが，結果は妊娠が出産予定日になるかならないか，元気な赤ちゃんが生まれるか生まれないかという，いずれにせよ分娩経験に関する種類のものになる。

古典的な成書のなかで，Zetterberg(1965)は焦点となる変数や構成物の周辺にある決定因子や結果の理論的モデルを構築することについて述べている（Zetterbergの考えについてのより完全な検討はChapter 9を参照）。決定因子 determinant と結果 result という彼の概念は，概念分析における先行要件 antecedent と結果 consequence に非常に近いものである。したがって，先行要件と結果を決定することは，理論的な面で大いに役立てることができる。とくに先行要件は研究中の概念についての基礎となる前提を理論構築者が明らかにできるようにするのに役立つ。本Chapter末のattachment(愛着)の例では，先行要件の1つが内的刺激と外的刺激を区別する能力であることがわかるだろう。これは生きていること，つまり感覚を持つ存在が前提となっていることを含意している。有用な新しい研究の方向性を生み出す可能性があってもしばしば無視される概念，変数あるいは関係を明らかにするのに役立つ。

＊訳注：「帰結」と訳されている類書もある。

■ 経験的指示対象を明らかにする

定義属性の経験的指示対象を決定することが概念分析の最後の段階である。概念分析が最終段階に入ると，「もしこの概念を評価したり，実世界での存在を決定するとしたら，どうやればよいのか？」という疑問が生じる。**経験的指示対象** empirical referent とは，その現象の実在または存在によって概念自体の発生を例示する実際の現象の種類やカテゴリーである。一例として，「キス」は「愛情」という概念の経験的指示対象として使用されることがある。筆者らのコーピングの例では，経験的指示対象は「ストレスの多い状況で問題を首尾よく解決する能力」になるかもしれない。多くの場合，定義属性と経験的指示対象は一致する。しかし，分析中の概念がきわめて抽象的で，そのため定義属性も非常に抽象的になる場合もある。このようなときには，経験的指示対象が必要である。

経験的指示対象は，ひとたび明らかにされると，測定用具の開発に非常に有用である。なぜなら，経験的指示対象は概念の理論的基盤と密接に関係し，そのため新しい測定用具の内容と構成物の妥当性の両方に寄与するからである。経験的指示対象は，特定の患者に概念が存在していることを明らかにする，明確で観察可能な現象を臨床家に提供することから，実践においても非常に有用である。本 Chapter の文献の項で列挙した Boyd(1985), Rew(1986), Meize-Grochowski(1984), そして Ward(1986)の論文は，どれも経験的指示対象のよい例をあげている。

利点と限界

概念分析はコミュニケーションで使用される記号(語あるいは用語)を明確にする。概念分析の主な利点は，理論や研究において使用する操作的定義だけでなく，非常に正確な理論的定義を可能にすることである。2つ目の利点として，概念分析は看護において常套句になってしまって，意味を失っている用語を明確にするのに役立つことである。3つ目の利点は，測定用具開発と看護用語開発における有用性である。加えていうと，この知的作業の厳格

表 5-1　概念分析の例

概念	著者	学術誌	発行年
Aggregate　集合体	Schultz	Adv Nurs Sci	1987
Meaning in suffering　苦難の意味	Steeves & Kahn	Image	1987
Health　健康	Simmons	Int J Nurs Stud	1989
Reassurance　安心	Teasdale	J Adv Nurs	1989
Feeling　感情	Beyea	Nurs Diagn	1990
Family management style　家庭管理様式	Knafl & Deatrick	J Ped Nurs	1990
Quality of life　生活の質	Oleson	Image	1990
Quality of life　生活の質	Meeberg	J Adv Nurs	1993
Therapeutic reciprocity　治療的相互主義	Marck	Adv Nurs Sci	1990
Comfort　安楽	Kolcaba	Image	1991
Serenity　平静	Roberts & Fitzgerald	Scholar Inquiry Nurs Pract	1991
Chronic sorrow　慢性悲哀	Teel	J Adv Nurs	1991
Experience　経験	Watson	J Adv Nurs	1991
Hypothermia　低体温	Summers	Nurs Diagn	1992
Spiritual perspective, hope, acceptance, self-transcendence　霊的観点，希望，受容，自己超越	Hasse, Britt, Coward, Leidy, & Penn	Image	1992
Empathy　共感	Morse, Anderson, Bottorff, Yonge, O'Brien, Solberg, et al.	Image	1992
Pain management　疼痛管理	Davis	Adv Nurs Sci	1992
Knowing the patient　患者理解	Jenny & Logan	Image	1992
Preventive health behavior　予防的健康行動	Kulbok & Baldwin	Adv Nurs Sci	1992
Fear　恐怖	Whitley	Nurs Diagn	1992
Unpleasant symptoms　不快症状	Lenz, Suppe, Gift, Pugh, & Milligan	Adv Nurs Sci	1995
Mutuality　相互性	Henson	Image	1997

(つづく)

表 5-1 （つづき）

概念	著者	学術誌	発行年
Unpleasant symptoms 不快症状	Lenz, Pugh, Milligan, Gift, & Suppe	Adv Nurs Sci	1997
Empowerment エンパワメント	Ellis-Stoll & Popkess-Vawter	Adv Nurs Sci	1998
Overconfidence 自信過剰	Kissinger	Nurs Forum	1998
Ineffective breathing pattern, ineffective airway clearance, & impaired gas exchange 非効果的呼吸パターン，非効果的気道浄化，ガス交換障害	Carlson-Catalano, Lunney, Paradiso, Bruno, Luise, Martin, et al.	Image	1998
Autonomy　自律性	Keenan	J Adv Nurs	1999
Pain　疼痛	Montes-Sandoval	J Adv Nurs	1999
Personal transformation 自己変容	Wade	J Adv Nurs	1998
Professional nurse autonomy 専門職看護師の自律性	Wade	J Adv Nurs	1999
Quality of life　生活の質	Haas	Image	1999
Spirituality　スピリチュアリティ(霊性)	Meraviglia	J Holistic Nurs	1999
Quality of life　生活の質	Haas	West J Nurs Res	1999
Nursing presence 看護共在(存在)	Doona, Cahse, & Haggerty	J Holistic Nurs	1999
Fear and anxiety 恐怖と不安	Bay & Algase	Nurs Diagn	1999
Family caregiving skill 家族介護能力	Schumacher, Stewart, Archbold, Dodd, & Dibble	Res Nurs & Health	2000
Control　統制	Croom, Procter, & Le Couteur	J Adv Nurs	2000
Chronic confusion, dementia, & impaired environmental interpretation syndrome 慢性混乱，認知症，環境解釈障害性シンドローム	Reid & Dassen	Nurs Diagn	2000
Physical touch 身体的タッチ	Chang	J Adv Nurs	2001

（つづく）

表 5-1 概念分析の例（つづき）

概念	著者	学術誌	発行年
Caregiver abuse 　介護者による虐待	Ayres & Woodtli	J Adv Nurs	2001
Malnutrition in the elderly 　高齢者の栄養障害	Chen, Schilling, & Lyder	J Adv Nurs	2001
Near death experience 　臨死体験	Simpson	J Adv Nurs	2001
Equity　公平性	Almond	J Adv Nurs	2002
Infant feeding responsiveness 　乳児摂食反応性	Mentro, Steward, & Garvin	J Adv Nurs	2002
Nursing productivity 　看護の生産性	Holcomb, Hoffart, & Fox	J Adv Nurs	2002
Self-management 　自己管理	Schilling, Grey, & Knafl	J Adv Nurs	2002
Uncertainty in illness 　疾病における不確かさ	McCormick	J Nurs Schol	2002

さは非常によい思考訓練となる。

　概念分析にはいくつかの非常に厳格な規則がある。**表 5-1** はさまざまな規則を使ったいくつかの概念分析の例を提示している。一方，理論構築者は労を惜しまず研究しなければならず，分析の邪魔をする落とし穴に遭遇することも十分に考えられる。こういった落とし穴は，あなたが伝えたい意味を曖昧にする傾向にあり(Wilson, 1963)，以下のことを含んでいる。

1. 〈分析中の概念がいくつかの価値を含んでいるときに道徳的に解釈する傾向〉

　　多くの概念は，わたしたちにとっては明白ではないにしても，なんらかの隠れた価値を持っている。概念分析を始める際には，概念を選択することだけでもわたしたちの持つ先入観を例示するということの認識が重要である。したがって，概念を説得力のある武器として主観的に扱うよりも，むしろ主観的な事柄であるとして客観的に扱うように，二重に用心しなけ

ればならない。
2.〈難しすぎてまったく理解できないという感覚〉

　概念分析には厳格な規則がまったく存在しないので，このことがあなたを非常に不安にさせるかもしれない。しかし，筆者らはこれまで「まず最初にこれをやって，次にこれをやって，そしてこれが終わったら万事大丈夫」といったことを言ってあげることはできない。筆者らはあなたに指針を提供しようとしてきたが，実際の知的作業はあなたがやらなければならない。いったん始めてしまえば，このような心配は弱まり，楽しみも生じる。

3.〈概念分析は簡単すぎるという感覚〉

　最初は概念分析の過程に耐えられず，「みんなこの用語はこれこれしかじかという意味だと知っている。なのに，なぜこれを続けなければならないのか？」といって投げ出してしまう傾向がある。しかし実際には，誰もがその意味を知っているわけではないということが肝心である。概念分析は容易ではない。むしろ，活発な知的作業であるが，実り多く有用で楽しくさえある。

4.〈すべてを分析しなければならないという強迫観念〉，あるいは筆者らの学生の1人が名づけた〈それをいかに消し去るか症候群〉

　これは学生のなかに非常に頻繁に生じる感覚である。分析の過程は学生の創造的活力を活性化し，非常に興奮させる。結果として，学生たちが分析を止めたくなくなることもしばしばある。概念のなかには他の概念に比べてより分析価値のあるものもあるが，すべての分析を最終的には完了させなければならない。加えて，概念分析は理論開発の1つの方法にすぎない。したがって，残りの作業にエネルギーを残しておくべきである！

5. 分析の過程で〈他人の批判から自分を保護する，あるいは論破する必要性〉

　よい概念分析は他の人と無関係には生じえない。他者の洞察や批評だけが分析者の考えの幅を十分に広げてくれるのである。喜んで恥をさらすことが創造性の基準の1つである。「馬鹿」や「間抜け」に見えるかもしれ

ないという理由で，議論で自分を抑えたり，批評を求めなかったりすれば，概念開発は首尾よく達成されない。概念分析を行う際には，何かを言ってそれが何かにつながると信じることが不可欠である。

6.〈言語能力は思考と等しいという感覚〉

　ときには生産的な対話というより，むしろ表面的で流暢な対話になる傾向がある。簡単に話したり書いたりできても，本当に中身のあることはめったに言えない人がいることを，ほとんど誰もが知っている。概念分析においては，困難で本質的な問題に分析者が取り組まなければならないときがある。急いで解決策を求めたり，冗漫なことと本題とをすり替えることによって論点をごまかす誘惑にかられることも多い。しかし，性急な分析の結果は質が落ち生産的でない。最短の結果ではなく，最善の結果が出るように，問題を解決できるまで「粘り強く」問題に取り組むことのほうが遥かに役に立つ。

7.〈余分な定義属性を付け加える誘惑〉

　こうすることで分析の結果は混乱する。なぜなら，付け加えられた属性の多くがその概念にとって重要でなかったり，先行要件や結果と重複することさえあるからである。本来の分析が「終わったら止める」というのが経験則である。

　これらすべての落とし穴はもしかすると分析の妨げになるかもしれないが，バランス感覚やちょっとした冒険心，ユーモアのセンス，そしてあまり心配しないことはすべて分析の過程で役に立つ。これは多くの人にとって新しい思考方法であり，最初に少し慣れる必要がある。この新しい思考方法は理論構築において非常に重要な側面である。概念は理論開発におけるコンクリート・ブロックであることから，概念が構造的に健全であることはきわめて重要である。もし，ある理論が綿密な概念分析に基づいていれば，その理論を読み，実践で利用するすべての人は，その理論のなかでその概念がどのような意味を持ち，また互いのどのように関係しているかをはっきりと理解できるだろう。

見事に分析されている概念でさえ，理論の基礎にしか貢献できない場合もある。概念が概念間の関係に関して研究され，関連立言が構築されてはじめて，理論構築における真の進歩が可能となる。

概念分析の結果の利用

いままで概念分析の結果の利用についていくつか検討してきた。すなわち，理論・教育・研究・実践における曖昧な用語を洗練すること，明確な理論的基盤を持つ操作的定義の提供すること，概念の基礎となる属性を理解させること，研究における測定用具の開発を促進すること，そして看護用語の開発を援助することである。

概念が分析されると，理論構築者にとって次の段階は何であるのか？　これは幾分かは分析のねらいによって決まる。例えば，もしねらいの1つが測定用具を開発することであれば，次の段階は概念の定義属性を反映した項目をつくることである。もしねらいが看護診断，看護介入，あるいは看護成果の名称を提案することであれば，次の段階は定義属性の妥当性を臨床的に立証することである。定義属性の経験的指示対象を用い，患者におけるその属性の有無を評価することは，潜在的な診断・介入行動・成果基準を具体化するのに役立つだろう。もしねらいが操作的定義を構築することであれば，次の段階はその概念の定義属性を正確に反映する研究の測定用具を見つけようとすることであるだろう。

概念分析は，単独では看護教育，看護研究，あるいは看護実践に役立つ理論を提供しない。概念同士が結びられて，はじめて有用な理論が得られるのである(Chapter 2を参照)。さしあたって，科学者，教育者，そして臨床家は，看護知識を洗練し，そうした結びつきがどのようなものであるかを発見する取り組みにおいて，概念を批判的に検証し続けなければならない。

要約

　概念分析の過程がこの Chapter の焦点であった。この方法は，概念の定義属性を引き出す分析の過程を用いる。概念分析を完全に行うための規則は存在しない。どのような概念を選択し，理論構築者がそれに関する文献にどれだけ精通しているかということが，どこから分析を始めるかということに影響する。概念分析の段階には，概念を選択する，分析のねらいを決定する，概念のすべての用法を明らかにする，概念の定義属性を明らかにする，モデル例を明らかにする，補足例を調べる，先行要件と結果を明らかにする，そして経験的指示対象を明らかにする，が含まれる。

　概念分析によって，語彙が豊かになり，理論や研究で使用するための正確で厳格に構築された理論的定義および操作的定義が得られる。しかし，概念分析は，概念だけを使って得られる理論のレベルによって制限を受ける。本書の次のセクションでは，概念からさらに進んで，概念が互いにどのように関連しているかということに関する立言を開発するいくつかの方法について説明する。

　筆者らの提案する方法に対する批判は，この概念分析の方法が実証主義的で，還元主義的で，厳格であり，真の理論との一致を求めているものだとしている(Gift, 1995；Hupcey, Morse, Lenz, & Tasón, 1996；Rodgers, 1989)。しかし，こういった主義に賛同することが筆者らの意図するところではない。実際，そのような流行遅れの考えに賛同することは，現代の科学哲学者のほとんどが意図していることではない(Schumacher & Gortner, 1992)。かといって，筆者らや Wilson の方法が概念分析の唯一の方法であると提案してきたわけでもない。しかし，概念分析は，どのような技法を使うものであれ，長きにわたって多くの学問分野の科学発展に貢献してきた合理的で論理的な方法である。

　看護科学は，「重要な学問的問題」を解決できるかどうか(DeGroot, 1988)，「看護師が関心のある多くの現実に関する擁護可能な解釈を提供する」かどうか(Coward, 1990)，あるいは，実践家にそこから実践を行う十分でホリス

ティックな(全包括論的な)知識基盤を提供するかどうか(Avant, 1991)によって判断される。本 Chapter で提案する方法を使っている概念分析は、これらの判断基準を満たすうえで有用な手段になるとわたしたちは信じている。この方法の有用性と妥当性についての最終的な判断は読者に委ねる。

補足的な例と練習問題

このあとの練習問題を理解できるようにするために,「attachment」* についての概念分析の概略を以下に提示する。これは完全で正式の分析ではまったくない。単に分析がどのように発展していくかを示すために提示したものである。

概念：attachment(愛着)
分析のねらい：理論的概念の操作的定義を開発する
定義属性：
attachment(愛着)のすべての例：
1. 人と attachment(愛着)の対象とのあいだで視覚的接触が行われなければならない。
2. 人は attachment(愛着)が生まれる過程のどこかで attachment(愛着)の対象に接触していなければならない。
3. attachment(愛着)対象に結びつけられるなんらかの肯定的感情が存在していなければならない。

生き物に対する attachment(愛着)の例は、上記の属性に加えて以下の属性を有している：
4. attachment(愛着)において両者のあいだで双方向の相互作用が存在

＊訳注：看護学領域や心理学・社会学領域では「愛着」と訳されているが、ここでは訳のもとになっている英語の attachment という言葉の概念分析が例示されているので、そのことを念頭におきながら読み進める必要がある。

していなければならない。
5. 両者のうち少なくとも片方がattachment（愛着）を言葉で表現することがattachment（愛着）の過程を支持する。

● モデル例
□ 人から物へのattachment（愛着）
　ある女性が友人に向かって，結婚して以来ずっと使い続けて，あまりに「attachment（愛着）がある」ので，自分の古いバスローブを捨てることができないと説明する。
□ 人から人へのattachment（愛着）
　生後8か月の男児が，母親が縫い物をしている部屋で遊んでいる。遊んでいるとき，その子どもは時々母親のほうに目をやったり，近づいて触ったりする。母親が部屋を出るとき，その子どもは泣いて彼女を探しはじめる。母親が戻ってくると，子どもは母親の膝に乗る。母親は子どもを抱きしめ，遊びはじめる準備ができるまで話しかける。
□ 相反例：無attachment（愛着）
　22歳の女性が胎盤剝離のために全身麻酔下の帝王切開で赤ちゃんを分娩する。赤ちゃんは在胎約26週目で，体重は900 gである。その男児はただちに300 km離れた地域の周産期センターへ移送される。母親が麻酔から覚めたとき，900 gの赤ちゃんが生まれ，病院に搬送しなければならないことについて告げられる。また，赤ちゃんが約2,500 gになるまで入院しなければならないことが告げられる。分娩後の合併症のため，母親は3週間病院から退院できない。夫が赤ちゃんについて報告してくれても，彼女は「赤ちゃんは本当に生まれたの？」と言う。
□ 境界例：虐待の危険性があるattachment（愛着）
　ジェフリーは診療所で小児虐待の有無について診察を受けている。ジェフリーは後水晶体線維増殖症のため目が見えない。また，痙性脳性麻痺でもある。ジェフリーの母親は，ジェフリーが自分のほうを見ようせず，抱き上げても抱きついてこないために頭にきていると言う。彼があまりにも泣き続け

ると，彼女はジェフリーを叩いたりする。これはどちらとも attachment（愛着）の境界例である。というのも，接触と言葉による表現という 2 つの属性は満たされているからである。視覚的接触，肯定的感情，そして双方向の相互作用が欠落しているか，あるいは極度に減弱している。attachment（愛着）はそれでも生じるが，生じにくくなる。

□ 関連例
　愛　　　剝奪
　分離　　依存
　離開　　共生

□ 誤用例
　新しいミシンの説明をしているセールスマンが，「もっとも役に立つ attachment（付属品）──ボタン穴がかり」を強調する。

□ 先行要件
　1. 内的刺激と外的刺激を区別する能力
　2. attachment（愛着）の過程に含まれる手がかりを受け取り，それに反応する能力

□ 結果
　1. 接近性維持行動
　2. 分離不安

□ 経験的指示対象概念 ── 例
　1. アイコンタクト
　2. 軽くたたく，なでる，握手など
　3. その人について肯定的に話す
　4. その人に対して話す，歌う，読む

> **練習問題**

前述の分析を参考にして「play」の概念を分析してみよう*。あなたがあげる定義属性は，おそらく以下の属性のどれかに類似しているだろう。

1. 運動あるいは活動
2. 1つの生きている存在
3. 自発性あるいは選択
4. 気晴らしあるいは楽しみの期待
5. 目新しさあるいは予測不能性
6. 創造性

「洒落を言う play on words」，「ハンドルの遊び playing in the steering wheel」，演劇の意味の「play」などの考えを忘れずに含めたか？

上記の定義属性を使ってそれらのすべてを含むモデル例を開発しよう。

どれが関連する概念か？「ゲーム games」，「仕事 work」，「運動 exercise」，「公演 performance」，「ものまね imitate」，「スポーツ sport」はどうか？

「遊びでないもの not play」として「仕事 work」を使って相反例を開発しよう。境界例として「運動 exercise」という概念を使ってみよう。

上にあげた概略を使って分析を完成させよう。

■ 文献

Almond P. An analysis of the concept of equity and its application to health visiting. *J Adv Nurs*. 2002; 37(6): 598-606.
Avant K. Nursing diagnosis: maternal attachment. *Adv Nurs Sci*. 1979; 2(1): 45-56.
Avant KC. The theory-research dialectic: a different approach. *Nurs Sci Q*. 1991; 4(1): 2.
Ayres MM, Woodtli A. Concept analysis: abuse of ageing caregivers by elderly care recipients. *J Adv Nurs*. 2001; 35(3): 326-334.

＊訳注：ここでも英語の play の概念分析であることに注意。必ずしも遊びや遊ぶという概念だけではない。

Bay EJ, Algase DL. Fear and anxiety: a simultaneous concept analysis. *Nurs Diagn.* 1999; 10(3): 103-111.
Beyea SC. Concept analysis of feeling: a human response pattern. *Nurs Diagn.* 1990; 1(3): 97-101.
Boyd C. Toward an understanding of mother-daughter identification using concept analysis. *Adv Nurs Sci.* 1985; 7(3): 78-86.
Carlson-Catalano J, Lunney M, Paradiso C, Bruno J, Luise BK, Martin T, et al. Clinical validation of ineffective breathing pattern, ineffective airway clearance, and impaired gas exchange. *Image.* 1998; 30(3): 243-248.
Chang SO. The conceptual structure of physical touch in caring. *J Adv Nurs.* 2001; 33(6): 820-827.
Chase S. Response to "The concept of nursing presence: state of the science." *Scholar Inquiry Nurs Pract.* 2001; 15(4): 323-325.
Chen CCH, Schilling LS, Lyder CH. A concept analysis of malnutrition in the elderly. *J Adv Nurs.* 2001; 36(1): 131-142.
Coward DD. Critical multiplism: a research strategy for nursing science. *Image.* 1990; 22(3): 163-166.
Croom S, Procter S, Le Couteur A. Developing a concept analysis of control for use in child and adolescent mental health nursing. *J Adv Nurs.* 2000; 31(6): 1324-1332.
Davis G. The meaning of pain management: a concept analysis. *Adv Nurs Sci.* 1992; 15(1): 77-86.
DeGroot HA. Scientific inquiry in nursing: a model for a new age. *Adv Nurs Sci.* 1988; 10(3): 1-21.
Doona ME, Chase SK, Haggerty LA. Nursing presence: as real as a Milky Way bar. *J Holistic Nurs.* 1999; 17(1): 54-70.
Ellis-Stoll CC, Popkess-Vawter S. A concept analysis on the process of empowerment. *Adv Nurs Sci.* 1998; 21(2): 62-68.
Gamel C, Grypdonck M, Hengveld M, Davis B. A method to develop a nursing intervention: the contribution of qualitative studies to the process. *J Adv Nurs.* 2001; 33(6): 806-819.
Gift AG, ed. Concept development in nursing. *Scholar Inquiry Nurs Pract.* 1995; 10(3, special issue).
Gordon M. *Nursing Diagnosis: Process and Application.* New York, NY: McGraw-Hill; 1982.
Haas BK. A multidisciplinary concept analysis of quality of life. *West J Nurs Res.* 1999a; 21(6): 728-742.
Haas BK. Clarification and integration of similar quality of life concepts. *Image.* 1999b; 31(3): 215-220.
Haase JE, Britt T, Coward DD, Leidy NK, Penn PE. Simultaneous concept analysis of spiritual perspective, hope, acceptance, and self-transcendence. *Image.* 1992; 24(2): 141-147.
Henson RH. Analysis of the concept of mutuality. *Image.* 1997; 29(1): 77-81.
Holcomb BR, Hoffart N, Fox MH. Defining and measuring nursing productivity: a concept analysis and pilot study. *J Adv Nurs.* 2002; 38(4): 378-386.
Hupcey JE, Morse JM, Lenz ER, Tasón M. Wilsonian methods of concept analysis: a critique. *Scholar Inquiry Nurs Pract.* 1996; 10(3): 185-210.
Jenny J, Logan J. Knowing the patient: one aspect of clinical knowledge. *Image.* 1992; 24(4): 254-258.
Keenan J. A concept analysis of autonomy. *J Adv Nurs.* 1999; 29(3): 556-562.
Kissinger JA. Overconfidence: a concept analysis. *Nurs Forum.* 1998; 33(2): 18-26.
Knafl KA, Deatrick JA. Family management style: concept analysis and development. *J Pediatr Nurs.* 1990; 5(1): 4-14.
Kolcaba KY. A taxonomic structure for the concept comfort. *Image.* 1991; 23(4): 237-240.
Kulbok PA, Baldwin JH. From preventive health behavior to health promotion: advancing a positive construct of health. *Adv Nurs Sci.* 1992; 14(4): 50-64.

Lenz, ER, Pugh LC, Milligan RA, Gift A, Suppe F. The middle-range theory of unpleasant symptoms. *Adv Nurs Sci*. 1997; 19(3): 14-27.
Lenz ER, Suppe F, Gift AG, Pugh LC, Milligan RA. Collaborative development of middle-range nursing theories: toward a theory of unpleasant symptoms. *Adv Nurs Sci*. 1995; 17(3): 1-13.
Marck P. Therapeutic reciprocity: a caring phenomenon. *Adv Nurs Sci*. 1990; 13(1): 49-59.
McCormick KM. A concept analysis of uncertainty in illness. *J Nurs Schol*. 2002; 34(2): 127-131.
Meeberg GA. Quality of life: a concept analysis. *J Adv Nurs*. 1993; 18: 32-38.
Meize-Grochowski R. An analysis of the concept of trust. *J Adv Nurs*. 1984; 9: 563-572.
Mentro AM, Steward DK, Garvin BJ. Infant feeding responsiveness: a conceptual analysis. *J Adv Nurs*. 2002; 37(2): 208-216.
Meraviglia MG. Critical analysis of spirituality and its empirical indicators: prayer and meaning in life. *J Holistic Nurs*. 1999; 17(1): 18-33.
Montes-Sandoval L. An analysis of the concept of pain. *J Adv Nurs*. 1999; 29(4): 935-941.
Morse JM, Anderson G, Bottorff JL, Yonge O, O'Brien B, Solberg SM, et al. Exploring empathy: a conceptual fit for nursing practice. *Image*. 1992; 24(4): 273-280.
Nunnally J. *Psychometric Theory*. New York, NY: McGraw-Hill; 1978.
Oleson M. Subjectively perceived quality of life. *Image*. 1990; 22(3): 187-190.
Reid S, Dassen T. Chronic confusion, dementia, and impaired environmental interpretation syndrome: a concept comparison. *Nurs Diagn*. 2000; 11(2): 49-59.
Rew L. Intuition: concept analysis of a group phenomenon. *Adv Nurs Sci*. 1986; 8(2): 21-28.
Reynolds PD. *A Primer in Theory Construction*. Indianapolis, Ind: Bobbs-Merrill; 1971.
Roberts KT, Fitzgerald L. Serenity: caring with perspective. *Scholar Inquiry Nurs Pract*. 1991; 5(2): 127-141.
Rodgers BL. Concepts, analysis and the development of nursing knowledge: the evolutionary cycle. *J Adv Nurs*. 1989; 14: 330-335.
Schilling LS, Grey M, Knafl KA. The concept of self-management of type 1 diabetes in children and adolescents: an evolutionary concept analysis. *J Adv Nurs*. 2002; 37(1): 87-99.
Schultz PR. When the client means more than one: extending the foundational concept of person. *Adv Nurs Sci*. 1987; 10(1): 71-86.
Schumacher KL, Gortner SR. (Mis)conceptions and reconceptions about traditional science. *Adv Nurs Sci*. 1992; 14(4): 1-11.
Schumacher KL, Stewart BJ, Archbold PG, Dodd MJ, Dibble SL. Family caregiving skill: development of the concept. *Res Nurs Health*. 2000; 23: 191-203.
Simmons SJ. Health: a concept analysis. *Int J Nurs Stud*. 1989; 26(2): 155-161.
Simpson SM. Near death experience: a concept analysis as applied to nursing. *J Adv Nurs*. 2001; 36(4): 520-526.
Smith TD. The concept of nursing presence: state of the science. *Scholar Inquiry Nurs Pract*. 2001; 15(4): 299-322.
Steeves RH, Kahn DL. Experience of meaning in suffering. *Image*. 1987; 19(3): 114-116.
Summers S. Hypothermia: one nursing diagnosis or three? *Nurs Diagn*. 1992; 3(1): 2-11.
Teasdale K. The concept of reassurance in nursing. *J Adv Nurs*. 1989; 14: 444-450.
Teel CS. Chronic sorrow: analysis of the concept. *J Adv Nurs*. 1991; 16: 1311-1319.
Wade GH. A concept analysis of personal transformation. *J Adv Nurs*. 1998; 28(4): 713-719.
Wade GH. Professional nurse autonomy: concept analysis and application to nursing education. *J Adv Nurs*. 1999; 30(2): 310-318.
Ward C. The meaning of role strain. *Adv Nurs Sci*. 1986; 8(2): 39-49.
Watson SJ. An analysis of the concept of experience. *J Adv Nurs*. 1991; 16: 1117-1121.
Whitley GG. Concept analysis as foundational to nursing diagnosis research. *Nurs Diagn*. 1995; 6(2): 91-92.

Whitley GG. Concept analysis of fear. *Nurs Diagn*. 1992; 3(4): 155-161.
Wilson J. *Thinking with Concepts*. New York, NY: Cambridge University Press; 1963.
Zetterberg HL. *On theory and verification in sociology*. Totowa, NJ: Bedminster Press, 1965.

■ 補足文献

Arakelian M. An assessment and nursing application of the concept of locus of control. *Adv Nurs Sci*. 1980; 3(1): 25-42.
Brown AJ. A concept analysis of respect: applying the hybrid model in cross-cultural settings. *West J Nurs Res*. 1997; 19(6): 762-780.
Carnevali D. Conceptualizing, a nursing skill. In: Mitchell PH, ed. *Concepts Basic to Nursing*. 2nd ed. New York, NY: McGraw-Hill; 1977.
Carper B. Fundamental patterns of knowing in nursing. *Adv Nurs Sci*. 1978; 1(1): 13-23.
Chinn PL, Jacobs K. A model for theory development in nursing. *Adv Nurs Sci*. 1978; 1(1): 1-12.
Deatrick JA, Knafl KA, Murphy-Moore C. Clarifying the concept of normalization. *Image*. 1999; 31(3): 209-214.
Doona ME, Haggerty LA, Chase SK. Nursing presence: an existential exploration of the concept. *Scholar Inquiry Nurs Pract*. 1997; 11(1): 3-20.
Englemann S. *Conceptual Learning*. San Rafael, Calif: Dimensions; 1969.
Goulet C, Bell L, Tribble DS, Paul D, Lang A. A concept analysis of parent-infant attachment. *J Adv Nurs*. 1998; 28(5): 1071-1081.
Hempel CG. *Fundamentals of Concept Formation in Empirical Science*. Chicago, Ill: University of Chicago Press; 1952.
Hupcey JE, Penrod J, Morse JM, Mitcham C. An exploration and advancement of the concept of trust. *J Adv Nurs*. 2001; 36(2): 282-293.
Hutchfield K. Family-centred care: a concept analysis. *J Adv Nurs*. 1999; 29(5): 1178-1187.
Jenner CA. The art of nursing: a concept analysis. *Nurs Forum*. 1997; 32(4): 5-11.
Klausmeier HJ, Ripple RE. *Learning and Human Abilities*. New York, NY: Harper & Row; 1971.
Kunyk D, Olson JK. Clarification of conceptualizations of empathy. *J Adv Nurs*. 2001; 35(3): 317-325.
Lyth GM. Clinical supervision: a concept analysis. *J Adv Nurs*. 2000; 31(3): 722-729.
Maijala H, Munnukka T, Nikkonen M. Feeling of "lacking" as the core of envy: a conceptual analysis of envy. *J Adv Nurs*. 2000; 31(6): 1342-1350.
Matthews C, Gaul A. Nursing diagnosis from the perspective of concept attainment and critical thinking. *Adv Nurs Sci*. 1979; 2(1): 17-26.
Norris CM. Restlessness: a nursing phenomenon in search of meaning. *Nurs Outlook*. 1975; 23: 103-107.
Paley J. Positivism and qualitative nursing research. *Scholar Inquiry Nurs Pract*. 2001; 15(4): 371-387.
Penrod J. Refinement of the concept of uncertainty. *J Adv Nurs*. 2001; 34(2): 238-245.
Popper KR. *Conjectures and Refutations*. 4th ed. London, England: Rutledge & Kegan Paul; 1972.
Rawnsley M. The concept of privacy. *Adv Nurs Sci*. 1980; 2(2): 25-32.
Richmond JP, McKenna H. Homophobia: an evolutionary analysis of the concept as applied to nursing. *J Adv Nurs*. 1998; 28(2): 362-369.
Roberts KT, Whall A. Serenity as a goal for nursing practice. *Image*. 1996; 28(4): 359-364.
Robinson DS, McKenna HP. Loss: an analysis of a concept of particular interest to nursing. *J Adv Nurs*. 1998; 27: 779-784.
Rodgers BL, Kanfl KA. *Concept Development in Nursing: Foundations, Techniques, and Applications*. 2nd ed. Philadelphia, Penn: WB Saunders; 1999.

Ryles SM. A concept analysis of empowerment: its relationship to mental health nursing. *J Adv Nurs*. 1999; 29(3): 600-607.

Smith J. The idea of health: a philosophical inquiry. *Adv Nurs Sci*. 1981; 3(3): 43-50.

Schoenfelder DP, Crowell CM, and the NDEC Team. From risk for trauma to unintentional injury risk: falls —— a concept analysis. *Nurs Diagn*. 1999; 10(4): 149-157.

Stern PN. Grounded theory methodology: its uses and processes. *Image*. 1980; 12(2): 20-23.

Suppe F. Response to "positivism and qualitative nursing research." *Scholar Inquiry Nurs Pract*. 2001; 15(4): 389-397.

Swanson EA, Hensen DP, Specht J, Johnson ML, Maas M. Caregiving: concept analysis and outcomes. *Scholar Inquiry Nurs Pract*. 1997; 11(1): 65-79.

Wall LM. Exercise: a unitary concept. *Nurs Sci Q*. 1999; 12(1): 68-72.

PART III

立言開発
Statement Development

　立言 statement を開発することは，理論構築の重要な側面の1つである。というのも，法則や経験によって得たさまざまな一般化は，いずれも科学的な立言の形式をとっており，科学が機能するための屋台骨をなしているからである。実践の学問においては，診断・介入・あるいは実践の成果の多くがそのような立言に基づいている。例えば，Yeh (2002) の提案している仮説によると，がんの子どもを持つ両親が経験するストレスや精神的苦痛の程度は性差によって大きな差が生じるとしている。具体的にいうと，この研究によると，母親は父親に比べてストレスや精神的苦痛が有意に高値であることが明らかになっている。このことから Yeh は，適切なカウンセリングやその他の介入は，父親に対するものと母親に対するものとでは異なったものになる可能性を示唆している。したがって，実践においては，立言の開発は理論開発における非常に重要で有用な段階となりうるということができるだろう。また，立言の開発ととくに関連性が強いのは，理論構築者が概念（命名）開発の段階からさらに先の段階へと歩を進めるのに際して，1つの理論が提供する包括的な視点までもは必要としていないような場合である。

　ある理論構築者が立言開発のもっとも適した方法を選定するためには，興味の対象であるテーマについて，現存する知識の「最先端」を評価しなければならない。そして，この評価を行うためには，まず第1に興味の対象であ

るテーマが何であるかを明確にしなければならない。次に，最新の，そしてそのテーマの中心概念をうまく捉えている重要な論文や参考文献にあたる必要がある。もし興味の対象であるテーマが新しいものである場合は，利用できる資料があまり十分ではないかもしれない。したがって，丹念に資料を読んでから，最先端がどのレベルにあるのかを自分で判断しなければならない。

　現存する文献の評価によって興味の対象であるテーマが発展途上のものであるか，あるいは単純に時代遅れでゼロから出発すべきであるとわかった場合，立言統合(Chapter 6)か立言導出(Chapter 7)が適切であるだろう。前者の場合，もしその理論構築者が，資料や観察結果を質的にであれ量的にであれ収集し，分析する意向を持っているのなら，立言統合を行うことができる。一方，そうでない場合は，立言導出が可能であろう。評価した文献が統合の必要のある研究結果を含んでいる場合には，立言統合の文献的方法(Chapter 6)が適しているかもしれない。最後に，そういった文献が十分に発展してはいるが研究に基づいていない場合は，立言分析(Chapter 8)から始めることが役立つだろう。もし1つまたはそれ以上の方法が興味の対象であるテーマに適している場合，2つ，あるいはそれ以上の方法を同時に使用するよりも，むしろ1つを選び，それが役に立たなくなるまで試してみることを勧める。

■ 文献

Yeh C. Gender differences of parental distress in children with cancer. *J Adv Nurs.* 2002; 38(6): 598-606.

6 立言統合
Statement Synthesis

> **メモ**
>
> 実践や調査によって統合された概念を，理論を構成するコンクリート・ブロックのようなものだとすると，理論的立言はそれぞれのコンクリート・ブロック(つまり概念)をつなぎ合わせるセメントであるといえるだろう。個々の概念間の関係についての立言を開発する際には，その理論開発者は興味の対象となる現象を明確にし，理解の方向性を示すことから始めなければならない。立言統合は単純な2要素間の関係についての知識に貢献するかもしれない。しかし，より典型的には，立言統合は理論開発という，より大きな目標に必要不可欠な強化段階である。したがって，とくに観察結果やデータから一般的な立言への移行において，立言の統合は理論開発を強化するための過程である。

定義とその説明

1つの方法として，**立言統合** statement synthesis は根拠に基づく2つ，あるいはそれ以上の概念間の関係を明示することをめざしている。そのような根拠にはさまざまな情報源が考えられる。すなわち，①個人や集団の観察またはインタビューに適用される質的および量的方法，②文献検討や相互に関係する研究から導かれた結論，実践基準，あるいは実践ガイドラインなど，文献に基づく情報源である(原書注：この先に進む前に，Chapter 2 の立言の本質に関する資料を再検討してみるとよいかもしれない)。

論理的に立言統合には，根拠から推論への移行，次いで個々の推論からよ

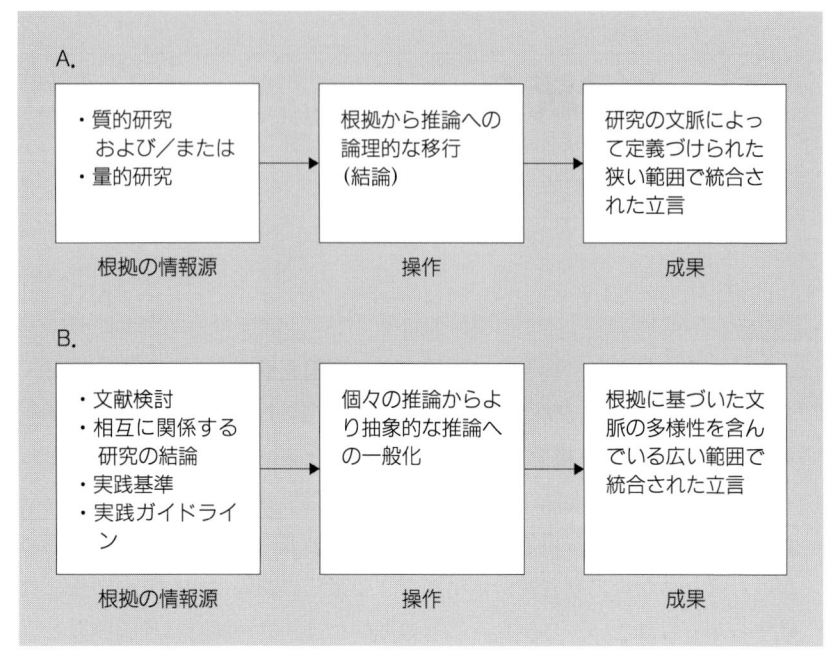

図6-1 根拠に基づいた立言統合

A.
- 根拠の情報源：質的研究および/または量的研究
- 操作：根拠から推論への論理的な移行（結論）
- 成果：研究の文脈によって定義づけられた狭い範囲で統合された立言

B.
- 根拠の情報源：文献検討／相互に関係する研究の結論／実践基準／実践ガイドライン
- 操作：個々の推論からより抽象的な推論への一般化
- 成果：根拠に基づいた文脈の多様性を含んでいる広い範囲で統合された立言

り抽象的な推論への一般化という2つの操作がある。これらの操作のまず第1には，相関関係にあるさまざまな概念の基礎となる一連の注意深い観察結果から，根拠が構成される。例えば，高齢者を介護する経験について，ナーシングホームで高齢患者の介護にあたっている介護者にインタビューしたとしよう。そのインタビューの逐語録の質的分析から，高齢者に対するケアリングという社会的経験について関連するさまざまなアイデアのクラスター（かたまり）がつくられる。そして，その看護師は関連するアイデアのクラスターを，〈ナーシングホームで高齢者の介護にあたる介護者は，そのナーシングホームにくる前の高齢者のライフストーリーを理解することで，彼らとより深く関わることができる〉というような関連立言へと結びつける（図6-1Aを参照）。

第2の立言統合のための根拠の情報源は，多くの個別の観察結果や測定結果をまとめるために統計的な手法を用いる。例えば，相関係数のような量的指標は，2つの変数間の相関関係の存在や強さを説明することができる。このような状況では，立言統合によって数字で表されている関係を，言葉あるいは言語形式に変換することが可能となる。例えば，ある看護師が異文化適応と情動的摂食という2つの変数についてのデータを収集し，それらの相関関係が $r=0.50$，$p<0.05$ であるとわかったと仮定しよう。この統計情報を表現する1つの方法として〈異文化適応が増加するのにつれて，情動的摂食も増加する〉と表現することができる。統計に基づいた立言統合は，記述的（非実験的）研究や実験研究にも応用することができる。

　第3の根拠の情報源として，理論構築者はすでに多くの公表された文献が存在しているテーマについての立言統合を行う（図6-1Bを参照）。例えば，研究文献をコンピュータで検索して，患者教育プログラムの成否や患者教育の結果を左右する要因をあなたが突き止めるとしよう。統合のそのような過程は，検索された文献に報告されている変数間の関係を分類することから始まる。変数間の関係は，それからさらに体系化され，統合されて，概念間の関係に関する明確で一般的な立言を得ることができる。なかには，複数の研究のなかで繰り返し発見されている関係もあるかもしれないので，立言はそれぞれに対してどれほどの根拠があるかを考慮して分類されることもある。このような研究の結果，文献のなかで明らかにされている変数間の関係の多くのパターンを捉えている数個の立言が得られれば理想的であろう。

　立言統合に関するこのような導入説明によって，この方法が多岐にわたる，さまざまな手法から成り立っていることがわかる。しかし，手法は多様であっても，そこから得られる望ましい結果は同じである。すなわち，「2つ，またはそれ以上の概念間の関係に関する明確な立言」である。さらに，立言統合を行う理論構築者は，現実，すなわち実世界で得られた情報から，概念間の関係パターンを集約し，体系化し，あるいは導き出す。したがって，観察や，あるいは例えばインタビューや機械による認識といった科学的測定などのその他の方法は，立言統合の過程に必要不可欠のものである。す

なわち，他の立言開発の方法と違って，立言統合には出発点としてなんらかの形の経験的根拠が必要なのである。

興味のある読者のみなさんのために，この Chapter の最後に，統計学への導入として〈自己評価テスト〉を載せておいた。この Chapter で提示した量的方法によって最大の効果を得るためには，基本的な統計学の知識が役立つ。この自己評価テストを利用して，統計学の知識を評価し，豊かにしてほしい。数冊の有益な統計学のテキストもあげておいたので，興味のある人は一読を。

そうはいっても，統計学を習得することは，立言統合のあらゆる手法にとって必要不可欠であるというわけではない。しかし，統計学的手法を知っておくことは，大量の量的情報を収集する際には必要不可欠である。また，統計学的手法は，収集された大量の情報をより解釈可能な形式へと集約するのにも役立つ。しかし，読者は統計学と立言統合を混同してはならない。統計学的手法は，興味の対象である領域の概念間の関係を明確にするプロセスのあくまでも補足的な役割を担っているにすぎないからである。

目的と使用

立言統合の目的は，現象の観察から，これらの現象間に存在する関係についての1つ，あるいはそれ以上の立言を開発することである。すでに示したように，そのような観察は理論構築者自身によって直接的に行われるかもしれないし，あるいは文献から導き出されるかもしれない。さらに，多数の量的観察や測定が行われる一方で，それらは統計処理され，情報は1つのより解釈可能な形式に圧縮されるかもしれない。

データや観察結果は仮説を生成し検証するために使用されることがあるが，これら2つの使用はまったく別個のものである。しかし，これら2つの目的それぞれに同じ技法が用いられるかもしれない。こうした類似性のために，いくつかの混乱を招くことがある。そのため，理論構築者たちは正当化のための規則を発見の文脈に必要もないのに適用することがある(Chapter 1 を参照)。例えば，0.05 より若干大きい蓋然性(p)の程度に関する統計結果は，たとえ探索的な分析において意味がある場合でも必要以上に無視される。

　逆に，ゆるい実用的な研究デザインを用いて現象間のなんらかの関係を発見するかもしれないが，理論構築者たちはその「発見」をあたかも十分に証明された事実として扱う。Chapter 1 で述べたように，一般的規則として，正当化の文脈と発見の文脈とを明確に区別することが好ましい。データを用いて関連立言を導き出し(発見の文脈)，一方でそれらの立言がすでに「検証された」と主張する(正当化の文脈)ためにこれらの同じデータを使用すべきではない。一般的規則として，オリジナルな発見を確認したり，あるいはさまざまな角度から妥当性を検証するためには，別の独立したデータを使用すべきである。同様に，仮説の厳格な検証(正当化の文脈)は，理論的基盤を持たないさらなる分析や使用したデータの「もみほぐし」(発見の文脈)のあとに行われるだろう。後者は，確かに重要ではあるのだが，根拠という観点からは前者のタイプの分析と同一の重要度ではない。

　立言統合に使われる根拠(発見の文脈)は，発見の手助けになるように分析されなければならない。このためには，伝統的な蓋然性レベルといった慣習を変更したり，二変量統計記述のような説明的アプローチを使用して(Polit, 1996)，データや観察に本来備わっている関係を意味的に反映する立言を構築する必要がある。そういった柔軟な姿勢は，発見の文脈における現象について収集された情報を最大限に利用するためには賢明であり，かつ適切であるだろう。一方，正当化の文脈では，より厳格なアプローチが必要とされるだろう。例えば，「発見」のための予備的な観察がより適切に，また厳格に検証されるように，科学的洗練というもっとあとの段階で測定や概念化の改善が生じるかもしれない。

　理論構築の方法として立言統合を選択する際に，①興味の対象であるテーマを説明する概念的，または経験的先行研究が存在しないが，一連の観察がその現象の母集団特性値(経験的な質)のいくつかを容易に確定できる，②興味の対象である領域で使用されているいくつかの概念が存在しているが，そ

ういった概念がいかに相関関係を持つかを明らかにする根拠が必要である，③興味の対象である現象についての研究がいくつか発表されているが，それらに含まれる情報は体系化も統合もされていない，のいずれかが当てはまる状況に立言統合がとくに適しているということを理論構築者は考慮すべきである。

立言統合の手順

　立言の統合には2つの基本的な論理的操作がある。すなわち，まず観察から推論への移行であり，次が個々の推論からより抽象的な推論への一般化である（図6-1を参照）。さらに，観察から推論への移行で質的方法と量的方法という大きな2つの研究方法が存在する。また，特異的な推論からより一般的な推論への一般化，すなわち2つ目の操作は，わたしたちが文献的方法と呼んでいる過程によって促進される。実際の立言開発において，これらの論理的操作のなかで，理論構築者はもちろん行ったり戻ったりといった試行錯誤を繰り返すことであろう。

　質的および量的方法については，複雑で大量の情報が存在しているために，それぞれについてここで包括的な解説を行うことは不可能である。その代わりに，わたしたちはこれら2つの方法の方法論的側面に焦点をあてているので，必然的にこれらの方法を取捨選択して提示することになる。質的方法についてより詳細な知識が必要な読者はもっぱらこの話題だけを説明している方法論に関する以下のテキストを参考にしよう（例：Denzin & Lincoln, 2000；Schreiber & Stern, 2001；Strauss & Corbin, 1998）。同様に，量的方法に関するより多くの知識が必要な読者は，以下の標準的なテキストが有益であろう（例：Pedhazur & Schmelkin, 1991；Polit & Beck, 2003）。このような紙面的制約を念頭におきながら，わたしたちは質的方法，量的方法，そして文献的方法をどのように扱うかを提示する。というのも，それらは関心のある現象についての立言を開発することに方略上関係があるからである。

　ひとくちに質的方法といっても，その目的や方法の細部は多様であるが，

データ収集には一般的に柔軟で修正可能なアプローチが活用される。そのことから，理論構築者は現象の全体像が浮かびあがってくる観察を選択する。質的方法は，一般的にデータの情報源としてインタビュー(聞き取りと質問)や観察(注視)に頼る。コーディング(符号化)のカテゴリーは，一般的には観察ノートで補われたインタビュー逐語録の解読と予備的なコーディングから生まれる。立言統合に有益な質的方法であるグラウンデッド・セオリー法は，以下に示す。

それとは対照的に，量的方法は数値尺度の変数の測定を含んでいる。また，量的方法は実験研究デザインにも非実験研究デザイン(記述研究あるいは相関研究)にも適用することができる。量的方法は2つ，あるいはそれ以上の因子間の関係や，あるいは1つの共通の出来事に対する異なった反応の関係を調査するために使用されることもある。したがって，統計情報を言語によって表される結論に変換することは，立言統合の1つの手段といえる。

最後に，文献的方法は，関心のあるテーマに関する現存する研究情報を体系化することを主眼としている。文献的方法における根拠の情報源は，図書館資料や印刷物が大部分である。また，文献的方法は，入手可能な情報の取捨選択やその情報をより簡潔で一般的な形式へと変換することが含まれる。場合によっては，文献的な立言統合に関する理論化の研究は，興味の対象であるテーマに関する包括的な文学批評や十分に明確化された実践基準，あるいは実践ガイドラインの利用度の高さに応じて加速の度合いが異なってくるであろう。

■ 質的方法

グラウンデッド・セオリー法は，立言開発に適した初期の質的アプローチの1つである(Glaser, 1978；Glaser & Strauss, 1967)。このアプローチは，例えば乳房切除を経験した患者(Quint, 1967a, 1967b)や継親家族(Stern, 1980)，あるいはさまざまなライフステージの家族(Knafl & Grace, 1978)を研究するために看護師によって使用された。方法としてのグラウンデッド・セオリー法では，理論構築者は何事も決めつけない広いこころ open mind を持ち，

データを分類し，相互に関連づける方法についての先入観を持たず，あるがままの状況下で社会現象を観察することによって，その社会現象に関する理解を得るのである。ある理論構築者は関心のある領域に関する一般概念から始めるかもしれないが，そうした一般概念はその現象とより関連のある概念が出現する際には破棄されることになる。したがって，新しいデータが収集されるたびに初期段階の概念の正当性を証明し，概念や概念間の関係を洗練するために，理論構築者はデータ収集とデータ分析との狭間で行ったり戻ったりを繰り返すのである。

グラウンデッド・セオリーの長所は，理論構築者がまず概念形成，そして立言形成の出発点として当該現象を直接的に観察する手法をとることである (Glaser, 1978；Glaser & Strauss, 1967；Quint, 1967a；Schatzman & Strauss, 1973；Strauss & Corbin, 1998)。データはカテゴリーへとコーディングされ，カテゴリーはデータ分析の進行過程の一部として相互に関連づけられる。理論構築者によっては観察を行い，それらをコーディングし，コーディングされた観察についての解釈可能なノートやメモをとり，それからさらなる観察を行い，初期段階の概念を洗練し，明確にしていく場合もあるかもしれない。その場合，その理論構築者が意味のある一般概念や関連立言を構築する創造的な能力を持ち合わせているか否かが，質的研究においては決定的な要素となる。グラウンデッド・セオリー法のより包括的な概観は Benoliel (1996) あるいは Eaves (2001) を参照のこと。

グラウンデッド・セオリー法の解説をしている古典的な例は，Stern (1980) の，継父家族を対象にした研究である。Stern は研究に際してまず，継父が家族に溶け込んでいく過程がいままでまったく研究されていないことに注目した。

> 私は，現存する理論を検証するすべを持たないばかりか，いままであった変数を利用することもできなかった。というのも，それらが一体どのようなものかまったく明らかにされていなかったからである。言い方を変えれば，まず最初にしなければならないことは，これらの家族で一体何が起こっていたかを明

らかにすることであったのだ(p.20)。

第1段階，つまり〈経験的データの収集 collection of empirical data〉において，Stern はさまざまな社会階層や民族集団のなかから抽出した継父家族 30 組に詳細なインタビューを行っている。そして，観察やインタビューによって収集されたデータは，主要な内容に応じてコーディングされ，同様にコーディングされたデータはひとかたまりにされてカテゴリーに分類された。例えば，Stern の開発した 2 つのカテゴリーは，その家族のルールとそのルールをきちんと守らせる技術に焦点をあてたものであった。

第2段階，すなわち〈概念形成 concept formation〉では，概念的枠組みが研究対象者の視点から現象を提示することを目的として開発された。家族が継父をいかにして既存の母子関係に統合するかを理解しようと試みる際に，Stern はその枠組みとして家庭での子どもの躾を選択した。この枠組みが選ばれた理由は，家族と議論した際に躾の主題が原因で感情的な反応が生じたためである。

第3段階である〈概念開発 concept development〉にはいくつかの段階があった。まず，カテゴリーが関連づけられ，中心となる変数が定義された。次に，Stern は教育すること，受容すること，コピーすることというカテゴリーを，行動に密接に関連するより大きな包括的カテゴリーにまとめた。密接に関連するさまざまな行動に共通していることは，継父を子どもに近づけるという行動である。初期段階の概念はこの段階でのさらなる文献検討を必要とした。またカテゴリー間の関係に注意が向けられることとなった。Stern(1980)の研究では，「どのような条件で変数である躾と統合が両立するのか？」という問いが立てられた(p.22)。こうした変数の関係を明確にするために，データが選択的にサンプリングされた。そして，Stern は躾と統合が両立できるのは，密接に関連する行動が行われる場合に限るということを発見したのである。このことは立言統合を例証している。思考をさらに強固なものにするために，コア変数が提案された。コア変数とはある現象の複数の中心概念をひとまとめにするためのものである。Stern は，継父のいる家

族が躾という問題をどのように使って家族の絆を強めているかを説明するために，「統合のための躾」というコア変数を提案した。

　第4段階である〈概念修正と統合 concept modification and integration〉のあいだに，初期段階の概念はさらに統合され，明確に定義されていった。そして，データは理論的な考えの観点からコーディングされた。研究で得た発見を体系化するのに役立つようにデータがコーディングされるのにしたがって，メモや解釈の注がつけられた。次にメモは，第5段階である〈研究報告書の作成 production of the research report〉で役立つように再編成された。この最後の段階では，研究の理論的帰結がデータからの例によって提示され，妥当性が証明された。

　Stern によるグラウンデッド・セオリー法の応用は，この方法が社会現象に関する立言を構築するための柔軟かつ繊細な手段であることを示した。この手法によって，カテゴリーやカテゴリー間の関係が，理論構築者が研究対象である社会現象と直接的に，また注意深く関わり合うことによって構築できるのである。1980年から1994年までのあいだにグラウンデッド・セオリー法を用いた看護研究の包括的なリストは Benoliel(1996)を参照しよう。

■ 量的方法

　ここでは，量的方法を実験研究と非実験研究という枠組みのなかで考察する。実験研究デザインでは研究者によってもたらされたなんらかの変化が結果に対してどのような影響を与えるのかを見定めるのに対して，非実験研究デザインにおいては自然に発生する変化が観察される。量的研究の研究デザインは，どれも数値データの収集と分析が含まれている。データ分析は，平均値，標準偏差，百分率，相関係数，そして t 検定と F 比などの統計学的計算法によって促進されるのが典型的である。もちろん，それぞれの研究デザインには現象についての立言の構築にとっていくつか特別な利点があるのと同時に限界もある。最初にそれぞれの研究デザインが簡潔に記述され，そして次に集団非実験研究デザインが提示され，統計学に基づいた立言統合にどのように使用されるのかを例証する。

量的研究から得られる統計的データを解釈するためには，使用される方法が信頼のあるものであることが前提となる(Aiken, 1996 ; Anastasi, 1997 ; Cronbach, 1997 ; Nunnally & Bernstein, 1994 ; Waltz, Strickland, & Lenz, 1991)。しかし，測定値の妥当性，とくに構成概念妥当性は，理論開発と構成概念妥当性の確立とのあいだの相互的な関係を考慮に入れた場合，かえってわかりにくくなるかもしれない(Cronbach & Meehl, 1967)。統計的データの解釈に影響を与える信頼性や妥当性といった心理測定概念を扱うことはこの Chapter の範囲を超えてはいるが，わたしたちは量的方法の完全で正確な全体像を提示するためには，こういった問題が存在するということを認識しなければならない。

□ 実験研究デザイン

　実験研究デザイン experimental design は，多岐にわたる状況のなかでの看護介入の効果を記録するために使用される。例えば，**表 6-1** と**図 6-2** は，試験的手術を受ける 4 人の患者に関する架空のデータを表している。術前教育の看護介入が，患者の不安を軽減することにどう影響するかという観点で検証される。平均値は，入院前，入院後，術前教育後のそのグループの不安の程度を記述したものである。それぞれの時点での不安の程度を表すそのグループの平均値(データの最下列)を調べてみると，入院後に不安は増加しているが，そのあとの術前教育によって低下していることがわかる。しかし，グループの下位構成員である個人を見ると，平均値は個々人に対する介入の影響に関して誤った見解を導いていることがわかる。

　個々の患者のパターン(データの上位 4 列)を見ると，患者 A では入院によって患者は安心し，不安は入院前よりかなり軽減しているように見える。逆に，患者 B については，入院後明らかにやや不安が増加しているが，さらに悪いのは術前教育が不安の程度をかえって高めてしまっている。患者 C と D だけが総じてグループの平均値と一致したパターンを示している。したがって，看護介入のためのデータを分析することにおける 2 番目に重要な目標は，誰が看護介入で恩恵を受け，誰が受けないかを見定めることである。そこで，架空の患者データをさらに分析し，次のことがわかったと仮定

表 6-1　試験的手術に先立つ患者の不安程度の個人得点と平均値（架空のデータ）

患者番号	入院前	入院後	術前教育後
患者 A	50	20	20
患者 B	30	40	60
患者 C	30	50	30
患者 D	30	50	30
平均値	35	40	35

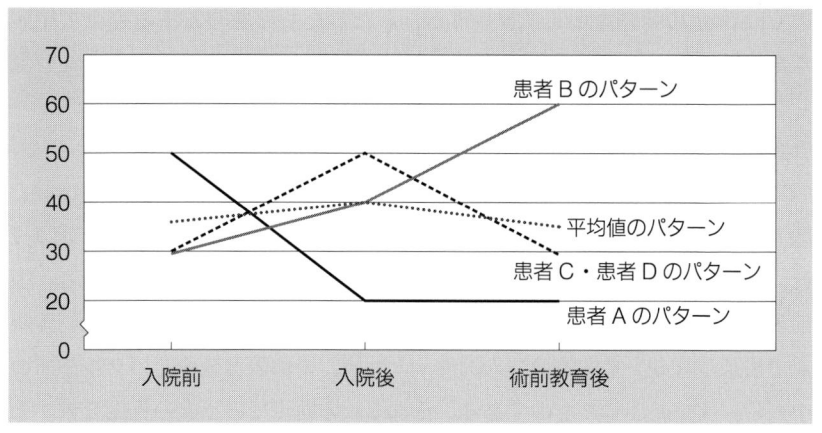

図 6-2　試験的手術に先立つ患者の不安の程度の個人得点と平均値（架空のデータ）

してみよう。患者 A は入院直前に家族間の軋轢に悩んでいたが，入院の際にはその問題は解決していた。患者 A は，目の前に差し迫った手術は家族の問題に比べたら「楽勝」であると考えていた。一方患者 B は，入院したときに支援してくれる重要な人に町を出ていかれてしまい，1 人で手術を乗り切ることの恐怖にかられ，この感情は術前教育によってかえって増強してしまった。

　わたしたちの術前教育の例では，不安の程度の変化が同じ人のそれぞれの時点で比較できるように，患者は実験的看護介入の前後で調査された。別の実験研究デザインでは，実験状況の結果が対照状況の結果と対比できるよう

に，まったく介入を受けない対照群も加えられた。ある種の介入を加えないことが倫理的に不適切である場合はいつも，対照群は「通常ケア」の群に変更された。群間で行われる比較は，参照基準点として対照群を使って，「実験的」集団への介入の影響を明らかにする1つの方法である。

こうしたさまざまな実験研究において，研究者が影響の数的または統計的測定を言葉の形式に置き換えることで，立言統合が可能となる。例えば，わたしたちの架空の患者のデータについては，次のような立言が開発できるだろう。

> 術前教育によって術前患者の50％が不安を削減することができた。一方，患者の生活における対人関係の変化は，介入の有効性を減じた。

ほとんどの読者のみなさんは，すでに実験的研究や「主要な効果」について導き出された結論のタイプについてよく知っているだろう。例えば，〈支援介入は，プライマリケアへの紹介を含んだ介入と比較して，新しく移民してきた人たちのうつ症状を軽快させるのに有効であった〉などである。したがって，実験的な介入の弁別的利点についての発見も考えてみたい。弁別的利点を検証している実際の例として，Kiernan, King, Kraemer, Stefanick, & Killen (1998)の減量介入からのデータの調査がある。Kiernanらは信号検出の手法（χ^2検定を含む）を使って，研究参加者のどのような特徴が成功裏に終わる減量(少なくとも2回のBMI測定で明らかにされた)に影響を与えるのかを見定めた。信号検出法は，鍵となる結果に関する成功率が異なる複数の下位群に，大きな集団を区分けするときに役立つ。まず第1に，Kiernanらは，例えば食事療法単独群は食事療法＋運動教室群よりも成功率が低いというような成功率に影響する減量プログラムの性質を発見した。さらに，食事療法＋運動教室群のなかに，成功率のより高い群と低い群の下位群を同定した。例えば，ボディイメージに満足しない人は成功しにくいというようなことである。一方，自分のボディイメージに満足している人は，以前に何度も減量を試みた経験があるかないかによって，さらに下位群に区分けできる。Kiernanとその同僚による研究に基づくと，弁別的影響に関する1

つの立言は，〈ボディイメージに満足していない人は，たとえ運動教室のある減量介入を受けたとしても効果は見込みにくい〉というように表されるかもしれない。この統合された立言は，例えば，集団で行うことを必要としない家庭でできる運動というような，ボディイメージに大きな不安を持っている人の運動を促進する新しい方法の必要性を指摘している(原書注：筆者らがKiernanらの研究を提示したのは，あくまでも例をあげて説明する目的のためである。そこで発見されたことは単に1つの研究の成果を反映したものであるから，決定的発見であると考えるべきではない)。

□ 非実験研究デザイン

非実験研究デザイン nonexperimental design は，しばしば相関分析と回帰分析を用いて統計学的に変数を相関させる。データは横断的 cross-sectional(一時点で収集される)か，あるいは縦断的 longitudinal(いくつかの時点で収集される)に分かれる。筆者らは，非実験デザイン(相関的デザインや遡及的デザインとも呼ばれる)において使用されるさまざまな検定統計量を検討するつもりはないが，非実験データの分析と解釈のための一般的な方法については検討するつもりである。関連する統計学的問題やデザインに関する問題は，入手可能な研究に関する教科書において十分に取り扱われている(例：Pedhazur & Schmelkin, 1991；Polit & Beck, 2003)。

非実験デザインが理論構築者に提示するもっとも大きな懸案は，大量の統計情報に埋もれてしまう危険性である。非実験デザインでしばしば使用されるいわゆる「ショットガン・アプローチ shotgun approach」では，最終的にすべての変数がその研究における他のすべての変数と関連づけられる。例えば，10の変数(社会階層，年齢，性，薬の数，入院回数など)を含む研究においては，もし個々の変数が他のすべての変数と関連づけられるとすると総計45の相関係数が，また，100の変数を持つ研究では，4950の変数間の関係を得ることができる。同時に，不必要な統計学的分析を排除し，実行される分析を意味のある情報のまとまりへと体系化するためには，複数の方策が必要であることも明らかになる。これは立言統合のために量的非実験的根拠を用いる理論構築者が直面するもっとも難しい作業の1つである。

データ分析と解釈の過程を体系化するのに役立つ，以下のいくつかのガイドラインを推奨する。

1. もっとも焦点となる変数(焦点変数)，すなわちもっとも関心のある変数を見つけ出そう。なかにはそれ自体が興味深い変数 —— 例えば，病気の前後での適応または安寧の程度 —— がある。他の変数は，それらが焦点となる変数に影響を及ぼすかぎりにおいて，興味深いものである。
2. 焦点変数の主な傾向や変わりやすさの統計的指標を調べよう。そうした変数が数回以上測定される場合には，起こるかもしれない変化に慣れておこう。
3. こうした焦点変数と連動して変動すると考えられてきた変数に関する関連文献を調べよう。
4. あなたの焦点変数が，その文献で定義されている変数と期待どおりに関連づけられているかどうか明らかにしよう。
5. 因子分析としてのそういった手順によって，共通した方向性を持つと思える変数を削除しよう。
6. データのなかにある焦点変数に関係するとあなたが考える新しい変数について，あなたが持っている予想をさらに検討しよう。
7. データ分析の結果のなかにある「驚き」を探そう。驚きとは，予想もしなかった関係であったり，また予期しなかった関係の欠如であるかもしれない。次に，なぜこれらの驚きが起こりえたかということについて仮説を立てよう。そして，あなたの利用できるデータで可能な範囲で，あなたの仮説を検証しよう。こうした仮説は，立言統合の守備範囲外であっても，あとでくる理論統合に役立つかもしれない。
8. あなたは「理論がない」の段階から(証明すべきいかなる理論も念頭におかないで)始めたかもしれないが，データ分析と解釈の段階で，得られた結果が利用できる理論と一致していることを発見するかもしれない。こうした理論は，今度はさらなる分析のための新しい，あるいは

未開拓の領域を示してくれるかもしれない。
9. 研究している領域のことを熟知している臨床家や，その領域についての知識を十分に持っている同僚と一緒に，得られた結果についてケースバイケースの視点から議論しよう。

　これらのガイドラインは，データ分析のための鉄壁不動の規則であると解釈するべきではない。データ分析のあいだに，何を行い，なぜそれを行ったのか記録することがデータ分析を新しく，それでいて組織立った方向へ導くのに有用であるとわかるかもしれない。そして，頻繁にその記録を検討しよう。やり終えたデータ分析の結果の要約を書くことも，有益な参照基準点となるかもしれない。こうした要約を見直し，同僚と一緒に検討し，すでに発表されている研究の結果と比較しよう。ときには，研究デザインには無関係ではあるが類似した研究について読むことが，データ分析を新しく意味のある方向へと体系化し，導くのに役立つ可能性もある。
　次に，筆者らは，立言統合において量的データをどのように使用するかを例証することにする。筆者らの1人が行った非実験研究からとったデータの一部を断片的に提示する（データは，米国公衆衛生局看護部門の助成金番号 NU 00677 の助成によって収集された）。この研究の一部では，最近出産を体験した母親の態度や信条について調査されている。文献では母親の妊娠歴と子どもの性が態度や信条に影響することが示唆されていたことから，データは妊娠歴（初産婦および経産婦）と子どもの性別（男または女）にしたがった下位群で別々に分析された。この区分によって群内の対象者数は減ったが，最近出産を体験した母親のあいだに見られる態度や信条の全体像がより明確になった。表 6-2 は，新生児期の始めと終わりに測定された3つの態度と信条のあいだの相関関係を表している。最近出産を体験した母親の4つの下位群ごとに，相関関係が示されている。母親としての自分自身に対する態度の相関関係は，4つすべての下位群でかなり高いものであった（$r=0.62$〜0.77）。したがって，母親としての自分自身に対する態度は，新生児期には大きく変化しないとあなたは主張するかもしれない。つまり，母親としての

表 6-2　新生児期の最初と最後における最近出産を体験した母親の態度と信条の相関

妊娠歴／子どもの性別	赤ちゃんに関する信条	赤ちゃんに対する態度	態度／信条 母親としての自分自身に対する態度
初産婦／女児	0.35[a] (28)	0.44[b] (31)	0.62[c] (31)
初産婦／男児	0.41[b] (42)	0.44[b] (43)	0.66[c] (43)
経産婦／女児	−0.06 (51)	0.69[c] (51)	0.67[c] (51)
経産婦／男児	−0.12 (35)	0.23 (38)	0.77[c] (38)

注：括弧内は対象者の数．いくつかデータがなくなったために，同一群内で数が異なる．
[a] $=p<.05$
[b] $=p<.01$
[c] $=p<.001$

　自分自身に対する態度は，概ね妊娠歴や子どもの性別とは無関係に，比較的安定した現象であるということである．しかし，自分の子どもに関する信条については真実ではない．自分の赤ちゃんに対する信条は，初産婦に関しては新生児期の期間を通してきわめて相関関係が高いが($r=0.35 \sim 0.41$)，経産婦では相関しない($r=-0.06 \sim -0.12$)．したがって，自分の赤ちゃんに対する信条は初産婦については幾分安定しているが，経産婦では新生児期の終盤になると信条は当初の信条とは無関係になる．

　この最後の発見は実際に驚くべきものである．未経験の母親が子どもに対して非現実的な信条を持ち，新生児期の期間を通して自分の信条を変える傾向が非常に強い集団であると，あなたは予測したかもしれない．しかし，筆者らが起こると考えたことは次のことである．初産婦は，いままでに子どもを持った経験がないため，自分を「ステレオタイプ」にあてはめる．したがって，新生児の最初の行動が期待にそわない場合，こうした行動は無視され，そのステレオタイプは維持される．一方，すでに1人以上子どものいる母親は，自分の最初の子どもの成長や行動を他の人の赤ちゃんと比較することで，赤ちゃんは1人1人非常に異なるということを，時が経つにつれて学んでいく．したがって，「経験したことのある」母親は，子どもがステレオ

タイプにしたがってくれることを期待しないのである。結果として，経験したことのある母親は，子ども1人1人の行動を知っているので，はじめて経験した母親に比べて，より早く自分自身の2人目以降の子どもに関する信条を変える傾向にある。もちろん，ここで報告されている驚くべき結果に対して，これ以外の説明もできるかもしれない。

さて，表6-2の「赤ちゃんに対する態度」の部分を見てみよう。4つのグループで，時間を経てもいかに母親の赤ちゃんに対する態度が一貫しているかということに関する立言をつくりなさい。そして，あなたがつくった立言を説明する理由をあげてみよう。あなたは立言を構築するに際して，自分の赤ちゃんに対する母親の態度は，男児のいる経産婦（$r=0.23$）の他すべてのグループで新生児期を通して有意に相関している（$r=0.44$〜0.69）ことに気づくに違いない。この発見を説明する仮説がいくつか提案されるだろう。筆者らは，初産婦は自分の子どもをステレオタイプにはめ込むことで，子どもの性別とは無関係に，時間が経っても自分の態度を一貫して持ち続けるという仮説を立てた。しかし，集団としての男児は，女児に比べると，生後数週間は予測がしにくく，変わりやすいと想定してみよう。もし，さらに経産婦の母親は子ども1人1人の個別性をより意識すると仮定すると，男児のいる経産婦の母親は子どもの多様性に反応して，他の母親よりも態度を変化させやすいと予想できるかもしれない。もしかすると，あなたの提示する理由も，ここであげた理由に匹敵するほど妥当かもしれない。筆者らがここで提供した情報が限られたものであることを考慮すると，唯一最善の説明は存在しないといえる。利用可能なデータを調べてみると，ここで筆者らが提供した説明の妥当性を評価する一助となるだろう。例えば，そのようなデータは，男児は新生児期には本当に女児より変化しやすいかどうかを明らかにするために使用されるだろう。

量的非実験データの分析や解釈のための数多くのガイドラインを筆者らは提供してきたが，この方法を応用する正確な手順については何も述べていないことを思い出してほしい。筆者らが手順についての明言を避けてきた理由は，読者を間違った方向に誘導し，立言統合はデータを検証し，単純にデー

タから立言をつくりあげるという機械的な過程であると誤解してほしくなかったからである。そうではなく，統計に基づいた立言統合の方法の鍵となる段階は，データ分析の体系化にある。筆者らは，研究方法の教科書(Pedhazur & Schmelkin, 1991；Polit & Beck, 2003)が量的非実験研究の手順の側面を十分に網羅していると確信していることから，いままでこのデータ分析の体系化の段階を強調してきたのである。すなわち，ここで提示した発見の文脈における量的方法の方法の側面に関する知識は，従来からある研究に関する教科書では問題にされていないと筆者らは考えているのである。

　筆者らが量的方法の提示のなかに埋め込んできたのは，①創意に富み，しかも体系的な方法でデータ分析を行う，②立言を体系的に開発することを通じて，結果を丹念に記述する，③可能な場合は，データから導き出された立言をすでに存在する理論や仮説として提案されている説明と関連づける，という3段階のプロセスである。第3の段階は，立言統合自体からは逸脱するかもしれないが，理論統合や理論検証といった他の理論的な活動のお膳立てをするためには，ここでこの第3の段階を含めることは意味のあることである。

　量的方法では，ずらっと並んだ数字のなかで迷わないように，理論構築者にはデータ分析や解釈の過程で継続的で思慮深い注意が必要である。それでも，理論構築者にとって一般的に量的方法は，ある現象に関する明確な数値データが得られるという利点がある。数値データには現実味が欠けているように感じられるかもしれないが，肉眼では捉え損ねてしまう関係の存在を発見する助けとなってくれるのである。関係についての立言は，結局は現実の抽象化であり，決して現実そのものではない。量的方法がその抽象化の過程を促進してくれるのは，それらの手法を現実に適用することで，理論構築者が概念的次元と同時に量的次元で現実についての思索をめぐらせなければならなくなるからである。

■ 文献的方法

　立言統合のための文献的方法は，現存する研究から導き出された立言を出

発点にしている。立言分析とは対照的に，立言統合のための文献的方法は経験的根拠によって導き出されたり，あるいは裏づけられる科学的文献のなかの立言を利用する。この方法には，理論構築者の憶測に基づくものであったり，あるいは研究に基づいていない関係は含まれない。立言のためのこの基準は，必ずしも憶測や裏づけのない立言が理論構築において無益であるということを意味しているわけではない。むしろ，この基準は統合方法の方向性を映し出しているのである。憶測による立言や裏づけのない立言はこの基準を満たさない。しかし，憶測による立言は，立言分析や立言導出といった他の方法では役に立つかもしれない。

　立言統合の過程を例証するために，わたしたちは Henthorn(1979)によって行われた古典的な研究を検討する。以下の立言は，高齢者における義務からの解放と援助に関する研究において経験的に裏づけられている。

　　　［高齢者によって報告される］義務からの解放の程度が大きければ大きいほど，［他者による役割行動の］援助と［他者による役割行動の］予期される援助の程度は小さくなる(p.5)。

　このような立言は推敲して意味を鮮明にする必要があることが多い。この例では，立言が実際には2組の関係が記述されていて，それらは以下のように言い換えられるだろう。

　　　〈高齢者によって報告される義務からの解放の程度が大きければ大きいほど，他者による役割行動の援助の程度は小さくなる。〉

　そして

　　　〈高齢者によって報告される義務からの解放の程度が大きければ大きいほど，他者による役割行動の予期される援助の程度は小さくなる。〉

　さらに上記のような関連立言を書き換えるいくつかの形式がある。

　　　　　　　　Xが大きくなればなるほど，Yも大きくなる。

> Xが増加する(あるいは減少する)のにあわせて，Yも増加する(減少する)。
> XとYは一緒に変化する。
> XはYに正(または負)の相関がある。

これらの立言が表記される形式は2通りに解釈できる。したがって，いくつかの問題が未解決になっている。

1. XとYの関係は逆転可能か？ 言い換えれば，もしXの増加がYの増加に相関しているとすれば，Yの増加もXの増加に相関しているのか？
2. 2つの変数XとYのあいだの関係は因果関係であるのか，そうではないのか？(単に結合しやすいだけなのか？)

これらの疑問は，その立言が導き出された研究デザインが，それらを解きほぐすことをめざしたものである場合にかぎり答えることができる。そうでない場合には，理論構築者は単にその曖昧さを認め，逆転の可能性や因果関係に関する疑問に対する答えを明らかにする，さらに進んだ研究を待たなければならない。

実験的アプローチと，場合によっては縦断的データは，相関的デザインまたは非実験的デザインでは曖昧なままだった疑問を解消するのに役立つ。因果関係と逆転可能性の疑問に対して答えられる場合は，立言が表記される形式はより正確なものである。例えば，

> Xが増加する場合にかぎりYの増加が見込まれるが，逆は真ではない(XとYの逆転は不可能，あるいは一方向性の因果関係)。

あるいは

> Xが増加する場合にかぎりYの増加が見込まれ，また逆も真である(逆転可能，あるいは双方向性の因果関係)。

そこで，文献的な立言統合には，①立言に含まれる概念の意味をより一般的なものにする，あるいは②より多様な状況を含めるために境界(研究対象とする現象の範囲)を広げる，という2つの技法が含まれる。最初の技法は，

あまり一般的ではない概念を結合させてより抽象的な，つまり一般的な概念にすることによって実行される。後者は立言が適用できる人数や状況を増やすために，例えば小集団の相互作用パターンに関する立言を，大きさにかかわらずすべての集団に拡張するように，立言の境界を再構築することによって行われる。筆者らが最初に改訂した Henthorn からの立言が出発点になるだろう。

　　高齢者によって報告される義務からの解放の程度が大きければ大きいほど，他者による役割行動の援助の程度は小さくなる。

さて，初期の母子相互作用に関する Osofsky & Danzger(1974) の重要な研究からの立言を取り上げてみよう。彼らは次のように指摘している。

　　注意深い母親は反応のよい赤ちゃんを持つ傾向にあり，逆もまた真である(p. 124)。

Henthorn(1979) と Osofsky & Danzger(1974) の研究からの立言を統合するために，筆者らはまず最初に「義務からの解放の程度」と「注意深い母親」という概念から，より広い概念を開発する必要がある。これら2つの概念に共通することは，「個人が表す社会的相互作用行動の量」という，より一般的な以下の概念である。「他者による役割行動の援助の程度」や「反応のよい赤ちゃん」といった概念に関しては，両者の共通性はさらに上位の「社会的相互作用行動に伴う社会的援助」という概念に存在する。筆者らは，高齢者や母親や子どもから他者と相互作用する個人にまで境界を拡張することによって，筆者らの立言の状況的範囲をさらに広げることにする。したがって，Henthorn と Osofsky & Danzger の研究の立言から以下の統合された立言がつくられる。

　　個人が表す社会的相互作用行動の量は，他者から受ける社会的援助の量に直接関係する。

最後に，わたしたちは Henthorn の立言の逆転可能性については明確で

なかったので，その立言に関しては従来の解釈を選択し，逆転不可能と考えて統合された立言を表記した。

社会的相互作用と援助の例において，わたしたちは一見無関係に見える2つの立言から一般的な立言がどのようにして統合されるかを明らかにしようと試みてきた。というのも，これによって研究結果が統合された立言に結合される基本的な，そして時には驚くべき方法を読者のみなさんが理解する一助となると考えたからである。新しい，そしてより広い範囲にまで一般化できる立言を開発するためには，もちろん，新たな一般化の妥当性を検証するための新しい追加データを探索する必要がある。それでも，さらなる根拠がいまも待たれているなかで，理論構築における重要な前進がなされてきたのである。

さて，今度は看護における立言統合の実際の例に目を向けてみよう。この方法は，看護における中範囲の視座を持つ理論を構築するのに有用であることが明らかにされている。例えば立言統合は，成人における鎮痛と副作用とのバランス(Good & Moore, 1996)，安らかなエンド・オブ・ライフ(Ruland & Moore, 1998)，幼児や子どもにおける急性疼痛管理(Huth & Moore, 1998)のような臨床における関心事に関連する指示の理論を構築する1つの構成要素として引用されてきた。理論構築に関わるこれら3つの取り組みにおいては，臨床ガイドラインおよび実践基準のいずれかの形式で集約された現存する臨床知識体系が，まず立言統合，次に理論統合という方法を用いて，中範囲理論へと変換された。このような中範囲理論のための関連立言を開発するために立言統合を使っている例は，エンド・オブ・ライフのケアにおける患者の安楽に関連する立言を開発した Ruland & Moore(1998)の研究によって十分に例証されている。

第1に，Ruland & Moore(1998)は，ノルウェーの練達看護師によって開発された安らかなエンド・オブ・ライフに関連する実践規準のための16の成果基準を検討した。次に，これら16の成果基準はさらに高次の5つの概念(「成果指標」と呼ばれる)として再検討され，それらの1つは「安楽の経験」(p.172)であった。さらに高次の3つの看護介入〔「指示子*(→次頁)」と呼ば

れる〕の観点から，安楽の経験に関連する基準のなかで13の具体的な処理基準が明らかにされ，再検討された。例えば，3つの指示子のなかの1つは，「身体的不快を予防し，観察し，除去する」である(p.173)。3つすべての指示子を含む結果として得られる統合された立言は以下のように表される。

> 身体的不快を予防し，観察し，除去すること，安息，リラクセーション，こころの安らぎを促進すること，そして合併症を予防することは，患者の安楽の経験に寄与する(p.174)。

Ruland & Moore は，合計6つの関連立言を統合し，それらはあとに続く理論統合における立言のための構成要素として役立った。

立言統合のための文献的方法には，さらに高いレベルの正確さが与えられる。一連の立言が，ある現象に関する研究文献から統合されてきた場合，それらの立言は，強固で一貫した裏づけ，中等度の裏づけ，そして一貫性に乏しい裏づけ，といった立言を実証するために入手可能な経験的裏づけの程度に応じてランクづけされ，分類されるだろう。多様な対象集団を用いた多くの研究で収集された裏づけとなる根拠を持つ立言は，限られた根拠でしか裏づけられていない立言よりも高いレベルにランクづけされるであろう。とくに，研究による発見が公共政策の形成に使用される場合には，統合された立言の裏づけの範囲を明確に決定することが重要になる。

文献的な立言統合は，時間はかかるが，他の立言統合の方法に比べると最少の費用と情報源でこと足りる。適切な図書館施設を利用することが，この方法にとって決定的に重要である。立言統合に文献的アプローチを使うことがとくに有益な理由は，生成された立言が単に1つの研究からの発見に限られていないからである。関心のあるテーマに関する多くの研究の発見に触れることで，どの1つの研究よりもより豊かなデータベースを与えられるのである。しかし，文献的アプローチは，あるテーマに関して発表された文献が

＊訳注：指示するもの。

量的にも質的にも限られたものである場合には，ごく部分的にしか満足のいくものではないことも事実である。

利点と限界

　立言統合の方法が非常に多岐にわたっていることから，わたしたちはここではもっとも一般的な観点からその利点と限界について述べることにする。立言統合の方法をひとまとめにした利点と限界の評価は，以下に述べられる哲学的前提に依拠する。

　1つの方法としての立言統合は，現実と対峙することが理論構築の有用で生産性の高い方法であるという前提に立っている。また，指針となる明確な理論の助けがない場合でも，理論構築者はある現象の科学的にもっとも有益な側面を探知できるということを前提にしている。このような理論を欠いた理論構築へのアプローチを「まず研究，そして理論」と記述したうえで，Reynolds(1971)はもともと自然にはある現実のパターンが存在していることをそのアプローチは前提にしていると指摘した。したがって，これらのパターンは，経験的方法を用いる研究者によってその価値を見出されている。この考えでは，「研究research」は「探索search」と同族である。Reynoldsはさらに，科学的知識がいかに現実世界と関連しているかということに関する前提は哲学的であり，それゆえに科学的方法では解決されにくいということも指摘している。もし統合の方法の前提が妥当であると判断されるなら，哲学的方法を使うかどうかは読者のみなさんの判断に委ねなければならない。この問題は本書の範囲を超えている。筆者らは，本書で扱ってきたより手順的な問題と同様に，これらの哲学的問題が読者のみなさんにとって興味深いものであることを希望している。

立言統合の結果の利用

　立言統合の目的は，観察(質的にも量的にも記録された)と発表された根拠

によって，看護の現象に関する立言を開発することである。この方法の結果を利用することにより，より大きな知識創造の過程へと直接つながる。したがって，この方法は根拠に基づく実践の中心部分を形成している。それはまた，研究への前処置として研究文献を検討し，研究の結論に到達し，それらの結論を教育課程を通して伝達することに利用されている。もし，実践看護師，研究者，そして教育者が，注意深く自分の研究基盤を科学的観察におくことに専心したなら，立言統合は使用されるだけの産物ではなく，むしろそれぞれの役割の人たちが行うことの中心におかれる過程である。立言統合は理論統合への橋渡しともなる(Chapter 9 を参照)。

調査や観察から注意深く開発された立言は，とくに学部学生の看護学教育に役立つ。概念を教育することが，看護学の内容の中核であることは確かだが，概念が立言間で関連づけられてはじめて，説明と予測が可能となるのである。後者は看護学の内容を実践に関連づける論理的推論を行う基礎を形成している。したがって，統合された立言は看護学教育の内容を豊かにするために使用されるだろう。

要約

立言統合は，2つかそれ以上の概念が相互に関連づけられる様子を明らかにする立言を構築するための経験に基づく方法である。また，この立言統合という方法は，立言を開発するための多くの多様なアプローチを網羅している。個々の方法は，データの直接的な観察や分析(質的または量的)から，より高次の一般化をなしとげるための蓄積された研究に基づく文献の使用にまで及んでいる。

量的方法がうまく機能するか否かは，データ収集や分析の際に直面する出来事の背後にある過程に対して理論構築者がどれだけ鋭敏になれるか次第である。量的アプローチは現実を観察する数値が関わる方法を同定することから始まる。次に，データに本来備わっているパターンを鮮明にするために統計学的手法の助けを借りて分析される。一方，文献的方法は，入手可能な研

表 6-3 新生児期の最後における最近出産を経験した母親の態度と信条の相関

妊娠歴／子どもの性別	態度と信条のあいだの相関[a]	
	赤ちゃんに関する信条と赤ちゃんに対する態度	赤ちゃんに関する信条と母親としての自分自身に対する態度
初産婦／女児	-0.59^b (28)	-0.67^b (28)
初産婦／男児	-0.50^b (43)	-0.26 (43)
経産婦／女児	-0.39^c (49)	0.14 (49)
経産婦／男児	-0.28 (34)	-0.13 (34)

注：括弧内は対象者の数。
[a] 相関係数のマイナス記号（-0.00）は，態度と信条の尺度が点数化されている方向と逆であることからくるアーティファクトである。この練習問題ではマイナス記号は無視し，相関は基本的に変数間の正の相関として取り扱ってもかまわない。
[b] $=p<.001$
[c] $=p<.01$

究からさまざまな関係についての一般的な立言を体系化することを目的にしている。これらの方法は多種多様ではあるが，科学的な立言を開発するために根拠に基づくことと，科学的な知識がいかに現実を反映しているかについての哲学的前提に関しては共通している。

練習問題

表 6-3 では，この Chapter のはじめのほうで報告した最近出産を経験した母親の信条と態度に関する研究の続きが提示してある。そこにある情報は，赤ちゃんに関する信条にそれぞれ関係していることから，自分の赤ちゃんに対する態度と母親としての自分自身への態度との関係を取り上げている。これらの測定値の相関関係は，新生児期の最後に収集されたデータに基づいている。前回同様，相関関係は妊娠歴と性別を組み合わせた群ごとに別々に報告されている。

表 6-3 の情報を注意深く見てみよう。報告されている関係の観点から子どもの性別と妊娠歴で区分した群のどこが類似していて，どこが異なっているかということに関する立言を，1 つ以上つくろう。そして，あなたが立言した結果の説明をつくろう。

データを精査したあと，経産婦である男児の母親を除いたすべての母親に関していえば，自分の赤ちゃんに関する信条と自分の赤ちゃんに対する態度とは有意に相関していることにあなたはきっと気づくだろう。しかし，初産婦である女児の母親を除くすべての群で，自分の赤ちゃんに関する信条と母親としての自分自身に対する態度は相関していなかった。

　経産婦である男児の母親とその男児との関係には独特の特徴があるということの説明はすでに提示してあるので，ここでは繰り返さない。その説明のなかで用いた推論の方法は，赤ちゃんに関する信条と赤ちゃんに対する態度とのあいだの相関パターンを説明するのに役立つだろう。

　自分の赤ちゃんに関する信条と母親としての自身に対する態度に対する妊娠歴と赤ちゃんの性別で区分した群との相関パターンに関して，わたしたちは以下の仮説を提案する。母親は自分自身についてと，いかに子どもと関わるかについての世界観を構築する。母親の自身に対する態度は，赤ちゃんに対する信条に統合されるかもしれないし，あるいはそれとは異なるものになるかもしれない。母親が自分に自信がある場合，自分自身に対する見方は子どもを見る見方とはいずれは異なるか，あるいは乖離する。また，母親は何度も間違っていることが証明されている赤ちゃんに対する信条を保持する一方で，子どもに関する信条と自分自身に対する態度とを分けて考える傾向にある。経産婦の母親は，過去の母親としての成功体験からくる自信から，子どもと自分とを分けて考える傾向にある。男児の予測できない行動のような，それとは異なる理由で初産婦である男児の母親も，自分の子どもに関する自分の信条と母親としての自分自身に対する態度とを分けて考える傾向にある。女児をはじめて産んだ母親だけが，自分自身に対する態度と自分の子どもに関する自分の信条を区別して考えない。

　前述したように，あなたの説明はここで提案されている説明と同様に妥当かもしれない。しかし，もっとも重要なことはあなたがデータを観察し，記述し，その背後にある理由について仮説を立てることができなければならないということである。

初歩的統計学の自己評価テスト

この Chapter から最大の恩恵を受けることができるように，初歩的統計学の知識を得たい，あるいは刷新したいと考えている読者のみなさんのために，以下の自己評価テストをあげておいた。解答は本 Chapter 末の文献と補足文献の欄のあとに載せてある。

1. 全体として，試験でどの個人の得点でも予測するのにもっとも良い統計量はどれか？
   A. 分散
   B. 標準偏差
   C. 相関係数
   D. 平均

2. いくつかの試験で個人の素点を百分率に変換すると，どのような効果があるのか？
   A. 個々の得点を四分位数に分割する
   B. 個々の得点を共通単位に固定する
   C. 群の平均値を計算できる
   D. 群の分散を計算できる

3. χ^2 統計量はどのようなデータを分析するためのものか？
   A. カテゴリカルデータ(離散的)
   B. 順序尺度(順序づけられた)
   C. 間隔尺度(等間隔)
   D. 比例尺度(零点が意味を持つ)

4. 相関係数は何を反映しているか？
   A. 平均からの平均偏差
   B. 2つの平均値の差

C. 2つの変数間の関係
D. 得点分布においてもっとも多く出現する得点

5. t 検定と分散分析が類似している点は？
   A. カテゴリカルデータに適用する
   B. 平均値の差を検定する
   C. 変数間の関係を検定する
   D. 分散を計算するために用いられる

6. 看護師 A は患者が1か月間にどの患者が予約を守り，どの患者が破ったかに関する情報を収集した．さらに，看護師 A は10代の患者が予約を守るうえで特別な問題があるのかを明らかにするために，すべての患者を「10代」か「10代ではない」かによって分類した．看護師 A のデータを分析するのにもっとも適切な統計は次のうちどれか？
   A. 代表値
   B. χ^2 検定
   C. 対応のある t 検定
   D. 分散分析

7. 外来患者に関する別のデータを分析する際に，看護師 A は+2.19 という相関係数を算出した．相関の大きさが示すのは？
   A. 強固な関連
   B. 大きな相違
   C. 有意な発見
   D. 計算間違い

8. その診療所の院長は看護師 A に，診療所内で行われる患者教育の有効性を示す根拠が必要であると言った．看護師 A は高血圧患者の心収縮期血圧を，1年前の患者教育の前後で比較してみた．これを行うには，看護

師 A はどの検定統計量を使うべきか？
A. 平均値からの偏差の尺度
B. χ^2 検定
C. 相関係数
D. t 検定

■ 文献

Aiken LR. *Rating Scales and Checklists: Evaluating Behavior, Personality, and Attitudes*. New York, NY: Wiley; 1996.
Anastasi A. *Psychological Testing*. 7th ed. Upper Saddle River, NJ: Prentice Hall; 1997.
Benoliel JQ. Grounded theory and nursing knowledge. *Qual Health Res*. 1996; 6: 406-428.
Cronbach LJ. *Essentials of Psychological Testing*. 5th ed. Reading, Mass: Addison-Wesley; 1997.
Cronbach LJ, Meehl PE. Construct validity in psychological tests. In: Jackson DN, Messick S, eds. *Problems in Human Assessment*. New York, NY: McGraw-Hill; 1967.
Denzin NK, Lincoln YS. *Handbook of Qualitative Research*. 2nd ed. Thousand Oaks, Calif: Sage Publications; 2000.
Eaves YD. A synthesis technique for grounded theory data analysis. *J Adv Nurs*. 2001; 35: 654-663.
Glaser BG. *Theoretical Sensitivity*. Mill Valley, Calif: Sociology Press; 1978.
Glaser BG, Strauss AL. *The Discovery of Grounded Theory: Strategies for Qualitative Research*. Chicago, Ill: Aldine; 1967.
Good M, Moore SM. Clinical practice guidelines as a new source of middle-range theory: focus on acute pain. *Nurs Outlook*. 1996; 44: 74-79.
Henthorn BS. Disengagement and reinforcement in the elderly. *Res Nurs Health*. 1979; 2: 1-8.
Huth MM, Moore SM. Prescriptive theory of acute pain management in infants and children. *J Soc Pediatr Nurses*. 1998; 3: 23-32.
Kiernan M, King AC, Kraemer HC, Stefanick ML, Killen JD. Characteristics of successful and unsuccessful dieters: an application of signal detection methodology. *Ann Behav Med*. 1998; 20: 1-6.
Knafl KA, Grace HK, eds. *Families Across the Life Cycle*. Boston, Mass: Little, Brown; 1978.
Nunnally JC, Bernstein IH. *Psychometric Theory*. 3rd ed. Burr Ridge, Ill: McGraw-Hill; 1994.
Osofsky JD, Danzger B. Relationships between neonatal characteristics and mother-infant interaction. *Devel Psychol*. 1974; 10: 124-130.
Pedhazur EJ, Schmelkin LP. *Measurement, Design, and Analysis: An Integrated Approach*. Hillsdale, NJ: Erlbaum; 1991.
Polit DF, *Data Analysis & Statistics for Nursing Research*. Stamford, Conn: Appleton & Lange; 1996.
Polit DF, Beck CT. *Nursing Research: Principles and Methods*. 7th ed. Philadelphia, Penn: Lippincott; 2003.
Quint JC. The case for theories generated from empirical data. *Nurs Res*. 1967a; 16: 109-114.
Quint JC. *The Nurse and the Dying Patient*. New York, NY: Macmillan; 1967b.
Reynolds PD. *A Primer in Theory Construction*. Indianapolis, Ind: Bobbs-Merrill; 1971.
Ruland CM, Moore SM. Theory construction based on standards of care: a proposed theory

of the peaceful end of life. *Nurs Outlook*. 1998; 46: 169-175.
Schatzman L, Strauss AL. *Field Research: Strategies for a Natural Sociology*. Englewood Cliffs, NJ: Prentice Hall; 1973.
Schreiber RS, Stern PN. *Using Grounded Theory in Nursing*. New York, NY: Springer; 2001.
Stern PN. Grounded theory methodology: its uses and processes. *Image*. 1980; 12: 20-23.
Strauss A, Corbin JM. *Basics of Qualitative Research: Techniques and Procedures for Developing Grounded Theory*. Thousand Oaks, Calif: Sage Publications; 1998.
Tabachnick BG, Fidell LS. *Using Multivariate Statistics*. 4th ed. Boston, Mass: Allyn & Bacon; 2001.
Waltz CF, Strickland OL, Lenz ER. *Measurement in Nursing Research*. 2nd ed. Philadelphia, Penn: Davis; 1991.

■ 補足文献

● 統計学の文献

統計学に関する情報がほしい人には，以下の教科書がある。

Hays WL. *Statistics*. 5th ed. Fort Worth, Tex: Harcourt, Brace, Jovanovich College; 1993.
Heiman GW. *Understanding Research Methods and Statistics*. 2nd ed. Boston, Mass: Houghton Mifflin; 2001.
Newton RR, Rudestam KE. *Your Statistical Consultant: Answers to Your Data Analysis Questions*. Thousand Oaks, Calif: Sage Publications; 1999.
Polit DF. *Data Analysis & Statistics for Nursing Research*. Stamford, Conn: Appleton & Lange; 1996.
Tabachnick BG, Fidell LS. *Using Multivariate Statistics*. 4th ed. Boston, Mass: Allyn & Bacon; 2001.
Vernoy M, Kyle D. *Behavioral Statistics in Action*. Boston, Mass: McGraw-Hill; 2002.
Williams F. *Reasoning with Statistics*. 5th ed. San Diego, Calif: Harcourt; 2000.

● 立言構築の文献

立言構築に関する情報がほしい読者には，以下の古典的な教科書がある。

Dubin R. *Theory Building*. New York, NY: Free Press; 1978.
Hage J. *Techniques and Problems of Theory Construction in Sociology*. New York, NY: Wiley; 1972.
Mullins NC. *The Art of Theory: Construction and Use*. New York, NY: Harper & Row; 1971.
Olson S. *Ideas and Data: The Process and Practice of Social Research*. Homewood, Ill: Dorsey; 1976.
Pillemer DB, Light RJ. Synthesizing outcomes: how to use research evidence from many studies. *Harvard Educ Rev*. 1980; 50: 176-195.
Reynolds PD. *A Primer in Theory Construction*. Indianapolis, Ind: Bobbs-Merrill; 1971.
Zetterberg HL. *On Theory and Verification in Sociology*. Totowa, NJ: Bedminister Press; 1965.

初歩的統計学の自己評価テストの解答

1. D 2. B 3. A 4. C 5. B 6. B 7. D 8. D

7 立言導出
Statement Derivation

> **メモ**
> 概念導出と同じように,立言導出は文献の形式的な引用に基づき,それほど頻繁に使用される方法ではない。それでも,頻繁に使用される方法である,理論導出というより大きな過程の基礎となるものである。結果として,この方法を確実に理解することは,理論導出を追求しようとする,あるいは単に立言形成の過程をよりはっきりと理解したい読者にとって有用である。

定義とその説明

立言導出 statement derivation は,類似性 analogy を用いることによってある現象についての立言を開発するための方法である。立言導出は教育分野でのモデルを通した理論化についての Maccia & Maccia(1963)の初期の研究を使用する。第1の興味の対象である分野(F_1)からの一連の立言(S_1)は,第2の興味の対象である分野(F_2)のための一連の立言(S_2)の内容や構造を導き出すために用いられる。したがって,すでに存在する一連の立言といくつかの点で共通する構造や内容を持った第2の一連の立言が創出される。このような構造上,術語上の類似性はあるにせよ,この2つの立言群はそれぞれが別の興味の対象である分野を指しているという理由で区別される(図 7-1 を参照)。

異なる2つの分野の現象間の類似性を明らかにすることが立言導出の基礎である。2つの分野の立言の類似性には,実質類似性 substantive analogy

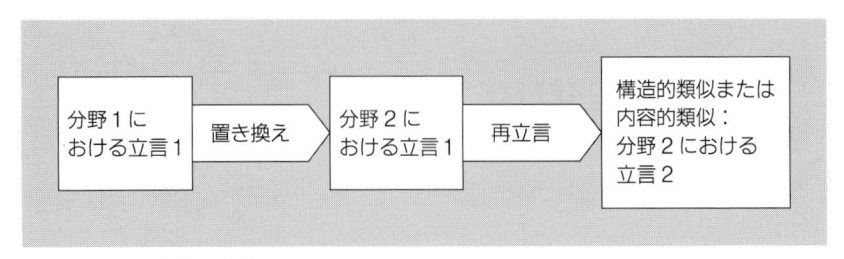

```
┌──────────┐   ┌─────┐   ┌──────────┐   ┌─────┐   ┌──────────────┐
│ 分野1に   │   │置き │   │ 分野2に   │   │再立言│   │構造的類似または│
│ おける立言1│──▶│換え │──▶│ おける立言1│──▶│     │──▶│内容的類似：    │
│          │   │     │   │          │   │     │   │分野2における  │
└──────────┘   └─────┘   └──────────┘   └─────┘   │立言2         │
                                                   └──────────────┘
```

図7-1　立言導出の過程

と形式類似性 formal analogy がある。実質類似性の場合，類似性は2つの領域における内容や概念に存在している。一方，形式類似性の場合，第2の分野に類似した1つの領域の概念を関連づけている論理構造にある。表面上は，2つの興味の対象である分野は必ずしも同じようには見えない。必要なことは，2つの分野の現象の間に類似した側面が存在しているということである。例えば，「隣接して動いているどのような2つの物体であっても，反発する力と同様に引き合う力が存在する」という立言が物理学において真であると仮定してみよう。類似性をもとに，物理的に互いに近接しているどのような2人の人間にとっても，反発する力と同様に引き合う力が存在する，と筆者らなら理論化するかもしれない。2つの分野における現象に全体として相違が認められるものの，これら2つの立言は互いに構造的な類似と内容的な類似を持っている。

　立言の内容と構造を導き出す過程は，立言導出を理解するには必要不可欠である。現存する情報源や親立言 parent statement から新しい立言の〈内容〉と〈構造〉を導き出すためには，論理的に別個の2つの導出が必要である。ある理論構築者は立言導出の内容と構造の側面を同時に行うかもしれないが，それぞれの側面をより明確に提示するために，わたしたちは別々に扱うことにする。

　新しい立言の内容の導出は，概念導出に似ている(Chapter 4 を参照)。理論構築者の行うことは，新しい分野での新しい立言やそれらに伴う定義に盛り込むために，用語や概念を特定することである。そして，新しい立言の構

造の導出は，その新しく導き出されたいくつかの概念や用語の結びつきのタイプを特定することを含意している。その結びつきは，一方向の因果関係であったり，単純な肯定的関係であったり，否定的な連想関係であったり，あるいはより複雑な代数学的関係であったりするかもしれない(立言のなかの概念間の結びつきのタイプに関する分析は Chapter 8 を参照)。

家族の相互作用に関する立言を導き出すために用いられる以下の立言のサンプルを見てみよう。

気体の体積が一定に保たれていれば，温度と圧力は正に相関する。

内容の導出は，この立言における，例えば〈気体〉〈体積〉〈温度〉〈圧力〉など鍵となる化学的な概念や用語に対応する家族に関する用語に焦点をおいている。例えば，〈家族〉〈相互作用の量〉〈敵意に満ちたコメントの量〉〈怒りの反応の量〉などの用語は，化学用語のそれぞれの相似形として定義されるかもしれない。

新しい立言の構造的導出を見る際には，例えば〈圧力〉などその現象の特性に言及する内容の用語は削除され，A，B，Cのような単純な，意味情報を持たない記号に入れ換えられるだろう。したがって，筆者らの最初の立言は，以下のように書き換えられる。

BのAが一定に保たれていれば，CとDは正に相関する。

この内容のない立言は，単にわたしたちが特定していない概念や用語A，B，C，Dの関係の骨格あるいは構造を提示しているにすぎない。書かれているように，この立言は論理的に意味はわかるが，現実の現象という観点からはまったく意味を持たない。A，B，C，Dが現実と結びつける用語によって実体を与えられない限り，この立言は経験的に解釈することはできない。A，B，C，Dの意味を特定するために，家族の相互作用のために先につくった用語を置換して使ってみよう。

家族の相互作用の量が一定に保たれていれば，敵意に満ちたコメントの量と怒

りの反応の量は正に相関する。

　立言導出が必要なすべての場合が，内容の導出と構造の導出の両方の側面を含意するわけではない。もしある理論構築者が，ある現象を記述している関連のある概念をすでに明確にしていて，それらの概念を相互に関連づけている明確な方法だけを欠いている場合には，立言導出の構造的な側面だけが必要になるだろう。

　複数の分野にまたがる立言の構造または内容の類似は，理論構築者が2つの興味の対象である分野のあいだに内在していると確認できる類似性に基づいている。結果として，立言導出の多くの成功は，興味の対象である分野との類似点を豊富に含んでいる現存の分野を，その理論構築者が十分な洞察を持って選択できるかどうかにかかっている。そこから立言導出を始めるための，タイムリーで，実りの多い情報源や親分野を選択するうえで決まった規則は存在しない。興味の対象である分野の現象に対する理論構築者の「センス」や自覚は明らかに重要な要素である。また，理論構築者の興味と関係のある分野の文献だけでなく，関係のない分野の文献も読むことによって，立言導出を始めるために選択肢となる別の分野まで広がる可能性がある。しかし，親分野の発見に役立つ真価は，理論家が親分野から立言を実際に導出しようとする場合にだけ明らかになる。

目的と使用

　立言導出の目的は，現在はまだ十分に理解されていない，ある現象についての1つ，またはそれ以上の立言を形にすることである。立言導出は，①利用可能なデータベースや多くの文献が存在しない，②現行の考えが時代遅れになってきて，新しい視点が必要とされるような状況にとくに適している。また，立言導出は，理論構築者がある現象のいくつかの側面がいかに関連しているかを明確にしたい場合，あるいはあとでその現象に関する統合された理論的モデルを構築するために，ある現象についての導出された立言群がほ

しいと願っている場合にとくに関連性を持つ。例えばある理論構築者が，専門看護師 clinical nurse specialist からの電話によるサポートがいかに前立腺がんの術後の男性のコーピングに役立っているかを明らかにしたいと考えているとしよう。CINAHL による文献検索から，臨床専門看護師の役割と前立腺がん患者のケアに関する文献がほんの2, 3しかないことが判明した (Higgins, 2000)。さらに，Medline で調べると，電話による支援に関するほとんどの研究は，主に前立腺がんまたは膀胱がんの放射線治療を受けている男性患者に焦点をあてていることがわかった(例：Faithfull, Corner, Meyer, Huddart, & Dearnaley, 2001；Rose, Shrader-Bogen, Korlath, Priem, & Larson, 1996)。そこで，その看護職である理論構築者は，このがん看護ケアという重要な領域での立言開発が必要であるという結論を出した。そして，専門看護師からの電話によるサポートと前立腺がんの男性患者の術後に結果として生じるコーピングに関して，1つ，あるいはそれ以上の立言を開発するには立言導出が，もっとも合理的で迅速な方法であると思われた。わたしたちは次の節でも専門看護師からの電話によるサポートの例を続けることにする。

立言導出の手順

　立言導出はいくつかの段階に分けられる。実際に行うときには，理論構築者はいくつかの段階をほとんど同時に行うかもしれないし，ときどきは最終結論を修正するためにいくつかの段階を繰り返すこともある。したがって，これらの段階は立言構築において厳格に踏襲すべき手段というよりも，むしろ道標であるといえる。このことを念頭に，以下に立言導出における段階をあげる。

1. 興味の対象であるテーマに関する文献を完全に理解するようになろう。このためには，文献を読むだけでなく，その興味の対象であるテーマについての立言の有用性の程度を批判的に評価する必要がある。この

段階では，その立言導出の方法を使う必要性の有無を決定すべきである。新しい視点の必要性が明らかであったり，関連する文献の数が少ない場合に，立言導出は適切である。
2. 他の分野から興味の対象であるテーマを検討するための新しい方法を探索しよう。興味の対象である分野とテーマが類似している・していないにかかわらず，いくつかの分野の文献を読もう。文献が持つそれぞれの分野の主要な関連立言を具体的に表している側面に注意しよう。
3. 導出の過程で使用する情報源または親分野を選択し，導出で使用される親立言の構造的な特徴と内容的な特徴を注意深く確認しよう。親分野での立言の構造的な適切さと内容的な適切さはそれぞれ分けて考察しよう。導出は機械的に運んでもよい過程ではないので，その導出の過程により適したものにするために，理論構築者は親分野の立言を自由に修正してもかまわない。したがって，親分野からの立言は，それらをより明確にするために，また概念間の関係の構造をよりくっきりと示すために言い換えられるかもしれない。
4. 親分野の立言の内容と構造から，興味の対象であるテーマに関する新しい立言を開発しよう。この段階は，簡単に言うと，新しい分野すなわちその理論構築者が興味の対象であるテーマの主要部分となる事柄の観点から親立言を言い換えることから成り立っている。
5. 興味の対象であるテーマの主要部分となる具体的な事柄に合うように，導出された立言の新しい概念や用語すべてを再定義しよう。立言導出が興味の対象である分野ですでに存在している概念を相互に関連づけるという目的のためだけに使用される場合，この段階の多くはすでに終わっているのかもしれない。たとえそうであっても，それらの用語が新しい立言の構造のなかで使用される場合には，用語の定義の適切さを再検討することは慎重な姿勢である。また，意味に適応することも必要とされる。

これらの段階がどう実際に機能するかを説明するために，専門看護師から

の電話によるサポートとそれが前立腺がん術後の男性のコーピングに対してどのような関係があるかということに興味のある理論構築者の仮説的な事例の探究を続けることにする。これを説明するために，理論構築者は興味の対象となる概念として「専門看護師からの電話によるサポート」と「術後コーピング」という2つの概念をすでに明らかにしていた。したがって，この2つの概念間の構造的な結びつきだけが立言導出において特定される必要があった。専門看護師と患者の電話による相互作用を考える類似した方法が他の領域に存在するかどうかを探索していくなかで，その理論構築者は逆U字型関数に関する文献の存在を突き止めた。心理学的文献では，不安のような独立変数は曲線，すなわち逆U字型の反応の仕方をしたという結果と関連づけられている。したがって，低いレベルと高いレベルの不安は，より低いレベルの反応行動に関連するのに対して，中等度のレベルの不安は高いレベルの反応行動を伴っていた。逆U字型の反応行動は，母親とハイリスク幼児とのあいだの相互作用のような他の分野で有効だと証明されている(Fields, 1980)。したがって，その看護職の理論構築者は専門看護師からの電話サポートと患者のコーピングについての立言のための構造として，逆U字型の反応行動を選択した。興味の対象である概念にその逆U字型の反応行動を適用すると，以下の立言が開発された。

> 専門看護師からの電話サポートは逆U字型の反応行動で患者の術後のコーピングに関連する。すなわち，専門看護師からの高いレベルと低いレベルの電話サポートは患者の低いレベルのコーピングと関連するが，一方専門看護師からの中等度のレベルの電話サポートは患者の高いレベルのコーピングと関連している。

専門看護師からの電話サポートと患者のコーピングとの間の逆U字型の反応行動は，**図7-2**に描かれている。

立言開発の過程を完成させるために，次に理論構築者は専門看護師からの電話サポートと前立腺がん患者の術後のコーピングの定義を用意した。また，その理論構築者は文献に基づいて高・中・低レベルの専門看護師からの

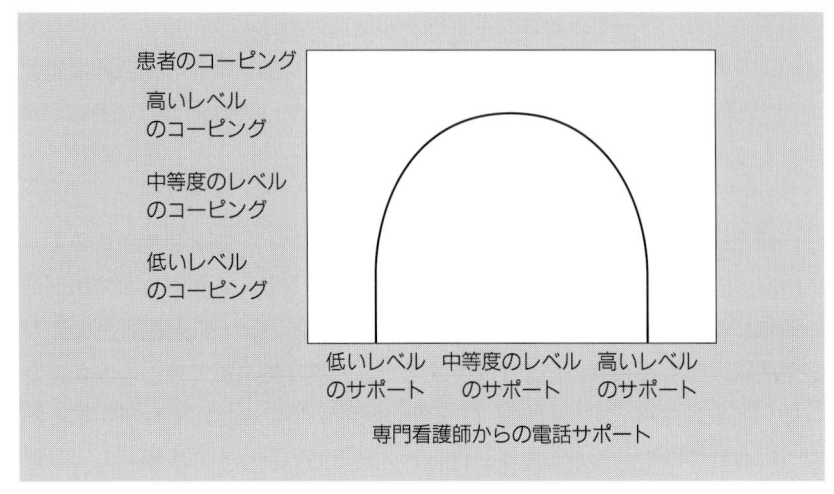

```
患者のコーピング

  高いレベル
  のコーピング

  中等度のレベル
  のコーピング

  低いレベル
  のコーピング

        低いレベル    中等度のレベル   高いレベル
        のサポート    のサポート     のサポート

              専門看護師からの電話サポート
```

図7-2 専門看護師からの電話サポートと前立腺がん術後の患者のコーピングとの仮説的な関係

電話サポートを操作的に定義した。

　筆者らが専門看護師からの電話サポートの説明のなかであげている理論構築者は，立言導出の構造的な側面だけを利用している。というのも，内容的な側面に関する概念はすでに明らかにされていることから，それらの概念を相互に関連づける構造のみが必要だったからである。このことは逆 U 字型の反応行動によって提示された。理論構築者が新しい立言の内容と構造の〈両方〉を導出する場合，その導出の過程はこの Chapter の最初のほうで提示した家族の相互作用パターンの例により類似したものになるだろう。

　専門看護師からの電話サポートについて導出された立言は，サポートがどのように患者のコーピングに関連づけられるかを予測するものである。しかし，この立言や他のすべての立言の経験的妥当性は，検証してはじめてわかるものである。導出された立言の正確さを検証することは，実践にとってきわめて重要である。低・中・高レベルの専門看護師からの電話サポートが実際に逆 U 字型の反応行動のように患者のコーピングに関連づけられるかどうかを確認するためには，検証が必要である。もし，研究によって妥当性が

確認されたなら，その立言は根拠に基づく実践へのアプローチに実際的な価値を持つ(原書注：前立腺がん患者への術後の専門看護師からの電話サポートの例は，説明のために提示されているのであって，決してこのテーマについての信頼のおける検討と解釈されるべきではない)。

　導出された立言の潜在的妥当性を評価する最初の方法は，裏づけとなる根拠のための現存する研究文献を調べることである。おそらく，専門看護師からの電話サポートの効果を検証することを直接めざしていない研究のなかにも，問題となっている立言に関連するデータを含んでいるものもあるだろう。おそらく，関連する研究はがん看護ケアの他の領域で行われてきただろう。こうしたデータは，サポート-コーピングの立言を直接検証するものではないが，妥当であるか妥当でないかということの一助となる。最後に，もし高く評価されている理論が専門看護師からの電話サポートとコーピングとの間の逆U字型の反応行動を予測していることを見つけた場合，その立言はさらに裏づけされることになる。ここで概要を述べた方法は，どれも導出された立言の信頼のおける検証の代わりになるものではないが，それぞれは立言の妥当性に関する暫定的な評価を行ううえで一助となる。

　しかし，究極的には，導出された立言はその信頼性を決定する前に必ず検証されなければならない。そして，そのような検証は，導出された立言が実践に応用される前に行われることが必須である。立言検証に関する長々とした検討はこのChapterの範囲を超えている。したがって読者は，介入や関連する臨床上の疑問を検証するための適切な研究デザインに関する情報を，研究方法の教科書にあたって調べるとよい(Cook & Campbell, 1979 ; Kerlinger, 1986 ; Pedhazur & Schmelkin, 1991 ; Polit & Beck, 2003)。立言検証はChapter 12でも簡単に触れてある。

　最後に，導出の過程の終結に至る前に，理論構築者は立言の経験的裏づけの評価を始めるべきではない。立言の妥当性を軽率に評価することは，理論構築者の創造性が発揮される過程を閉ざしてしまうかもしれない。理論構築者が親立言を選択している導出の初期段階でさえ，こうした立言は厳格に判断されるべきではなく，単に調べて漫然と待っているだけでよい。ときに

は，見た目はありえない立言の候補が長い目で見ると勝者になると証明されるかもしれない。これに関しては，生徒の学習についての立言を導出するための枠組みとしてまばたきの生理学を使用した Maccia & Maccia(1963)が思い起こされる。妥当性の判断は正当化の文脈に位置するものであるが，それは発見の文脈においては棚上げしておくべきである(Chapter 1 を参照)。

利点と限界

1つの方法として，立言導出は2つの利点を提供する。この方法は，ある現象についての立言を導出する経済的で即効性のある方法である。立言統合と異なり，この立言導出は出発点としてデータを必要としない。興味の対象である現象に関する考えと他の分野からの参考資料，そして多少の創造力だけをもって，理論構築者は立言導出を完遂することができる。この方法はある特定の学問分野や現象に限られるものではない。理論構築者が選ぶどのような主題に関しても使われるだろう。

立言導出には重大な限界もある。他の学問領域における信頼できる立言から新しい立言を導出することは，その新しく導出された立言の直接的な裏づけにならないのである。導出が興味深い新しい科学的立言の開発を促進するとしても，導出された立言の他からの影響を受けない経験的な裏づけが必要である。

立言導出の結果の利用

導出の過程を経て構築された立言は，本質的には検証されていないので，それらをもっとも適切に応用することは，研究による取り組みを検証の方向へ向けることである。①ある先行要件と臨床現象との関係を評価する相関研究と，②臨床問題を改善するための看護介入の有効性を検証する実験研究は，導出された立言を検証するのにとくに適した注目する価値のある2つの研究領域である。読者のみなさんにとって立言の検証に関して有用であると

考えられる研究方法の教科書は，このChapterの最初のほうに引用してある。導出された立言の暫定的な経験的裏づけを評価するためには，現存する研究における発見がしばしば手がかりを与えてくれる。例えば，臨床現象について提案された先行要件が実際に起こるのかということに関して，他の研究からの相関的データが，情報を与えてくれることがある。したがって，発表された研究のデータ表を調べることによって，そのような暫定的な根拠がしばしば発見される。もし見つかったなら，その根拠は導出された立言を直接的に検証する研究が必要であることを裏づけている。

立言導出はまた，教育上の方法としても役に立つかもしれない。学生が研究の過程を学習し始めるときに，教室での学生用の練習問題として，研究仮説を生成する手段として立言導出を用いることができる。学生はしばしば個々の具体的な研究上の話題の細部に気をとられてしまうことがある。その際，立言導出は看護に関連する現象についてより幅広く自由に思考をめぐらせることができる練習問題に学生を取り組ませる1つの手段を提供してくれる。

要約

立言導出は，ある現象についての立言を構築するための基礎として，類似性を使用する。立言導出を使う理論構築者は，立言開発の基礎として親分野を選択する。そして，記述される分野の類似が明らかにされる。これらは導出された立言の内容や構造に生じることがある。導出において使うべき有用な親分野を見つけるための確かな規則は存在しない。

立言導出のためには，興味の対象であるテーマに関する文献をよく知るとともにクリティークすること，親分野を探索すること，親立言の内容的特徴と構造的特徴を同定すること，導出された立言のために類似した内容と構造を開発すること，そして新しい興味の対象である分野で使われる新しい概念を再定義することが必要である。導出された立言は，経験的妥当性を確立するために，発見の文脈の他から影響を受けない検証を必要とする。立言導出

は1つの方法として経済的で即効性がある。

> **練習問題**

立言導出を練習するために，筆者らはさまざまな分野から情報源や親立言を選んだ。これらには教育学や生物学の分野の古典的な立言が含まれている。これらの立言を使って導出を行う前に，あなたが新しい立言を導出したいと思っている現象を明らかにしよう。親立言として，以下のなかから1つか，それ以上の立言を選択しよう。そして，その親立言の内容的側面と構造的側面を同定しよう。導出された立言の内容的な類似と構造的な類似を明確にしよう。必要に応じて，その導出された立言のなかの新しい概念を再定義しよう。

● いくつかの学問領域からの立言

1. 「慢性疾患を抱えた人生への適応は人間関係のネットワークによって促進される」（Chrisler O'Hea, 2000, p.330）
2. 「与えられた刺激に対して頻繁に反応すればするほど，わたしたちはその刺激に対して同じ反応をしやすくなる傾向がある」（Hill, 1985, pp.30-31）
3. 「生物は適応するから生存し，また生存するから適応する」（Burnett & Eiser, 1964, p.v）
4. 「確立された否定的な強化に伴う，あるいはそれに先行する中立的な出来事は，次第に否定的な強化となる」（Skinner, 1953, p.173）
5. 「変化は物質が創造され破壊される小さな爆発のなかに生じる」（Wheeler, 2001, p.41）
6. 「内部環境の恒常性を保持することによって，温血動物は外部環境の変動の影響から解放される」（Cannon, 1963, p.178）
7. 「接触から眼球を保護し，角膜と眼筋を休息させるまばたきの機能」（Maccia & Maccia, 1963, p.34）
8. 「大量の糖分と脂肪分の摂取による膵臓への恒常的な打撃は，最終的にはインスリン産生『島』を破壊することになる」（Critser, 2001, p.146）

ここに2つの例がある。1つは立言7から，Maccia & Maccia(1963)は教育の過程について以下の立言を導出した。

〈精神的ストレス〉から保護し，〈精神的労作〉から休息するための〈気晴らし〉機能(p.34)

〈　〉内の語は内容的な導出を構成し，その他の語は内容的な概念が発見される導出された構造の形式を表している。

2つ目の例として，わたしたちは次の導出の練習問題として立言6を選択した。わたしたちは立言6の構造形式を以下のように定義した。

Aの恒常性を保持することによって，BsはCの影響から解放される。

わたしたちは内容用語A，Bs，Cを次のように定義した。Aは自己尊重，Bsは人間，Cは社会的ストレス因子である。わたしたちの内容用語を構造形式に挿入することで，以下の新しい立言が導出される。

自己尊重の恒常性を保持することで，人間は社会的ストレス因子の影響から解放される。

あなたが自分の導出で立言6を選択した場合，あなたの内容的な概念は筆者らが用いた内容的な概念とはまったく異なるものになるかもしれない。

あなたの導出した立言とこれらの例を比較してみよう。どれが正しい立言でどれが間違っているとは言えないが，あなたはあなたの導出の内容的側面と構造的側面を明らかにし，それらがここであげた例と類似しているかどうかを確認することができるだろう。もし，あなたが導出した立言がすべて妥当であると思えるのなら，その立言を裏づける文献を検索してみよう。希望するなら，あなたの立言を経験的に検証する計画を練ってみよう。

■ 文献

Burnett AL, Eisner T. *Animal Adaptation*. New York, NY: Holt, Rinehart & Winston;

1964.
Cannon WB. *The Wisdom of the Body*. New York, NY: Norton; 1963.
Cook TD, Campbell DT. *Quasi-Experimentation: Design and Analysis Issues for Field Settings*. Boston, Mass: Houghton Mifflin; 1979.
Chrisler JC, O'Hea EL. Gender, culture, and autoimmune disorders. In: Eisler RM, Hersen M, eds. *Handbook of Gender, Culture, and Health*. Mahwah, NJ: Erlbaum; 2000: 321-342.
Critser G. Let them eat fat. In: Ferris T, ed. *The Best American Science Writing 2001*. New York, NY: HarperCollins; 2001: 143-153.
Faithfull S, Corner J, Meyer L, Huddart R, Dearnaley D. Evaluation of nurse-led follow up for patients undergoing pelvic radiotherapy. *Br J Cancer*. 2001; 85: 1853-1864.
Field TM. Interactions of high-risk infants: quantitative and qualitative differences. In: Sawin DB, Hawkins RC, Walker LO, Penticuff JH, eds. *Exceptional Infant*. Vol. 4. *Psychosocical Risks in Infant-Environment Transactions*. New York, NY: Brunner/Mazel; 1980: 120-143.
Higgins D. The role of the prostate cancer nurse specialist. *Prof Nurse*. 2000; 15: 539-542.
Hill WF. *Learning: A Survey of Psychological Interpretations*. 4th ed. New York, NY: Harper & Row; 1985.
Kerlinger FN. *Foundations of Behavioral Research*. 3rd ed. New York, NY: Holt, Rinehart & Winston; 1986.
Maccia ES, Maccia GS. The way of educational theorizing through models. In: Maccia ES, Maccia GS, Jewett RE, eds. *Cotstruction of Educational Theory Models*. Washington, DC: Office of Education, US Dept of Health, Education, and Welfare, Cooperative Research Project No. 1632; 1963: 30-45.
Pedhazur EJ, Schmelkin LP. *Measurement, Design, and Analysis: An Integrated Approach*. Hillsdale, NJ: Erlbaum; 1991.
Polit DF, Beck CT. *Nursing Research: Principles and Methods*. 7th ed. Philadelphia, Penn: Lippincott, 2003.
Rose MA, Shrader-Bogen CL, Korlath G, Priem J, Larson LR. Identifying patient symptoms after radiotherapy using a nurse-managed telephone interview. *Oncol Nurs Forum*. 1996; 23: 99-102.
Skinner BF. *Science and Human Behavior*. New York, NY: Free Press; 1953.
Wheeler JA. How come the quantum? In: Ferris T, ed. *The Best American Science Writing 2001*. New York, NY: HarperCollins; 2001: 41-43.

■ 補足文献

Maccia ES, Maccia GS. *Development of Educational Theory Derived from Three Educational Theory Models*. Washington, DC: Office of Education, US Dept of Health, Education, and Welfare, Project No. 5-0638; 1966.
Maccia ES, Maccia GS, Jewett RE, eds. *Construction of Educational Theory Models*. Washington, DC: Office of Education, US Dept of Health, Education, and Welfare, Cooperative Research Project No. 1632; 1963.

8 立言分析
Statement Analysis

> **メモ**
> 立言分析は，研究における仮説や理論における命題を検証するために，単独で使用されることがある。加えて，立言分析は理論分析に不可欠な一組の技能を提供する。理論の論理を調べることの多くは，その理論のなかの立言それぞれの，巧みで濃密な分析の結果である。したがって，あなたが立言分析のちゃんとした文献を読まなかったとしても，立言分析は科学的作業を行うために十分に精通していなければならない方法である。

定義とその説明

　関連立言を検討し，それらの立言がどのような形式で提示されているのか，そしてそこで使われている概念間にどのような関係があるのかを明らかにすることは，**立言分析** statement analysis の基本的な過程である。立言分析は，1つの立言のなかのそれぞれの概念，概念間の関係，そしてその立言が全体として担う役割に焦点をあてる。

　Chapter 2 では，わたしたちは理論で使われている2種類の非関連立言をあげた。最初のものは Reynolds (1971) が〈存在立言 existence statement〉と呼んだもので，単にある概念や物体を明らかにし，その存在を主張するものである。例えば，わたしたちは，「人の主観的な感情という現象は，〈affect〉と命名される」というようなものである。概念「affect(情動)」の名称は存在していることを主張し，短い要約の立言によって同定される。存在立言は立言間の関係を提示することに先立って，背景や説明を提供する理論のなかで生じる。

〈定義〉は，理論における2番目のタイプの非関連立言である。定義は概念の特徴を説明する。それは〈理論的〉定義——つまり，抽象的で，その理論に対しては有用だが，命名された経験的指示対象が存在しない定義——であるか，あるいは〈操作的〉定義——測定の方法が明確に細部にわたって説明されている定義——であるかもしれない。さしあたりは杆体視細胞や錐体視細胞のことは考えないで，「色覚異常」という概念が正確に色を区別する視覚上の障害を意味する理論的定義を持っていると想定してみよう。一方，色覚異常の操作的定義は，色覚検査にどんな色が含まれるか，また検査は何度行われなけらばならないのか，そして「色覚異常」であると判断される前にどれだけの数の「誤り」の検査結果があったかといった判断基準を含むかもしれない。定義は，理論構築者と読者，すなわちユーザーとのあいだの明確な意思疎通の基礎となることから，理論において有用である。

関連立言 relational statement は，存在立言や定義よりも若干複雑である。関連立言は理論の骨格をなすものである。それぞれの立言はその立言内に概念間のなんらかのタイプの関係を説明する。立言が単独で生じる場合，研究の基礎か，あるいは少なくとも疑問の対象である現象に関するさらに進んだ省察となる。反対に，立言が複数で生じ，相互に関連していない場合，可能性のある結びつきを考えたり，探究したりする刺激となる。そして，立言が複数で生じ，しかも相互に関連し合っている場合，そうした立言は「理論」と呼ばれ，研究プログラムの基礎となる。

関連立言はいくつかの形式またはタイプで表現される。関連立言は因果関係があり，蓋然的であり，同時発生的であり，条件つきであり，経時的であり，必然的であり，あるいは十分条件を満たすとだけ言っておけば十分であろう(Hardy, 1974；Reynolds, 1971)。これらの形式それぞれはこのChapterのさらにあとで検討する。

目的と使用

立言分析は厳格な作業である。立言分析の目的は，①形式の点から立言を

分類し，②概念間の関係を調べることである。この作業は，その立言が有用か，十分な情報を提供するか，そして論理的に正しいかを明らかにするために，立言を順序立てて調べる手段を提供する。

立言分析は，文献によって，あるいは研究を通して，すでに利用可能な理論的な構成物を考察し，論理的形式を引き出す方法を提供してくれる。したがって，立言分析は，ある現象についての1つあるいはそれ以上の立言が存在するが，まだ1つの理論体系に系統立てられていない状況に適している。この方法はまた，検討中の現象の構造や機能に関する情報を理論構築者に提供することにも役立つ。立言分析がとくに有用な理由は，いったん立言が分析されると，その立言に含まれるどのような明確な欠点であっても訂正され，修正されるからである。

理論構築者が「新しい」理論を構築するときに，提案された関連立言を，立言分析を使って綿密に調べることは，新しい理論を学術界からの批判や吟味にさらす前に，あらゆる問題を理論構築者が「解消する」のに役立つ。

立言分析の各段階

立言分析の各段階は直線的ではなく反復的に進行する。分析者は，事態が正確に解釈されているかどうかを確認するために，さまざまな段階を不規則に行ったり戻ったりする。繰り返しが多ければ多いほど，それだけ合理的な分析が約束される。立言分析には，①分析する立言を選択する，②立言を単純化する，③立言を分類する，④定義と妥当性に関して立言のなかの概念を調べる，⑤種類，符号，そして対称性によって概念間の関係を特定する，⑥論理を検討する，⑦検証可能性を明らかにする，という7つの段階がある。

■ 立言を選択する

分析される立言を選択することは，その立言の背後にある考えに対して何かしら関わることになる。立言分析をしようとする人は誰でも，どういう理由で分析するのかということを明確に心にとどめておくべきである。おそら

く，なんらかの疑念は存在するであろうし，なんらかの点でその立言に反論したり，それに基づいて行動する前に，内容や構造の健全さを調べるべきではという考えも存在しているだろう。いずれにしても，分析を始める前に，理論構築者は分析の必要理由をはっきりと心に持っているべきである。

立言を選択する際の1つの難問は，言葉による，あるいは書かれた理論の関連立言が恐ろしく特異性を欠いていることから，そうした理論のなかにはそのあおりを受けているものもあるということである。理論，とくに社会科学や行動科学の理論は，精緻に言葉が選ばれている(Blalock, 1969)。しかし，よく調べてみると，1つの立言を単離することは非常に困難であることがわかるだろう。したがって，分析者がなすべき課題は，不要語が多用された冗言すべてのなかから簡潔な関連立言を抽出あるいは構築することである。この作業は，原著者が意図した意味を正確に反映するために非常に注意深い読解を必要とする。そのような問題に直面した際には，同僚に確認するか，あるいは原著者にまで確認することがしばしば大きな助けになる。

最後に，分析のために選択された立言には関連性がなければならない。つまり，あまり取るに足らない立言を選ぶよりも，理論のなかで突出した立言，あるいは主要な立言を選択するほうがはるかによい。主要な立言とそうでない立言の違いを見分けるためには，その立言の範囲を調べてみよう。主要な立言はそうでない立言よりも多くの情報を分析者に提供してくれる。加えて，主要な立言が妥当なものであれば，主要でない立言も妥当である可能性が高まるのである。

■ 必要に応じて立言を単純化する

次の2つのうちいずれか1つが生じる場合に限って，立言の単純化が必要になる。第1は，取り扱い可能な立言にまで減らさなければならないほど，手の込んだ言語モデルという問題である。第2の問題は，1つの概念が他のいくつかの概念と同時に結びつくかもしれない理論で生じることのある複雑性である。こういった場合，その概念間の関係性をいくつかの短い，より扱いやすい立言に分割することで分析は単純化される。ある立言を**図8-1**のよ

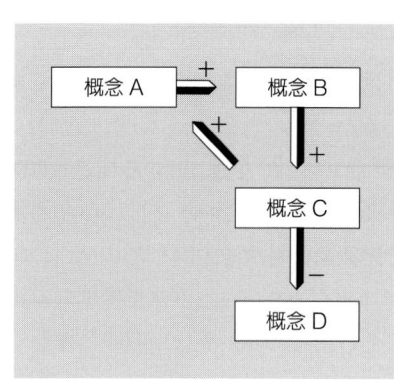

図 8-1 複雑な立言
(単純化については図 8-2 を参照)

図 8-2 いくつかのより短い,より扱いやすい立言に分割された図 8-1 のなかの立言

うに図解すると仮定しよう。その様式が**図 8-2** のように見えたなら,分析者は仕事がもっとやりやすくなるのは明らかである。そこで,分析者は 1 つの複雑な関係の代わりに,調べるべき 4 つの単純で個別な関係を得ることになる。しかし同時に,立言や関係を単純化することが見過ごされたり,あるいは誤解されるときには,大いに注意することが必要であることも明らかである。

Corbin & Strauss(1991)の,「慢性疾患の病みの軌跡理論」に関する Cooley(1999)の卓越した分析は,複雑な命題をいかにして取り扱い可能で,分析可能な立言に単純化するかということについて,いくつかのよい例を提供してくれる。Corbin & Strauss の命題 1 は「やがて経過は拡大され,安定に保たれ,そして適切な管理によって症状はコントロールされる」である(p.162)。そして Cooley はこれを「軌跡管理は症状をコントロールし,軌跡を安定に保ち,あるいは軌跡を拡張できる」と言い換えた(p.81)。彼女は,軌跡管理 trajectory management を表すのに略号 TM を用い,軌跡 trajectory を表すのに略号 T を用いた。

$$TM \xrightarrow{+} T$$

■ 立言を分類する

すでに検討したように，立言の分類には，①存在立言，②定義，そして③関連立言という3つの古典的な分類がある。

〈存在立言 existence statement〉は概念の存在を主張する(Reynolds, 1971)。例えば，「その物体は冷蔵庫と呼ばれている」という立言は存在立言である。存在立言は定義とは異なり，その概念の特徴を説明していない。単に，これこれがこれこれだと主張するだけである。存在立言は正確でも不正確でもありうる。例えば，先ほどの例にあげたものが，実は冷蔵庫ではなく食器洗浄器だったとしたら，その立言は不正確だということになる。一方，その物体が現実と一致していたら(つまり冷蔵庫であれば)，その存在立言は正確だということになる。

〈定義 definition〉には3つの下位形式がある —— 説明的定義，規定的定義，そして操作的定義である(Hempel, 1966)。**説明的定義** descriptive definition は，すでに使用されている用語の一般的に受けいれられている意味を説明する。すなわち，この定義は読者のみなさんにすでに理解されている別の言葉でその用語を解説する。そして，説明的定義は一般的に正確であると考えられている。例えば，「仔猫」の説明的定義は「仔猫とは成熟した雌猫の生物学上の子孫である」と示される。

用語の定義が著者によって別の用法が与えられていたり，広く受け入れられている用法とは異なっている場合，それは**規定的定義** stipulative definition である。規定的定義は，その理論の著者が定めたとおりの用法のため〈だけ〉に特別に述べられたものであるので，正確とも不正確とも考えることができない。例えば，「仔猫」の規定的定義は「この研究の目的のために，仔猫は成熟した健康な雌猫の雌の子どもで，生後8週間以内のもの」となる。規定的定義は操作的定義と同じものではない。

操作的定義 operational definition には，その定義のなかの個々の科学的な用語を測定，あるいは検証するための特定の方法が含まれる。操作的定義

は，異なるさまざまな科学者がその定義を繰り返し使用し，それでいて客観的な結果を得ることができるほど正確でなければならない。例えば，わたしたちの「仔猫」の定義では，操作的定義は「この研究の目的のために，仔猫は健康な成熟した雌猫の子どもで，体重が110〜340gで，生後3〜12日のあいだのものである」となる。

〈関連立言〉は概念間の関係を特定する。関連立言のなかには，経験的および論理的に裏づけが十分であり，その理論のなかで規則や原理として機能するものもある。また，なかにはデータや論理による裏づけが十分でないのに，定理や経験的一般化として機能するものもある。関連立言は，一見理に適っていて論理的であると思えたとしても，まだデータによって裏づけられていない仮説であるかもしれない。関連立言を明らかにすることは，立言分析の第5段階に到達したときに非常に重要になる。それは，その立言がどの〈種類〉の関係を例証しているかを分析者が特定する段階であるからである。

■ 立言のなかの概念を調べる

おそらく，立言分析のもっとも簡単な部分は，分析すべき立言のなかの概念を同定することである。その立言のなかに表されている主要な考えに関する立言を詳細に調べてみよう。これらの考えのための名称や用語が関連性のある概念である。

それらの概念が同定されると，次にはそれらの概念を調べることに3つの行動が関わる。第1の行動は，その概念を反映する用語の定義を決めることである。その定義は，理論構築者が，その用語がどのように使用されることを意図したかについて，その理論を読んだ誰もが正確にわかるように，その概念のすべての定義属性を反映していなければならない（概念の定義属性を決定することに関する検討はChapter 5を参照）。概念が適切に定義されていない場合，その定義の意味は理論形成の文脈から決定できるだろうか？もしそうなら，分析に役立つか，おそらく理論を洗練するのに役立つ定義の追加を体系づけることを支援するために，分析者はこの素材を使うべきである。逆に，もしそうでないのなら，分析の目的にとってその概念は十分に定

義されていないと分析者は単に述べなければならない。

〈定義されているとおり〉の概念が理論的に妥当かどうかを明らかにすることが，立言のなかの概念を調べる第2の段階である。分析者は，それらの概念が定義されているとおりに一般的な意味での用法を正確に反映しているかどうかを明らかにしようと試みる。この過程は考察中の概念に関する適切な文献の簡潔な検討を含んでいる。その概念が先行研究と同じように使用され，定義がそのことを反映している場合，その概念は妥当であると考えられるだろう。その理論構築者が注意深い概念分析を行っている場合，その概念が関連のある文献を反映せず，伝統的な用法を逸脱しているとしても，妥当であると考えられる。実際，概念の妥当性は，伝統だけで定義されている概念よりも，分析の〈あとで〉より確かなものになるだろう。

最後に，その立言の形成に関連する検討を通して，概念が〈定義されているとおり〉に一貫性を持って用いられているかどうかを明らかにしよう。ときどき，著者によっては意味を明確にしようとして概念の意味に若干の変更を加えたり，あるいは測定用具の定義を反映させるために，その概念を明確に定義してから，その後に少し変更することがある。したがって，分析者はこの可能性に注意し，起こりうる変更に関するメモを取っておくべきである。

■ 種類，符号，そして対称性によって関係を特定する

種類，符号，そして対称性について関連立言を評価することは，その立言が理論のなかでどのように機能しているかを明らかにすることである。筆者らは，明晰さと簡潔さの観点から，違ったふうに証明されるまでは，すべての関連立言が直線的な関係であると見なす(立言分析はしばしば曲線的な関係の手がかりを提供する。もし立言を分類できなかったり，その符号を明らかにできない場合，その立言は非直線的な関係を表しているのかもしれない)。

□ **種類**　いくつかの種類の関連立言が生じることがある。これらは因果関係

があり，蓋然的であり，同時発生的であり，条件つきであり，経時的であり，必然的であり，また十分条件を満たすものである(Hardy, 1974)。では，簡単にそれぞれの種類の例をあげて考察してみよう。

因果立言 causal statement は，最初の概念が別の概念の「原因」であるといわれるものである。因果立言はしばしば規則から導き出される。したがって，社会科学や行動科学では，因果関係に影響する非常に多くの介入変数を含んでいることから，因果立言はほとんど見られない。因果関係は物理学においては例証しやすい。例えば，「一定の圧力がかかっている気体の温度を上昇させるとその体積が増加する」という立言は，因果立言である。この立言は，なんらかの出来事が(一定の圧力がかかっている気体の温度を上昇させること)がもう1つの出来事(体積が増加すること)の原因となっていると主張している。1つの現象に対して複数の原因が含まれるより複雑な立言もあるが，これはもっとも簡潔な因果立言である。因果立言は，原因となる出来事が生じる場合には〈いつも〉引き起こされる結果が起こらなければならないところから，健康科学や社会科学では，とくに理論構築を始めるようとするときは，発見することが困難である。

立言のなかの概念が，分析の間に概念の内容によって混乱してくるのを避けるために，符号や略号を使用することがしばしば役に立つ。例えば圧力のかかっている気体 gas under pressure を表すのに G_p，温度 temperature には T，そして気体の体積 gas volume には GV という略号を使うことで，分析者は前出の因果立言を次のように図式化することができる。

$$もし \uparrow T \rightarrow G_p，ならばいつも \uparrow GV$$

もし出来事(GV)がいつも生じるとすれば，因果立言と呼ぶことができる。

もし出来事が〈いつも〉ではないが，ときどきか，あるいはほとんどの場合生じる場合，**蓋然立言** probabilistic statement と呼ばれる。蓋然立言は通常統計的データから導出される。それらは，1つの出来事が起これば，次の出来事もおそらく起こるだろうと主張する。蓋然立言の傑出した例は，「喫煙 cigarette smoking(CS)は肺がん lung cancer(LC)をかなり高い確率で導

く」という立言である。この立言のなかには，喫煙者全員が肺がんになるのではないので，直接の因果関係はない。しかし，肺がんになる〈蓋然性〉は喫煙することで著しく上昇する。この蓋然立言を図式化すると，このようになるだろう。

もし CS → ならばおそらく LC

「出来事 A が生じると B もまた生じる」とある立言が主張する場合，概念間の関係が同時発生的であると主張していることになる。**同時発生立言** concurrent statement の場合，2つの出来事のあいだに因果関係があるかもしれないし，まったくないかもしれない――単に一緒に存在しているだけである。この種の立言の1つの例は，「学歴が低いことと低収入は同時に発生する」といったものになるであろう。この立言は教育の欠如が貧困を〈引き起こす〉と推論しているのではない。同時発生立言のもう1つの例は，Muhlenkamp & Parsons(1972)の看護師に関する古典的な研究のなかで発見され，Kaiser & Bickles(1980)によって確認されている。これらの著者たちは，看護師は男性的というよりむしろかなり女性的な性格を持っているということを発見した。これは同時発生立言のよい例である。それは単に看護師 nurse(N) と女性的性格 feminine personality(FP) が同時に生じていると主張しているだけである。言い換えれば，それ以外のなんの主張もしていない。この立言を図式化すると次のようになるであろう。

もし N, 同様に FP

2つの概念間の関係が，第3の概念が存在するときにだけ発生することがある。この種類の立言は**条件立言** conditional statement である。条件立言のよい例は，Acton, Irvin, Jensen, Hopkins, & Miller(1997)によるセルフケア・リソースの調整効果に関する一連の研究のなかに見ることができる。この研究のなかで Acton らは，「対象者のソーシャルサポート social support(SS)，自己価値 self-worth(SW)，そして希望 hope(H) が高いレベルである場合，高いレベルのストレス high level of stress(HS) と安寧の低下

diminished well-being(DWB)とのあいだの関係が改善される」ことを発見した。これは次のように簡潔に図式化できる

　　　もし HS, ならば DMB, しかし SS と H が存在しない場合だけ

　時系列立言 time-ordered statement は，ある長さの時間が最初の概念または出来事と 2 番目とのあいだに存在することを示すものである。時系列立言の例は，「ある人が 1 年の内に多くのストレスフルな人生の出来事 stressful life events(SLE)を経験するとき，その人が病気 ill(I)になる可能性はきわめて高い」ということを示す古典的な立言である(Erickson, Tomlin, & Swain, 1990 ; Holmes & Rahe, 1968 ; Rahe, 1972)。この関係は，最初のストレスのエピソードと結果として生じる病気とのあいだで時間が経過しているから，時系列的である。この立言は次のように図式化できる。

　　　　　　　　もし SLE, ならばあとで I

　正真正銘 1 つの概念または出来事が，第 2 の概念や出来事を導くことを指す立言は，必要条件を満たす関係を反映した**必要条件を満たす立言** necessary statement である。必要条件を満たす関係は，医学において鑑別診断が行われるように機能する。例えば，バイオプシーで悪性細胞が存在するという病理からの報告がある場合に限って，患者はがんであることを確信を持って宣告される。同様に，概念間の関係はある状況下でだけ生じる。看護からの 1 つの例は，ストレスと適応に関係する立言だろう。Roy(1976)，Neuman(1980)，Erickson ら(1990)の看護モデルは，「適応 adaptation(A)はストレッサー stressor(S)に対する反応として生じる」と異口同音に述べている。したがって，適応が起こる前にストレッサーが〈必要条件を満たす〉となる。これを図式化すると以下のようになる。

　　　　　もし，そして S の場合だけに限り，ならば A

　他とは無関係に，最初の概念または出来事と 2 番目の概念または出来事が関連している立言は，その十分条件を満たす関係を例示している(**十分条件**

を満たす立言 sufficient statement)。上記のストレッサー-適応という考えを使うと，ストレッサーが生じた場合，その人が意図してもしなくても，また他者が介入してもしなくても，その人のなかで適応が始まるように理解できる。言い換えれば，第1の概念の存在が第2の概念の存在を保証するのである。十分条件を満たす関係は次のように図式化できる。

他の何にもかかわらず，もしS，ならばA

　学生のなかには，最初に立言分析に導入された場合，立言は1度に1つの種類だけしかありえないと間違って信じる者もいる。これは明らかに事実に反する。例えば，ほとんどの関連立言は条件立言であったり，同時発生立言であったり，あるいは経時的立言であるのに〈加えて〉，蓋然立言でもある。

□符号　符号は一般的に肯定的，否定的，不明という3つのカテゴリーのうちの1つに分類される (Mullins, 1971；Reynolds, 1971)。経験則では，概念が同じ方向に変化する場合，つまり，一方が増加すればもう一方も増加し，減少すれば減少する場合，その関係は肯定的である。1つの概念が増加すれば別の概念が減少する場合，その関係は否定的であると言われる。複数の概念が変化することについての情報がまったくない場合，その関係は不明である。これがどのように行われるかが理解できるように，以下に3つの蓋然立言と関係が導き出された最初の3つの立言から推論された1つの立言をあげた。

　あるグループの構成員が不安 anxiety(A)になったとき，敵意 hostility (H)は増加する。

$$A \xrightarrow{+} H$$

敵意はグループの結束性 group cohesiveness(GC)の減少と関連する。

$$H \xrightarrow{-} GC$$

グループの不安が増加すると創造性 creativity(C)は減少する。

$$A \stackrel{-}{\to} C$$

推論：不安(A)はグループの結束性(GC)に否定的影響を与える。

$$A \stackrel{-}{\to} GC$$

この推論された立言は最初の2つの立言から論理的に導出された。AとGCはHに関連しているので，互いに関連している。

これら4つの立言から言うことができないことは，創造性(C)とグループの結束性(GC)が互いに対してどのような効果をもたらすかということである。そこで，以下のように図式化されるであろう。

$$C \stackrel{?}{\to} CG$$

□ **対称性** いままでのところ，筆者らがあげたすべての例は非対称的，つまり一方向の関係であった。非対称的な立言では，関係は1つの概念から次の概念に向かうだけだが，決して双方向的ではない。わたしたちの検討のなかには非対称的な立言の例が数多い。1つの例は，不安が(A)グループの結束性(GC)に否定的に関連するという上記の立言である。しかし，それぞれの概念が別の概念に影響する場合，複数の関係が同じように対称的になりうる(Blalock, 1969)。対称的な立言の例として，母親の愛着行動に関する筆者らの1人の研究からの立言である(Avant, 1981)。「初産婦においては，高い愛着得点(At)は低い不安(Ax)の得点を伴い，高い不安の得点は低い愛着得点と関連づけられる」。この関係は以下のように図式化できる。

$$At \stackrel{-}{\leftrightarrow} Ax$$

■ 論理を検討する

起源，合理性，そして適切性が関係の論理を検討するための判断基準である。ある立言の起源を検討するときには，その立言がより一般的な規則から演繹的に構築されたかどうか，あるいは観察や利用可能なデータから帰納的

に構築されたかどうかを自問しよう。もしその立言の起源が演繹的である場合，前提が真であるなら演繹的な論証の結論が偽になることはないので，その論理は適切であるはずである。一方，もしその立言の起源が帰納的であれば，その立言の経験的裏づけの量や現存する知識との対比でしか，その論理の適切性は判断できない(Hempel, 1966)。もしその立言が経験的検証と現存する文献との一致の両方で強力に裏づけられていれば，その論理はおそらく適切であるだろう。その論理は，概念間の互いの関係を調べることによっても明らかにできる。その関係が種類，符号，あるいは対称性によって分類できなければ，論理的に欠陥があるのかもしれない。

　立言の合理性を明らかにするためにも，現存する知識との対比を使用する。対象についてあなたがすでに知っていることを考慮に入れて，この立言が合理的かどうかを単純に問うてみよう。もしその立言が，現存する知識の観点から道理に適っているなら，それは合理的である。

　1つの立言の適切性を明らかにすることは，どこに論理的な欠陥が起こっているかを例証するための基盤やモデルを構築することができないために，理論の適切性を決定するよりも困難である。しかし，前節で文字や数字で概念を分類したり，関連する種類や符号を決定したように，単純な図式を導き出すことは可能である。さて，これら3つのいずれも不可能な場合は，その立言になんらかの欠陥が存在している。

■ 検証可能性を明らかにする

　この分析の最終段階では，分析中の立言を裏づけたり，反証するデータを入手するために，現実世界で使用可能な操作的手段があるかどうかを明らかにしよう。Hempelが「原則としての検証可能性」と呼んでいる状況に分析者が出会うのはこの時点である。基本的には，概念を評価するための測定用具が利用可能なら，経験的に検証〈できる〉立言である。しかし，利用可能な測定用具は存在しないこともある(Hempel, 1966)。それでも，これらの立言は，経験的に検証できる立言と同じように，理論構築において役に立つと分析者は考える。検証可能性の基準は，看護においては非常に多くの概念が

測定用具を欠いていることから，ある立言が原則的に検証可能か，あるいは実際に検証可能な場合に満たされると筆者らは考えている。しかし，このことはすべての立言が検証可能であるということを意味するのではない。

立言が検証可能性の判断基準を満たすためには，いくつかの検証が示す意味を表現しなければならない。すなわち，あなたは「特定の状況下でわたしがこれを検証した場合，仮定される結果が実際に生じるだろう」と言えなければならない。比較的「新しい」立言は，より古くまた多くの裏づけのある立言よりも検証可能な考えを表現することが少ないかもしれないが，もし検証可能であれば判断基準に適している。1つの検証可能な考えも生み出せない，あるいは概念の意味が曖昧なままで構築されたどの立言も，修正されるまでは検証可能性の判断基準を満たすことができない。

利点と限界

立言分析の第1の利点は，概念間の関係を調べる系統立った方法を提供していることである。加えて，立言分析は理論構築者が立言の構造と機能を調べることができるように援助する。また，立言分析は理論分析に必要な基本的な技能でもある。しかし，おそらく立言分析のもっとも重要な機能が現れるのは，概念間の結びつきを理論構築者が注意深く，そして系統的に考えているときであろう。その考えているあいだに，理論構築者は最終的な理論的記述に重要なその他の結びつきや関係を発見するかもしれない。まさにそのような分析の状況において，多くの科学者は重要な理論的考えと「偶然に出会う」のである。

たった〈1つだけ〉の立言を分析することが，とくにそれが理論全体の一部である場合，立言分析の限界であるかもしれない。文脈から立言を切り離すことによって，しばしば貴重な情報の喪失を招き，その分析が妨げられることになる。加えて，立言が理論から切り離された場合，立言の論理を明らかにすることはより困難になることが多い。立言分析の過程の最後にあげる限界は，立言分析には少し時間がかかり，厳格であることである。しかし，こ

れはその理論構築者にあてはめた場合にだけの限界である。すなわち，この熱のこもった時間のかかる取り組みが，究極的には立言を評価するうえで非常に価値が高いということは明らかである。

立言分析の結果の利用

　立言分析は，明確にされた基本構造や機能ではっきりとした形にされた立言という結果を生む。しかし，結果として生まれた情報で理論構築者は何をするのか？　結果として生まれた情報は，教育，実践，研究，そして理論開発において，さまざまな方法で利用可能である。

　分析された立言は教室での討論の出発点として利用できる。議論には，どの概念が明確か，どの概念が互いに関連しているか，またどんな矛盾がどのようにして発見されるかについての考えが含まれているだろう。その立言の裏づけとなる，あるいは反証となる経験的な根拠の量は，その立言をさらに裏づけるための根拠や反証するための根拠をより多く生み出す研究の計画書作成といった教室での活動を企画するための基礎を提供することができる。また，経験的な根拠の量は，臨床実践を導く立言の有効性に関する考察を開始するために用いることもできる。

　教育における立言分析のもう1つの可能性のある利用は，同じことに興味を抱いている教員集団に，いくつかの類似した立言や選択された同じテーマに関するいくつかの立言を分析することから生じた問題について議論させることである。このような議論によって，カリキュラムが変更されたり，教員の研究プロジェクトに発展する可能性もある。一連の教員による議論や分析によって，不快症状理論の開発ではまさにそのような結果が得られた(Lenz, Pugh, Milligan, Gift, & Suppe, 1997；Lenz, Suppe, Gift, Paugh, & Milligan, 1995)。

　立言分析は，研究の知見を賢明に用いるように臨床家を導くことができる。ある立言が連携的であるか，因果関係があるものか，あるいは経時的であるかどうかについて知ることは，いつどのような状況でその立言を使用す

べきかということに関する意思決定を伝えることができる。立言分析の結果として，看護師が以前は利用できなかった看護診断が考慮されるようになったり，あるいは看護介入や看護成果が選ばれることがある。加えて2つの可能性がある介入に直面して，立言分析の結果を使う看護師は，どの介入がもっとも多くの経験的な裏づけがあるかを知って，より知識に基づいた決断が導かれる。

立言分析によって，研究者や理論構築者は立言のなかの問題を同定し，適切な次の段階へと歩を進めることができる。概念は明確化する必要があるだろう。そこで，矛盾点，不明瞭な定義，そして知識のなかの欠落が明るみに出るかもしれない。全体として，これらの明確化によって，概念分析を計画し，考えを再構築し，あるいは検証すべき新しい仮説を提案するための方向性が提示される。アルツハイマー病の研究に家族が参加することに関する，Connell, Shaw, Holmes, & Fosters(2001)の論文は，研究と実践においていかに立言分析が役に立つものであるかを示す卓越した例を提供している。

もし，この立言分析によって，その立言が理に適っていることが例証されたなら，理論構築者はすでに知られていることに加えるべき他の概念や結びつきを探しはじめることができる。このようにして理論は構築されていくのである——1つ1つの段階を踏んで。

要約

立言分析は概念間の関係を系統的に検証する過程である。そして，①分析する立言を選択する，②立言を単純化する，③立言を分類する，④定義と妥当性に関して立言のなかの概念を調べる，⑤種類，符号，そして対称性によって概念間の関係を特定する，⑥論理を検討する，⑦検証可能性を明らかにする，という7つの段階がある。

立言が分析されると，その立言のなかのあらゆる欠陥が明らかになり，訂正されるだろう。さらに，考えていることを口に出したり，検討したり，そして評価を記述する過程は，演繹法であれ，発見の才能によってであれ，将

来の理論構築への貴重な追加となる補足的な考えや立言をしばしば生み出すのである。

> **練習問題**

以下に，教員の態度に関する研究からのいくつかの立言をあげた（Ruiz, 1981）。

A．次のいずれかにそれぞれの立言を分類しよう。
   a．関連立言
   b．説明的定義
   c．規定的定義
   d．操作的定義
      1．自民族中心主義は民族的な狭量を意味する。
      2．教条主義は心が閉じていることと定義される。
      3．あいまいさや教条主義に対する不寛容は，この研究のための自民族中心主義の基礎となる2つの要因である。
      4．非常に教条主義的な教員は，さまざまな民族文化的背景を持つ患者を面倒で迷信的だと見なす。
      5．自民族中心主義の得点が高い教員は，文化的に異なる患者に対して否定的な態度をとる。

B．4の立言を使って，2つの立言に単純化し，図式化しよう。

C．4と5の立言を使って，概念を調べ，種類，符号，そして対称性によって関係を特定しなさい。そして，それぞれの論理と検証可能性を明らかにしよう。

■ 文献

Acton GJ, Irvin BL, Jensen BA, Hopkins BA, Miller EW. Explicating middle-range theory through methodological diversity. *Adv Nurs Sci*. 1997; 19(3): 78-85.

Avant K. Anxiety as a potential factor affecting maternal attachment. *J Obstet Gynecol Neonatal Nurs*. 1981; 10(6): 416-420.

Blalock H Jr. *Theory Construction: From Verbal to Mathematical Formulations*. Englewood Cliffs, NJ: Prentice Hall; 1969.

Connell CM, Shaw BA, Holmes SB, Foster NL. Caregiver's attitudes toward their family members' participation in Alzheimer disease research: implications for recruitment and retention. *Alzheimer Dis Assoc Disord*. 2001; 15(3): 137-145.

Cooley ME. Analysis and evaluation of the trajectory of chronic illness management. *Scholar Inquiry Nurs Pract*. 1999; 13(2): 75-95.

Corbin JM, Strauss A. A nursing model for chronic illness management based upon the trajectory framework. *Scholar Inquiry Nurs Pract*. 1991; 5: 155-174.

Erickson HC, Tomlin E, Swain MA. *Modeling and Role-Modeling: A Theory and Paradigm for Nursing*. Lexington, SC: Pine Press; 1990.

Hardy M. Theories: components, development, and evaluation. *Nurs Res*. 1974; 23: 100-107.

Hempel C. *Philosophy of Natural Science*. Englewood Cliffs, NJ: Prentice Hall; 1966.

Holmes R, Rahe R. The social readjustment rating scale. *J Psychosom Res*. 1968; 11: 213-218.

Kaiser J, Bickle I. Attitude change as a motivational factor in producing behavior change related to implementing primary nursing. *Nurs Res*. 1980; 19(5): 290-300.

Lenz ER, Pugh LC, Milligan RA, Gift AG, Suppe F. The middle-range theory of unpleasant symptoms: an update. *Adv Nurs Sci*. 1997; 19(3): 14-27.

Lenz ER, Suppe F, Gift AG, Pugh LC, Milligan RA. Collaborative development of middle-range nursing theories: toward a theory of unpleasant symptoms. *Adv Nurs Sci*. 1995; 17(3): 1-13.

Muhlenkamp A, Parsons J. Characteristics of nurses: an overview of recent research published in a nursing research periodical. *J Vocational Behav*. 1972; 2: 261-273.

Mullins N. *The Art of Theory: Construction and Use*. New York, NY: Harper & Row; 1971.

Neuman B. The Betty Neuman health-care systems model. In: Riehl JP, Roy C, eds. *Conceptual Models for Nursing Practice*. 2nd ed. New York, NY: Appleton-Century-Crofts; 1980.

Rahe R. Subject's recent life changes and their near future illness susceptibility. *Adv Psychosom Med*. 1972; 8: 2-19.

Reynolds P. *A Primer in Theory Construction*. Indianapolis, Ind: Bobbs-Merrill; 1971.

Roy C. *Introduction to Nursing: An Adaptation Model*. Englewood Cliffs, NJ: Prentice Hall; 1976.

Ruiz M. Open-closed mindedness, intolerance of ambiguity and nursing faculty attitudes toward culturally different patients. *Nurs Res*. 1981; 30(3): 177-181.

■ 補足文献

Greenwood D. *The Nature of Science and Other Essays*. New York, NY: Philosophical Library; 1959.

Hage J. *Techniques and Problems of Theory Construction in Sociology*. New York, NY: Wiley; 1972.

Lerner D, ed. *Parts and Wholes*. New York, NY: Free Press of Glencoe; 1963.

Zetterberg HL. *On Theory and Verification in Sociology*. 3rd ed. New York, NY: Bedminster Press; 1965.

解答

A. 1. b 2. c 3. d 4. a 5. a

B. 1. 教条主義的な教員(DF)はさまざまな民族文化的背景(DEB)を持つ患

者を面倒だ(A)と見なす。

$$\text{もし DF，ならば A，しかし DEB だけ}$$

2. 教条主義的な教員(DF)はさまざまな民族文化的背景(DEB)を持つ患者を迷信的だ(S)と見なす。

$$\text{もし DF，ならば S，しかし DEB だけ}$$

C. 立言4は次のように図式化できる。

$$\text{DF} \xrightarrow{-} \text{A と S，しかし DEB だけ}$$

立言5は次のように図式化できる。

自民族中心主義的な教員(EF) → 文化的に異なった患者に対する態度(ACDP)または

$$\text{EF} \xrightarrow{-} \text{ACDP}$$

　立言4も5も統計的データから導き出されているから蓋然立言である。練習問題Bで図式化されているように，立言4は条件立言でもある。両方の立言とも非対称的である。教条主義的でない教員は自民族中心主義の患者に対してより肯定的な見方をするので，符号は否定的(－)である。

　「患者」「教員」「民族文化的背景」「面倒」「迷信的」など，立言4や5の概念のなかには定義されていないものもある。これらの概念が普通の言語の意味で使用されることを意図されているなら，著者はそれを明確に述べるべきである。そうでなければ，それぞれの概念は定義されるべきである。定義された2つの概念「自民族中心主義」「教条主義」は，この練習問題のなかで定義されていない用語と同じように，漠然とだけ与えられている(それらは実際の研究のなかでは操作的に定義されている)。「曖昧さに対する不寛容」という概念は定義されていないが，操作的定義の一部として使われている。これは明らかに避けるべきである。概念の定義はどれも曖昧である。

立言は論理的である。立言は，概念に対する操作的な方法が見出されるように，よりよい概念の定義が構築された場合にかぎって検証可能である。その理論的定義を反映する注意深い操作的定義が存在する場合にかぎって，概念が測定可能であったり，立言が検証可能であると言える。

PART IV

理論開発
Theory Development

　理論開発 theory development は，看護において，とくにメタパラダイム概念と実践とのあいだを橋渡しする中範囲理論においてとくに必要とされている。しかし，「よい」理論開発には時間と労力がかかる。それは非常に洗練された複雑な取り組みである。というのも，理論構築者は概念，立言，結びつき，そして定義を同時に扱わなければならないからである。次の3つのChapter で扱う方法を使用することによって，理論構築者は適切なレベルの理論開発を始めやすくなるだろう。

　理論構築者の興味の対象である領域に関する概念または関連立言があっても，それらを互いに結びつける方法がない場合に，理論開発が必要となる。この場合，もっとも適切な方法は理論統合(Chapter 9)か理論導出(Chapter 10)である。また，興味の対象であるテーマに関する理論がすでに存在している場合でも，理論開発が必要とされることがある。すなわち，理論分析(Chapter 11)を行うことによってその理論の長所や短所が明らかになるので，理論構築者は理論を調べる方法を獲得することができる。長所や短所がわかると，さらに進んだ開発と検証が可能となる。

　最後に，大量の文献は存在していても，その文献が検証のための仮説を提案するのに役に立たない場合や，そこに含まれるデータが古すぎて時代遅れである場合に，理論開発が必要とされることがある。この場合，理論統合・

理論導出・理論分析という3つの方法のなかのどれもが役立つだろう。理論分析を行えば，現在の理論の欠落や矛盾を指し示すことができる。理論統合によって，洞察を示すことのできる新しいやり方で概念と立言を結びつける方法が提供され，新しい仮説を提示できるだろう。さらに，理論導出によって，興味の対象である現象に関する興味深く新しい統一的な考えを生み出す可能性のある，概念や新しい概念構造が提供されるだろう。

　どの方法がもっとも有用であるかを決定することは，理論開発のレベル，興味の対象であるテーマに関して入手可能な文献の種類，あるいはその文献の質と網羅の状態についての疑問を問うことによって決まる。理論開発は科学者のもっとも困難な探究であるが，それとともにもっとも創造的で喜びの多いものでもある。

9 理論統合
Theory Synthesis

> **メモ**
>
> 理論統合という方法は，興味の対象である現象についての実践関連研究を，統合されたまとまりに変える過程を例証するものである。このような統合されたまとまりによって，理論構築者は知識の断片をより有用で一貫性のある形にまとめることができる。読者のみなさんのなかには理論を統合することに自信が持てないと思う人がいるかもしれない。しかし，この方法がごちゃ混ぜの事実を理解する，あるいはある特定の看護介入の過程に秩序をもたらすための手段であると，まず最初に考えることがおそらく役に立つだろう。それから，理論統合の作業が完成したあとの対話と同僚からのフィードバックは，より大きな看護界に対して意欲的な理論構築者が研究を描くためにどうすれば一番よいかを決定することに役立てることができる。

定義とその説明

理論統合 theory synthesis のねらいは，1つの理論，すなわち相互に関連するアイディアの体系を経験的な根拠から構築することである。この方法では，理論構築者はある現象についての入手可能な情報をまとめあげる。概念と立言が1つのネットワーク，あるいはまとまり，すなわち統合された理論に体系化される。理論統合には，①統合された理論のための支柱の役割をする中心的な概念を特定する，②中心的な概念に関連する因子を同定し，さまざまな関係の性質を特定するために文献を検討する，③概念と立言を興味の

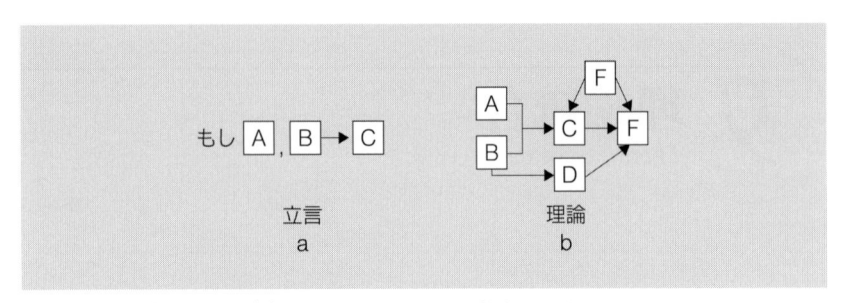

図 9-1 立言(a)と理論(b)の結びつきにおける複雑さの例

対象である現象の統合された，効率的な表現に体系化する，という3つの段階がある。

　理論統合は，概念統合や立言統合よりも，現象のより複雑な表現になる。これはいくつかの理由から本当のことである。興味の対象である現象を強調する役割を果たす概念とは対照的に，理論は概念間の結合を例証している。さらに，理論は立言よりも現象のより多くの側面を包含し，またより徹底的に統合することを同時に行っている。立言はほんの2,3の概念を結びつけているだけであるが(図 9-1 a)，理論は多くの概念を互いに結合し，さらに概念間の複雑な直接的および間接的な結びつきを特定している(図 9-1 b)。また，理論が提供する利点はこの他にもある。例えば，ある理論は十分にデザインされ，新しくまた驚くべき発見への方法を提示することによって，現存する知識を凌駕している(Causey, 1969 ; Hempel, 1966, pp.70-84)。

　統合された理論には2つ以上の方法で提示される。立言内および立言間の関係が図式の形式で描写される場合，これはその現象の〈モデル〉を構成する(理論構築の用語については Chapter 2 を参照)。この Chapter では，筆者らは〈理論〉と〈理論モデル〉という用語を互換可能として使用する。その理由は，図式形式(モデル)と言語形式(理論)の両方で理論の初期段階を表すことがきわめて有用だからである。理論構築者は，理論構築の過程で，理論を文章で表現する方法と図などの視覚的手段を用いて表現する方法を頻繁に使い分けている。理論構築と洗練の最終段階においては，理論は数学的形式で表

現されることもある(Blalock, 1969)。ここでは，本書が理論構築の入門書であることを考慮して，理論の言語的表現と図式表現だけを取り扱うことにする。

　他の統合の方法と同じように，理論統合は経験的根拠の基礎のうえに構築される。理論統合において，理論構築者は理論を構築しているときに，さまざまな情報源からの情報を1つに束ねる。すなわち，質的観察と量的観察，利用可能なデータバンク，公表されている研究の知見などである。理論統合で質的情報や統計情報を活用するときには，まず最初にそれらの情報を関連立言に移し換えることが有用である(立言統合についてはChapter 6を参照)。理論統合において，理論構築者はさまざまな情報源を利用することができるので，筆者らはそれぞれの情報源のための個々の方法をここでは提示しない。その代わりに，理論統合の方法全体のなかで，それぞれの情報源に注意を払うことにする。理論構築者によっては，特定のモデルの構築において，これらの情報源のそれぞれからの根拠を活用するかもしれない。しかし，理論統合において，情報源はそのモデルによって表されている現象に対する根拠の目立った点よりもそれ程重要ではない。

　読者のみなさんは，統合された理論は，その理論が基礎をおく根拠の範囲と質によって，一般化可能性または外的妥当性が制限されるということをころにとどめておくべきである。限られた数の情報源から普通に導き出された理論モデルは，多種多様な情報源に基づく理論モデルよりも焦点がより限定され，一般化可能性もより低くなる。しかし，統合の方法は，実際のデータに基づいていることから，例えば導出のような他の方法よりもより現実に「根ざして」いる。そして，統合された理論は，統合された立言と同様に，その経験的妥当性を再確認するために，検証することや交差妥当性を証明することが必要である。

　統計学的概念についての実際に使える知識は，量的データの上につくられる理論統合の貴重なツールである。統計学の知識によって，理論構築で使うことができる統計情報を直接利用できるようになる。さらに，統計学に精通している理論構築者は，他の人の統計的知見に基づいた立言の正確さをより

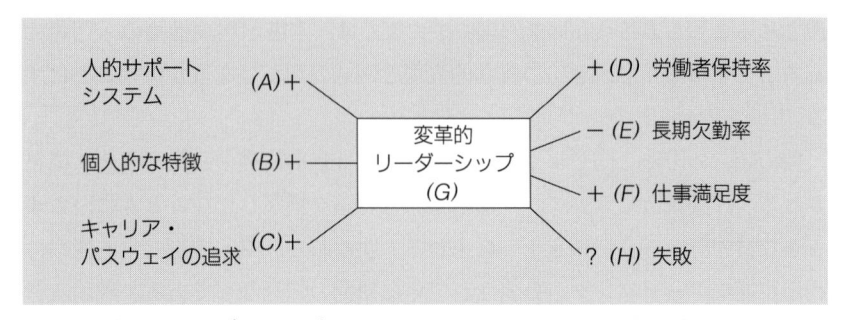

```
人的サポート
システム        (A)+ ─┐                  ┌─ +(D) 労働者保持率
                      │  ┌─────────┐    │
                      ├──│ 変革的    │── ─(E) 長期欠勤率
個人的な特徴    (B)+ ─┤  │ リーダーシップ │
                      │  │  (G)      │── +(F) 仕事満足度
                      │  └─────────┘
キャリア・                                  ?(H) 失敗
パスウェイの追求 (C)+ ─┘
```

図 9-2　変革的リーダーシップのモデル(より完全な情報は Ward[2002]を参照)

上手に批判的に評価することができる。それでも，ここでの筆者らの焦点は理論統合の過程においているので，統計情報の使用は最小限にとどめることにする。

実際の過程を示すことで，理論統合がどのように機能するかということを把握するのがおそらくもっとも簡単であるので，筆者らは以下の説明を提示する。わたしたちは変革的リーダーシップ理論 —— すなわち組織の発展につながる権限共有のような特性によって特徴づけられる先見性のあるスタイルのリーダーシップ —— というテーマに関する文献検討と Ward(2002)によって行われた質的研究を参考にする。筆者らの説明はこのテーマに関する包括的な説明を意図するものではない。したがって，このテーマをとくに興味深いと考える読者のみなさんは，より完全な詳細に関しては Ward の原論文を参照しよう〔原書注：変革的リーダーシップに関する要因には，それとわかるようにアルファベット[A, B など]を付してある。これらの文字は，Ward の文献の検討から構築されたモデル(図 9-2)にも使われ，知見を言語形式から図式形式へ移しかえた痕跡を読者のみなさんがたどることができるようになっている〕。

Ward の文献から，筆者らは変革的リーダーシップ理論に関する次の先行要件を抜き出した。これらの先行要件に含まれるのは，人的サポートシステムを持っていること(A)，「自信」のようなある個人的な特徴を持っていること(B)，キャリア・パスウェイを追求すること(C)である。また複数の研究によって，労働者保持率の増大(D)，長期欠勤率の減少(E)，そして仕事

満足度の上昇(F)が，変革的リーダーシップ(G)が組織にもたらした結果のなかに含まれていることが明らかになった。Ward は，失敗(H)が変革的リーダーシップによって減少したかどうかには言及していないので，筆者らは組織にもたらされる結果というこの重要な関係についての結論を出すことができない。変革的リーダーシップに関連する一連の関係を明らかにしてから，考えの相互に関係したネットワークとして表すために，筆者らは次に**図 9-2** にあげる図式をつくりあげた。**図 9-2** をつくるにあたって，変革的リーダーシップに対する肯定的，不明，否定的関係を持つ因子を示すために，＋，？，－の記号が使用された。簡潔性を考慮して，図のなかではそれらの関係を一方向性で因果関係のあるものとして扱った（方向性や因果関係の概念に関するさらに進んだ考察は Chapter 6 を参照）。

筆者らが例にあげている変革的リーダーシップのモデルは，ほとんどの場合，報告された研究知見に基づいたものであった。筆者らが変革的リーダーシップのデータバンクにアクセスしていたら，このモデルに関するもっと多くの情報を生み出していたかもしれない。では，われわれがこれを実際に行い，変革的リーダーシップが，例えば喫煙の減少など，労働者の肯定的な生活スタイルと相関関係がある（$r = .50$）ことがわかったと仮定してみよう。そうすると，変革的リーダーシップの結果として，生活スタイルにおける変化を筆者らはそのモデルに加えるだろう。関連立言に移し換えられた統計情報は，文献から集められた関係と同じように，理論モデルに組み入れられるだろう。同じように，質的研究による知見もそのモデルに加えられるだろう。

目的と使用

理論統合の目的は，互いに関連する概念群や立言群を通して，ある現象を表すことである。そして，理論統合には次にあげる 3 つの具体的な目的がある。

1. 例えば，女性が骨粗鬆症の健康診断を受けるように導いたり，虐待関

係から逃れられるよう導いたりする因子のような，ある特定の出来事に先行する，あるいは影響を及ぼす因子を表すこと
2. 例えば，過疎地の高齢者への看護介入で生じる結果など，ある出来事のあとに生じる効果を表すこと
3. 例えば，移民集団が異文化に同化した食習慣を受け入れるように導く因子をモデル化するような，関連はしていても，まったく別の科学的情報を，より理論的に体系化された形に変換すること

　第3の目的で理論統合を使用することには，関連立言を1つの体系に体系化することと，互いに類似した因子や変数をより大きな要約概念にまとめることが含まれる。この最後の目的で理論統合を行うことは，理論が表現されている全体の形式と質を改善することに焦点をあてることに比べて，ある現象についての関係を描写することとの関係性は低い。対照的に，第1の目的は，臨床でのなんらかの出来事を予測したり，おそらく改善したりすることにとくに向けられるだろう。第2の目的は，臨床での現象の望まれない結果である影響を予測したり，改善したりすることにも同じように有用である。このように理論統合のさまざまな目的は，どれも同じように妥当なものである。ある理論構築者が理論統合に関わる具体的な理由は，その理論構築者の興味や統合された理論のための先を見越した使用によって決定されるだろう。

　利用できる根拠のタイプと量によって，与えられた状況で理論統合の3つの具体的な目的のうちどれがもっとも実現可能であるかが左右される。例えば，ある現象の結果について最小限の情報しか入手できないけれども，その現象についての先行要件や決定因子の大部分がわかっている場合，理論構築者の取り組みは先行要件に関連する理論統合に対して，より有益に使われるだろう。一般的に，理論統合が可能となるためには，少なくとも3つの因子のあいだの関係に関する利用可能な研究による根拠がなければならない。もしそうでなければ，理論構築者は，例えば立言統合あるいは立言導出のような，別の方法を考えるべきである。理論構築者にとっては，利用できる研究

からの情報量が多ければ多いほど，統合された理論の複雑さと正確さはおそらく大きくなる。

理論統合は，さまざまな科学的および実践的な状況で使用されるだろう。また，理論統合は興味の対象であるテーマに関する研究知見の簡潔な図示を行うために使用されるかもしれない。多岐にわたる複雑な関係に関する文献検討は，理論統合によって，決して退屈なものではなく，より情報的な価値の高いものになるかもしれない。とくに，ある理論統合が図示される場合，伝統的な文章による検討をとおしてよりも，より効果的に複雑な関係が伝達されるだろう。このような理論統合の特定の使い方は，臨床的なテーマについての複雑な内容を教えたり，調査を臨床介入のデザインに応用したり，また研究プロジェクトのための理論的枠組みを開発するうえで重要である。

理論統合は，理論構築者が興味の対象であるテーマに関連する因子間の関係を系統立てて評価することを必要としている。この過程は，理論構築者が変数間の関係を秩序立てて同定し，その関係の方向性にメモに書き留め，その関係が肯定的か，否定的か，中立的か，あるいは不明かを特定し，その関係の裏づけとなる根拠の質や量に注目する際に，さらに進んだ研究が必要な領域を強調するのに役立つ。この情報は，さらに進んだ調査が必要な具体的な問題を突きとめる際に役に立てることができるだろう。

理論統合の手順

目的とは関係なく，理論統合には共通する手順がある。わたしたちはその手順を一群の段階あるいは局面として概略を提示するが，その順序は絶対的なものではなく，理論構築者は必ずしもそれぞれに同じ時間を費やす必要はない。

■ 焦点概念を特定する

理論構築者は興味の対象であるテーマを選び出すことによって理論統合を始める。すなわち，その理論構築者は，ⓐ変革的リーダーシップのような〈1

つの焦点概念〉または変数，あるいは，ⓑいくつかの焦点概念の〈枠組み〉を特定することによって理論統合を始めるだろう。前者の場合は，その理論構築者は例えば変革的リーダーシップといった焦点概念から離れて，それと関連する他の概念または変数へと移行する。一方後者の場合，理論構築者は焦点概念の枠組みとそれらがいかに相互に関連し合っているかということに関心を抱く。例えば，看護学生のさまざまな態度と行動に対する教員のさまざまな態度と行動の関係が，理論統合を始めるための焦点概念の枠組みを構成する。最後に，その焦点概念が1段階高い抽象度にあるいくつかの用語で表現されている場合，それらと同じ程度の抽象度の用語に追いつくために，より抽象度の高い概念が選択されるべきである(Chapter 6を参照)。

■ 関連因子と関係を明らかにする

単一の焦点概念あるいは複数の概念の1つの枠組みによって導かれて，次には文献の注意深い調査と検討が行われる。文献検討の際には，その焦点概念あるいは概念の枠組みに関連する変数についてのメモが取られる。明らかにされた関係は，それらが一方向性か双方向性か，肯定的か，中立的か，否定的か，不明か，そして裏づけとなる根拠は弱いか，あいまいか，強いかといったことを可能な限り指し示すように，系統立てて記録される。すでに書かれた包括的で徹底的な総説の文献を発見することによって，研究中の関係をいくつも突きとめることが促進されるだろう。焦点概念に関する最新の総説文献が手に入らない場合，その文献の徹底的な探索が適切である。関係に関する立言は研究文献や報告書の1つの同じところで見つけ出されるとは限らない。例えば，それらは研究の要旨，文献検討，仮説，結果，あるいは考察のなかのいずれかに見つかる可能性がある。一方で，系統立った要旨では，鍵となる関係が結論として述べられているかもしれない。研究結果が立言の形式で要約されていない場合，理論構築者は立言がその実際の研究の知見によって裏づけられているかどうかを明らかにするために，仮説から結果の部分までたどる必要があるだろう。この第2段階あるいは局面は，立言と概念の出所となる文献も含めるように拡大されるかもしれない。例えば，そ

の理論構築者によって行われた質的または量的観察が関連立言に移し換えられ，次に理論統合における他の立言として扱われる場合もある(立言を分類し結合させる際には，立言統合に関するChapter 6が有用であろう)。

■ 統合された表現を組み立てる

最後に，理論構築者が1つあるいはそれ以上の焦点概念に関連する関連立言の理に適った表現のリストをつくるとき，変数間の関係の全体的なパターンの観点から，これらの立言は体系化されるだろう。概念間の関係を表現するうえでは図示はとくに有用であり，資料を体系化するこの段階で理論構築者が用いる主要な手段を構成する。筆者らの解説では，複数の変数が，変革的リーダーシップの先行要件と思える変数とその変革的リーダーシップの結果と思える変数に体系化されたことを読者のみなさんは思い出していただきたい(図9-2を参照)。それぞれの興味の対象であるテーマに関して，理論構築者は何が立言を体系化するための合理的な基盤となるかを明らかにしなければならない。

いくつかの方法によって，複数の概念を適切な概念のネットワークに体系化することを促進することができる。そのような方法の1つは，理論のなかで使用するために，いくつかの非常に類似した変数をより包括的な1つの要約概念に収束することである。例えば，赤ちゃんに微笑み，キスし，愛撫することは，すべて親の愛着行動という1つの要約概念に融合されるだろう。同様に，仕事への復帰，正常な血糖値，そして指示された食事療法を忠実に守ることは，慢性疾患への適応という概念に要約されるだろう。別々の変数を要約変数に収束することによって，不要な複雑さが少なくなり，理論はより容易に理解されるようになる。この方法によって，より簡潔な理論が構築されるだろう。要約概念を構築するのに役立つ概念統合については，Chapter 3を参照しよう。

もう1つの方法は，複数の立言をZetterberg(1965)が「決定因子の一覧表」あるいは「結果の一覧表」と呼ぶものに体系化することである。これらはそれぞれ，焦点概念または変数の先行要件と効果を列挙することを指して

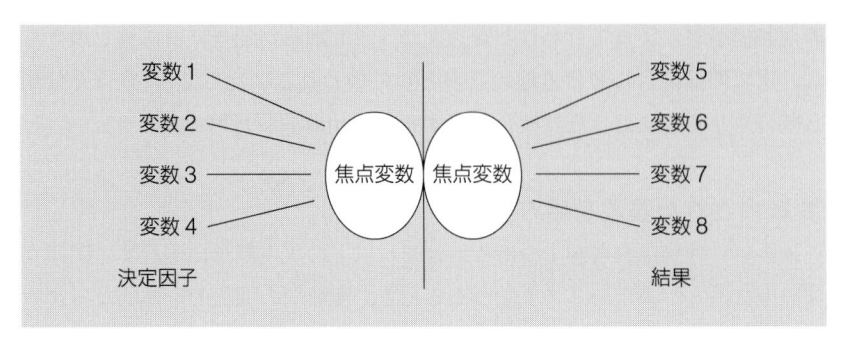

図 9-3　決定因子と結果の一覧表

いる。構造という観点から見ると，これら2種類の一覧表はきわめて類似している。唯一の相違点は，焦点概念がある変数の結果と見なされているか，あるいは決定因子と見なされているかという点だけある（図9-3）。複数の立言を決定因子と結果の一覧表に体系づけることは，理論構築者がただ1つの焦点概念や変数を扱う場合に有用であることが多い。これはわたしたちが変革的リーダーシップのために用いた方法である。

また別の方法はBlalock（1969）の提案した理論的「ブロック」* という概念である。この方法では，より密接に関連する変数が，1つのブロックと変数の特定された相互関係に体系化される。次に，それぞれの変数のブロックは，別のブロックの関連性のより弱い変数と関連づけられる（図9-4）。変数と関係を理論的ブロックに体系化することは，理論構築者がいくつかの「ミニモデル」からつくられる「メガモデル」を構築している場合にとくに実際的な価値を持つ。

上に引用した方法はちょっとした提案にすぎない。理論構築者は興味の対象である現象を描写するもっともよい方法を決定し，現存する文献と根拠を注意深く考察することによって得られるさらに進んだ理解を追い求めなけれ

＊訳注：いわゆるコンクリート・ブロックを連想するとよい。

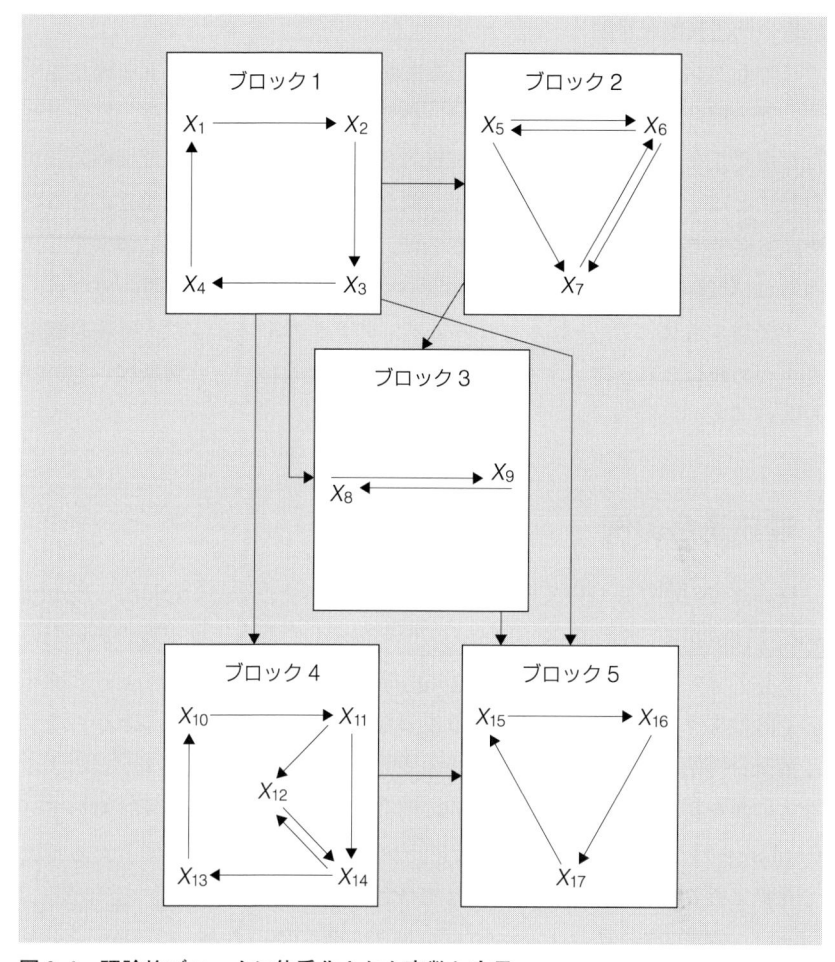

図 9-4　理論的ブロックに体系化された変数と立言

(出典：*Theory Construction: From Verbal to Mathematical Formulations* by Blalock, Hubert M., ⓒ1969. Reprinted by permission of Pearson Education, Inc., Upper Saddle River, NJ.)

ばならない。最後に，現在理論構築者に利用可能な支援で追加すべきはarcs©などのコンピュータソフトで，このソフトを使って文献から導き出された変数を管理し，関連づけるために用いることができる(このChapter の

最後の補足文献を参照)。

　このセクションのはじめでわたしたちがあげた重要なポイントを繰り返すと，理論統合のこれら3つの段階は，必要に応じて変更されたり，拡張されたりすることがある。例えば，文献検討を最初に行うことは，理論構築者が自分にとってもっとも関心のある焦点概念を明確にすることに役立たせるためにも必要であるかもしれない。さらに，概念や関連立言を図に体系化し，さらに研究の裏づけの程度に応じて(***＝強い裏づけ，＊＝弱い裏づけ，?＝矛盾する裏づけ)それらをコーディングすることによって，複数の概念を1つの統合されたネットワークに体系化することは，より興味深いものになるだろう。

理論統合の例

　理論統合の過程についての古典的で手本とすべき例は，Caplan, Robinson, French, Caldwell, & Shinn(1976)が提示した高血圧症患者のあいだのアドヒアランスモデルである。Caplanらは，例えばアドヒアランスと血圧の下降のような，興味の対象である主要な従属変数を特定することからモデル構築を開始した。そして，これらの変数の予測因子や決定因子がどのようなものかを特定するために，遡及的に研究を行った。モデル構築において，Caplanらはそのモデルが「アドヒアランスの決定因子について考えるうえで発見に役立つもの」として機能してほしいという希望を表明した(p.22)。以下は，簡潔であるためにかなり言い換えられてはいるが，Caplanらのモデルにおいて完結した鍵となる立言である。

　正常範囲内に血圧を維持することと，たとえ長期間満足のいく生活でないにせよ長生きするという目標とのあいだの関係(関係a)が，根拠によって裏づけられる。薬を服用する内服治療に対するアドヒアランスは高血圧をコントロールする効果的な手段である(関係b)。アドヒアランスを達成するために，具体的な下位目標を設定することは最終的な目標を達成するために重要であり，期待されるレベルのアドヒアランスを達成するためには，「その人

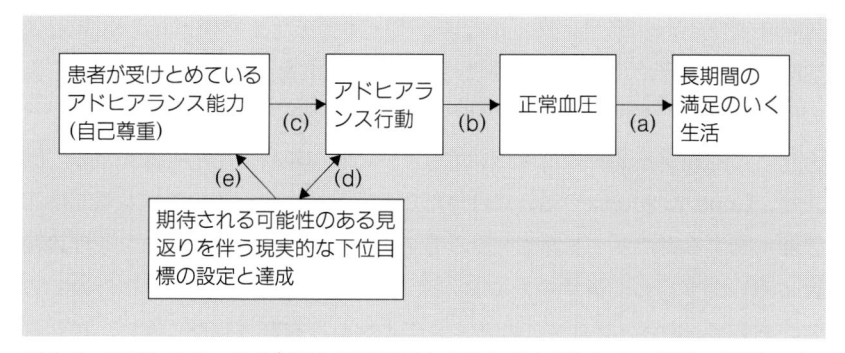

図9-5 アドヒアランスの主要な予測因子とそれらが血圧に与える影響の仮説モデル
四角の欄のあいだの矢印は因果関係を示す．それぞれの矢印についたアルファベット記号は文中からの参照のために使用されている．
(出典：Caplan RD, Robinson EAR, French JRP, Caldwell JR, Shinn M: Adhering to Medical Regimens: Pilot Experiments in Patient Education and Social Support. Ann Arbor, MI: Institute for Social Research, Univ of Michigan, ©1976. Reprinted with permission.)

が最終目標に向かって努力し始める前に，前もって見返りが期待されるか，あるいは明確に確認される必要がある」（関係d）(Caplan et al., p.26)。さらに，患者の実際のアドヒアランス行動は「過去の実績に基づいて新しい目標を患者が設定するのに役立つフィードバックメカニズムとして機能する」（関係d；p.30）。過去の実績は，患者が受けとめているアドヒアランス能力を強化する（関係e）。患者が受けとめているアドヒアランス能力は，さらに進んだアドヒアランス行動につながる（関係c）。

Caplanら(1976)は，これらの関連立言を**図9-5**のように図示した。この図では，アルファベット記号は言語形式の関連立言を図式形式の関連立言に移し換えと結びつけるために使用されている。Caplanらによって提示されたモデルの注には，アドヒアランス行動と目標設定と目標達成とのあいだが双方向関係であることが書かれている(d)。Caplanらは引き続きこのモデルを発展させた2つの提案を行っているが，簡潔であるためにここでは割愛する。

看護において何人かの理論家が自分たちの理論統合による研究の結果を公表している。これらのなかには，成人における鎮痛薬と副作用のバランス

(Good & Moore, 1996)，安らかなエンド・オブ・ライフ(Ruland & Moore, 1998)，幼児や子どもにおける急性疼痛管理(Huth & Moore, 1998)，脳卒中後の回復(Easton, 1999)，そして職場における看護師のコミュニケーションパターンに関連する2つの理論の統合(DeMarco, 2002)などの理論がある。例えば，Good & Moore(1996)は自分たちの理論統合のための根拠基盤を疼痛管理に関する実践ガイドラインから導き出した。実践ガイドラインを理論統合に適した立言に変換するために，立言統合という方法を使用したのである。そして，3つの立言がこのガイドラインから統合された。次に，これらの立言は体系化され，鎮痛薬と副作用のバランスに関する中範囲理論が構築された。さらに，それらの立言はこの理論の前提と限界について言及した。統合された理論の利点は，疼痛管理という現象に関係するさまざまな情報を無駄なく簡潔に提示していることである。

最後に，Hall(1990)の提案による統合された理論は，レズビアン女性におけるアルコール症からの回復に関する理論的モデルを開発するために，参加観察，面接，そして臨床的な知識を活用した。Hallは5つの張力 tension に関する概念を統合した――すなわち，アルコール症からの回復に関連した，弁証法的に互いに相反する性質である。すなわち，①自己：独自であること/同じであること，②所属：親密さ/威嚇，③力：権威/自律性，④軌跡：決定論/自由意思，そして⑤全体性：統合/分裂，である。これらの概念は，レズビアン女性のアルコール症からの回復の過程に関する立言とモデルに組み込まれた。力は中心であると仮定された。すなわち，力は自己および所属の張力と相互作用し，のちに全体性に影響を及ぼす軌跡の張力に影響する。最終的に，全体性の張力はその他の張力に影響する。

利点と限界

方法としての理論統合の長所は，1つのテーマに関する大量のばらばらの情報を結果的に統合することである。言語形式と図式形式の両方を用いることによって，統合された理論は多くの複雑な関係を統合し，効果的に提示す

ることができる。理論統合は教育，研究，実践の領域に関連する研究結果を要約するための有用な方法である。

　理論構築者は根拠基盤における概念間の構造的関係を正確に区別するために，統計学的概念を自在に使いこなす力を養う必要がある。これらの区別には，変数間の因果関係のパスを明確にすることが含まれる。

　理論統合は，理論開発が増加と累積の過程であるという前提の上に成り立っている。このことは，あるレベルの科学的発展については真であるかもしれないが，累積された知識の再体系化を行うことや，またそのような知識から距離をおくことによって生じた，科学的思考における主要な発展を特徴づけることはできない(Kuhn, 1962)。

理論統合の結果の利用

　研究の文脈では，理論統合の結果によって，ある現象の概念的構造や現存する知識の関係性が明らかになる。そして，統合された理論を経験的に検証する際に，指標と研究手順の操作的適切性を確認するために，この構造的知識が使われる(Fawcett, 1999)。結果的に，十分にデザインされた理論モデルでさえも，経験的に妥当性が検証される必要がある。科学的な学問や専門職における理論に望まれる健全な経験的基盤を提供するために，モデル検証や理論検証が必要とされる。検証によってモデルの修正が必要であることが明らかになるかもしれない。もし，厳格な検証のもとでモデルのある部分が繰り返し思うように機能しなければ(すなわち，期待される関係を示さなければ)，理論構築者にはいくつかの別の選択肢がある。つまり，理論構築者は機能しない変数を削除したり，新しい変数を導入したり，あるいはモデル全体について再考するかもしれない。例えば，変革的リーダーシップのモデルが検証される場合，それを変更する必要が生じるかもしれない。おそらくジェンダーに特異的な概念(Eisler & Hersen, 2000)が加えられ，男女それぞれのモデルが開発できるかもしれない。これまでと同様に，モデルの修正によってどのような利点が生じるかを明らかにするためには検証が必要なので

ある。

　統合された理論を開発することは，多くの概念およびそれらの概念間の関係を含む複雑な内容を教える際に役立つかもしれない。多くの場合，そのような教材は，言語形式と同じように図式形式でも提示されれば，教えたり学んだりすることがより容易になる。図式形式を使用することで，学生は言語形式のなかに埋め込まれてわかりにくかった関係の略図を描く機会を与えられた場合，その複雑な関係を記憶することが容易になることに気づくだろう。

　統合された理論は，臨床の場の看護師が，臨床現象の先行要件や結果を検証すること，あるいは一貫したプログラム理論に基づく患者サービスを計画することを容易にするかもしれない。例えば，予防的介入をデザインすることは，臨床問題の先行要件を観察することによって促進されるだろう。例えば，術後の再入院などの望ましくない臨床問題を回避する試みで，潜在する先行要件それぞれがどのようにして修正されてきたかをたどることによって，現在の実践の改善方法についての示唆が得られるだろう。また，この方法は在宅ケアや地域保健機関の場のような病院の文脈外での臨床問題にも適応できる。

要約

　理論統合は経験的根拠に基づいているために，これによって理論構築者は興味の対象であるテーマに関するさまざまな研究情報を体系化し，統合することができる。理論統合においては，一群の概念とばらばらの立言が，図式形式の表現を伴って立言の相互に関連した体系へと体系化される。理論統合は，公表された研究文献，直接的な統計情報，そして質的研究からの情報を合体する。理論統合はいくつかの関連する目的のために活用されるかもしれないので，具体的な目的は理論構築者の興味，統合された理論のために計画された使用方法，そしてテーマに関して利用可能な情報の量と種類といったもののバランスによって決定される。

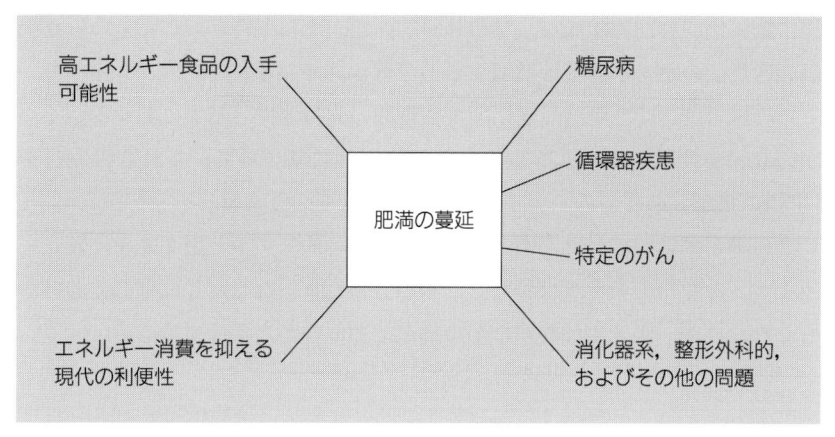

```
                                    高エネルギー食品の入手        糖尿病
                                    可能性

                                                                循環器疾患

                                              肥満の蔓延
                                                                特定のがん

                                    エネルギー消費を抑える        消化器系,整形外科的,
                                    現代の利便性                  およびその他の問題
```

図 9-6　肥満蔓延モデル

　理論統合には，①統合された理論の焦点概念を特定すること，②焦点概念とそれらの概念間の関係に関連する因子を明らかにするために文献検討を行うこと，③概念や立言を体系化して，興味の対象である現象の統合された効果的な表現をつくりあげること，という 3 つの段階が含まれる。

　理論統合によって，大量の情報が効果的に体系化される。そのなかに量的データが含まれている場合，この方法を使用するためには理論構築者が統計学の素養を持ち合わせている必要がある。この方法は科学的発展を増大させるアプローチであるということを前提としている。

練習問題

　現代の生活は，エネルギーを吸収し，蓄え，そして消費するためのわたしたち人間が持つ進化した調整システムに逆行していると，Hill & Peters (1998) のような肥満に関する研究者は主張している。とくに高エネルギー食品が幅広く手に入り，エネルギー消費を抑える現代の利便性への依存といった要因によって，米国における国家的肥満の蔓延が急速に始まってしまった (Mokdad & Bowman, Ford, et al., 2001；Mokdad, Serdula, Dietz, et al., 1999)。その 1 つの結果が肥満人口の増加である。そして，肥満は循環器疾

患，糖尿病，胃逆流症候群，整形外科的問題，そして特定のがんといった肥満の合併症の割合が今後は増加すると予言されている。

この練習問題で，肥満蔓延に関する理論の先行要件と結果に関するいくつかの立言を開発しよう。そしてあなたの立言に基づいて，これらの立言を「肥満の蔓延」の1つのモデルへと統合する図をつくろう。

この練習問題が終わったあと，あなたの理論的モデルと図 9-6 を比較してみよう。あなたのモデルはわたしたちのものとまったく同じには見えないかもしれないが，両者にはなんらかの構造的類似性があるはずである。

■ 文献

Blalock HM. *Theory Construction: From Verbal to Mathematical Formulations*. Englewood Cliffs, NJ: Prentice Hall; 1969.

Caplan RD, Robinson EAR, French JRP, Caldwell JR, Shinn M. *Adhering to Medical Regimens: Pilot Experiments in Patient Education and Social Support*. Ann Arbor: Institute for Social Research, University of Michigan; 1976.

Causey R. Scientific progress. *Tex Eng Sci Mag*. 1969; 6(1): 22-29.

DeMarco R. Two theories/a sharper lens: the staff nurse voice in the workplace. *J Adv Nurs*. 2002; 38: 549-556.

Easton KL. The poststroke journey: from agonizing to owning. *Geriatr Nurs*. 1999; 20: 70-76.

Eisler RM, Hersen M, eds. *Handbook of Gender, Culture, and Health*. Mahwah, NJ: Erlbaum; 2000.

Fawcett J. *The Relationship of Theory and Research*. 3rd ed. Philadelphia, Penn: Davis; 1999.

Good M, Moore SM. Clinical practice guidelines as a new source of middle-range theory: focus on acute pain. *Nurs Outlook*. 1996; 44: 74-79.

Hall JM. Alcoholism recovery in lesbian women: a theory in development. *Scholar Inquiry Nurs Pract*. 1990; 4: 109-122.

Hempel CG. *Philosophy of Natural Science*. Englewood Cliffs, NJ: Prentice Hall; 1966.

Hill JO, Peters JC. Environmental contributions to the obesity epidemic. *Science*. 1998; 280: 1371-1374.

Huth MM, Moore SM. Prescriptive theory of acute pain management in infants and children. *J Soc Pediatr Nurses*. 1998; 3: 23-32.

Kuhn TS. *The Structure of Scientific Revolutions*. Chicago, Ill: University of Chicago Press; 1962.

Mokdad AH, Bowman BA, Ford ES, Vinicor F, Marks JS, Koplan JP. The continuing epidemics of obesity and diabetes in the United States. *JAMA*. 2001; 286: 1195-1200.

Mokdad AH, Serdula MK, Dietz WH, Bowman BA, Marks JS, Koplan JP. The spread of the obesity epidemic in the United States, 1991-1998. *JAMA*. 1999; 282: 1519-1522.

Ruland CM, Moore SM. Theory construction based on standards of care: a proposed theory of the peaceful end of life. *Nurs Outlook*. 1998; 46: 169-175.

Ward K. A vision for tomorrow: transformational nursing leaders. *Nurs Outlook*. 2002; 50: 121-126.

Zetterberg HL. *On Theory and Verification in Sociology*. Totowa, NJ: Bedminster Press; 1965.

■ 補足文献

●理論開発についての文献

Blalock HM. *Theory Construction: From Verbal to Mathematical Formulations*. Englewood Cliffs, NJ: Prentice Hall; 1969.

Dubin R. *Theory Building*. New York, NY: Free Press; 1978.

Field M. Causal inferences in behavioral research. *Adv Nurs Sci*. 1979; 2(1): 81-93.

Hage J. *Techniques and Problems of Theory Construction in Sociology*. New York, NY: Wiley; 1972.

Lancaster W, Lancaster J. Models and model building in nursing. *Adv Nurs Sci*. 1981; 3(3): 31-42.

Mullins NC. *The Art of Theory: Construction and Use*. New York, NY: Harper & Row; 1971.

Reynolds PD. *A Primer in Theory Construction*. Indianapolis, Ind: Bobbs-Merrill; 1971.

Stember ML. Model building as a strategy for theory development. In: Chinn PL, ed. *Nursing Research Methodology*. Rockville, Md: Aspen; 1986.

Suppe F, Jacox AK. Philosophy of science and the development of nursing theory. In: Werley HH, Fitzpatrick JJ, eds. *Annual Review of Nursing Research*. Boston, Mass: Springer; 1985: 241-267.

Zetterberg HL. *On Theory and Verification in Sociology*. Totowa, NJ: Bedminster Press; 1965.

●理論構築に応用可能なコンピュータソフトウエア

arcs© はリレーショナルデータを「蓄積し，追跡し，モデル化する」プログラムである。このプログラムは以下から入手可能である。

Dr. Judith R. Graves, RN, PHD, FAAN

Adjunct Professor, Center for Research, Indiana University School of Nursing, Indianapolis, IN 46202; and President, Knowledge Research Group, Inc., 3230 Victory Circle, Gardnerville, NV 89410, USA; phone 775-266-4488; fax 775-266-0019; e-mail judithrgraves@hotmail.com.

10 理論導出
Theory Derivation

> **メモ**
>
> 　理論導出は，あなたがすばやく類似性を見出せるのなら，学習しやすい方法である．また，新しい理論を開発するためのきわめて効率的な方法である．看護師や他のヘルスケア従事者は，患者やクライアントを取り扱うなかで類似性や隠喩を頻繁に使用する．類似性はわたしたちの健康教育の基礎であることが多い．したがって，導出という方法は直観的で把握しやすいので，わたしたちの学生のあいだでは非常に人気がある．導出を使用しているもっとも初期の研究のなかには，1960年代に教育分野で行われたものがある．わたしたちはいままでこの研究を大いに活用してきた．

定義とその説明

　ある分野の現象についての説明や予測を他の分野の説明や予測から得るために類似性を使用することが**理論導出** theory derivation の基礎である (Maccia, Maccia, & Jewett, 1963)．したがって，ある興味の対象である分野 (F_1) のある理論 (T_1) は，新しい理論 (T_2) を形づくるために，その内容や構造的特徴を自分の興味の対象である分野 (F_2) に移し換える理論構築者に，いくつかの新しい洞察を提供する．理論導出に必要なのは，①別々の2つの興味の対象である分野の現象の類似している側面を見つけ出す能力と，②分野2におけるなんらかの現象についての重要な洞察を加える方法で，分野1から分野2へ内容および/または構造を再定義し，置き換えることだけであるから，理論導出は新しい分野で迅速に理論を開発する簡単な方法である (図10-1)．

```
分野1に      置き換え    分野2に      再立言     分野2に
おける理論1  ────────→  おける理論1 ────────→  おける理論2
```

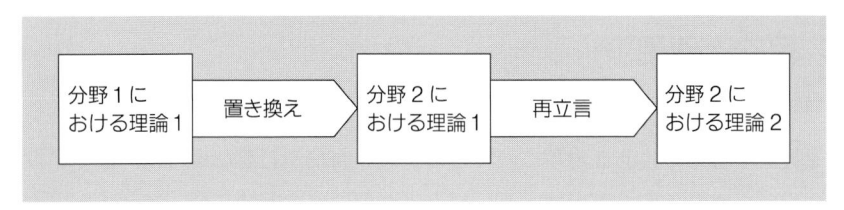

図10-1　理論導出の過程

　類似性を見つけ出すためには，想像力と創造性が必要である．すなわち，機械的な作業ではない．また，理論導出のためには，理論構築者は概念と立言を再定義して，それらを新しい分野で意義深いものにできなければならない．さて，理論導出に用いる2つの分野は明らかに異なっているので，ある理論をある分野から別の分野へ置き換える際になんらかの修正が必要になるだろう．ここで2つのことを区別しなければならない．すなわち，理論導出と立言導出の違い，および理論の「借用」または共有と理論導出の違いである．理論導出は，相互に関連する概念群の全体や構造全体がある分野から別の分野に移しかえられ，新しい分野に適した形に修正する過程であるのに対し，立言導出においては，ある分野から別の分野へ〈個々の〉独立した立言だけを移し換え，修正する．したがって，実際の過程は類似したものであるが，立言導出は理論導出に比べると狭い範囲のものとなる．

　理論構築者がある理論を借用したり，共有するとき，その理論はある学問分野から別の分野へ〈何も変えることなく〉移される．例えば，看護において化学的，生物学的，そして心理学的理論を応用するときに，オリジナルな理論に必要な変更を一切加えることなく，わたしたちは何年もそれらの理論を使用してきた．しかし，看護で利用する新しい理論をこれら3つの分野から〈導出〉しようとする場合，わたしたちの特定のニーズに合うように，概念および/または構造を修正する必要があるだろう．したがって，理論導出の一例として，理論に変更を加えないで，理論がある分野から他の分野へ移し換えられることは不可能であろう．真の理論導出には，少なくとも内容や構造になんらかの変更が加えられることが必要である．

目的と使用

　理論導出は，利用できるデータが存在しない場合や，あるいは調査や研究を促進するためにある現象についての新しい洞察が必要な場合に，とくに役に立つ。また，理論導出は，互いにいくつかの点で関連し合っているが，これらの関係を表すための構造的な方法がないような概念群がある場合に有用である(構造の導出についてのより詳細な説明は Chapter 7 を参照)。この場合，他の興味の対象である分野の理論の1つが，自分が興味を持っている概念間の関係に類似した構造を持っているということがわかるだろう。そして，考察対象の概念に適した構造を採用し，適応させることで，適切に導出の方法を使用するだろう。これによって，導出方法を使用しなければありえないほど意義深く，迅速に，その理論構築者の分野に知識体系を加えることができる。この例としては，Nierenberg(1968, 1973)が交渉理論を導出するために Maslow のニーズの階層構造を模範的に使用したことがあげられる。

　理論構築者がある現象の基本構造に関するアイディアをいくつか持っていても，それを説明する概念を持っていない場合，理論導出はここでも非常に役に立つ。異なる分野の別の理論は，若干の修正を加えればその現象を説明するのに役立つ可能性のある類似したいくつかの概念を理論構築者に提供してくれるだろう。また，この手順によって，理論構築者自身の分野に知識体系が急速に加えられる。わたしたちは Chapter 4 でこの方法の1例を扱ったが，それは Roy & Roberts(1981)が Helson の心理物理学理論から患者アセスメントにおける焦点刺激，関連刺激，残存刺激という概念を開発したというものであった。

　システム理論のことを考えると，理論導出のいくつかの例がすぐにわたしたちのこころに浮かんでくる。わたしたちの看護モデルの多くは，その原型においてはシステム理論からの直接の導出である——Roy & Roberts (1981)，Neuman(1980)，Erickson, Tomlin, & Swain(1983)やその他では，理論導出システムの重要な側面がそのなかに存在する。

理論導出の手順

　実際の理論導出の過程は，連続的に生じないこともあるが，一連の連続的な段階として考察することは可能である。しかし，理論導出は連続というより反復の過程である。すなわち，理論構築者はその理論の洗練の度合いが納得できるものになるまで，この段階のいくつか，あるいはすべてを行ったり戻ったりする。

　理論導出にはいくつかの基本的な段階がある。

1. 興味の対象である自分の分野の理論開発レベルがどれほどなのかを明らかにし，そうした開発の科学的有用性を評価しよう。このことは，あなたが興味の対象であるテーマに関する文献に完全に精通しているか，あるいは精通するであろうことを意味している。あなたの評価によって，いまある理論にふさわしいものや役立つものがまったくないと考えられる場合，理論導出を先へ進めることができる。
2. 想像力や創造性を自由に発揮させ，アイディアを得るために，看護や他の分野の文献を幅広く読もう。幅広く読むことによって理論をまとめる方法が理解でき，以前には考えもしなかったような新しい概念および構造についての明確な洞察を得ることができる。想像力や創造性を自由に発揮させることで，可能性がありそうな類似性にこころが開かれる。類似点の多くは偶然発見されるか，あるいは体系的というより，むしろ創造的な直観の飛躍として発見される。
3. 導出に使用する親理論を選択しよう。理論構築者の興味の対象である分野の現象を説明したり，予測したりする新しく洞察に富んだ方法を提供してくれるという理由から，親理論が選択されるべきである。親理論はおそらく他の分野や学問からのものであるかもしれないし，またそうであることが多いが，同じ学問領域である看護理論が使用されることもある。役に立つ類似性を提供してくれる理論ならなんでも選択される可能性がある。しかし，単純にどんな理論でもかまわないと

いうわけではない。なぜなら，多くの理論は興味の対象である概念についての洞察をまったく与えてくれなかったり，あるいはその概念に役立つ構造を提供できないので，理論構築者にとって価値がないからである。ここでは，新しい理論を形成するためには親理論全体が必ずしも必要ではないということを，こころにとどめておこう。類似していて，そのために実質的な価値のある部分だけを使用することが必要なのである。

4. どのような内容および/または構造を親理論から取り出して使用すべきか明らかにしよう。おそらく，概念だけ，あるいは立言だけが類似して，全体的な構造は類似していないかもしれない。あるいは，構造は完璧だが，親概念と親立言はそうではないかもしれない。理論構築者はおそらく構造だけでなく，概念と立言も必要としているだろう。導出という方法においては，理論構築者はその状況のニーズにもっともふさわしいものを自由に選択してもかまわない。

5. 自分にとって興味の対象である現象という観点に基づいて，親理論の内容または構造から新しい概念または立言をつくり，再定義しよう。ここが理論導出でもっとも難しい部分であるが，同時にもっともおもしろい部分でもある。これを行うためには，理論構築者の側に創造性と思慮深さが必要である。基本的には，親分野から借用した概念または構造は，理論構築者の興味の対象である分野で意味を持つように修正される。そのような修正は小規模であることが多いが，ときには新しい分野で意味を持つようになる前に大幅に修正される場合もある。

図示は言葉による説明よりもわかりやすいことが多いので，理論導出の簡単な例をいくつか提示することにする。まずは古典的な例から始めよう。Maccia, Maccia, & Jewett(1963)は，教育学の理論を導出するために，まばたきの理論の概念および構造の両方を使用した。彼らは理論開発のために導出を明快に利用した最初の学者なので，わたしたちはこの研究から例を引いた。以下に列挙されているのは，Maccia, Maccia, & Jewetからのいくつ

かの原則と導出である。

親理論の立言	Maccia らの導出
1. 目は閉じているか閉じていないかのどちらかである。	1. 学生は注意散漫か注意深いかのどちらかである。
2. まばたきは接触から目を守り，網膜や眼筋を休息させるために機能する。	2. 注意散漫は精神的ストレスから学生を守ったり，精神的労働から休息するために機能する。
3. まばたきはおそらく反射的か非反射的かのどちらかである。	3. 注意散漫はおそらく自発的か非自発的かのどちらかである。
4. 反射的なまばたきは固定させる物や薬物によって抑制されることがある。	4. 非自発的注意散漫は注意を促す合図や薬物によって抑制されることがある。
5. 非反射的まばたきは見たくない場合に生じることがある。	5. 自発的な注意散漫は学習したくない場合に生じることがある。

　看護における導出の初期の例では，アルコール症患者の治療後の機能に関する Cronkite & Moos(1980)の理論から，Wewers & Lenz(1987)が禁煙者間の喫煙への逆戻りに関する理論を導出した。Wewers & Lenz は主に内容の導出を用いたが，単純化した構造も導出した。以下に列挙するのは，Werers & Lenz が導出した Cronkite & Moos からの3つの命題である。いくつかの例で，導出をより明確に表す表現を採用した。

　喫煙に関しての利用可能な文献はすでに大量に存在しているので，Wewers & Lenz の導出では喫煙に関する知識にとくに適した命題を採用した。これは理論構築の作業においてこの方法をいかに柔軟に使用するかということについての優れた例である。

親理論の立言	Wewer & Lenz(1987)の導出
1. アルコール消費量，飲酒者のタイプ，うつ状態，そして職業上の役割といった治療前の症状はアルコール症治療の結果に関連する(p.48)。	1. たばこの消費量や喫煙者のタイプといった治療前の症状は喫煙への逆戻りに関連する(p.48)。
2. 「ストレスフルな人生の出来事は回復と否定的に関連する」(p.49)。	2. 「主要な人生の出来事といった社会的文脈のストレッサーと渇望といった内的ストレッサーの両方が喫煙への逆戻りに関連する」(p.49)。
3. 家族環境は「アルコール症からの回復に弱い関連を示す」(p.49)。	3. 「長期にわたる禁煙は非喫煙者の家族がいることや以前に禁煙に成功した家族がいることに関連する」(p.49)。

　Mishel(1990)による病いの不確かさ理論の再概念化が，看護におけるもう1つの例を提供してくれる。Mishelは自分のモデルの結果の部分をより明確に説明するのに役立てるために，カオス理論の内容と構造を使用した。導出がどのように行われるかということを例示するために，3つの立言を選択した。できるかぎり明確で簡潔にするために，類似点を明白にするために，ときどき命題を言い換えている。

親理論の立言	Mishelの導出
1.「かけ離れた均衡[原文のまま]系では，最初の状態に対する感受性は小さな変化でも大きな効果をもたらし，その系は多くの方法で自分自身を再編する」（p.259）。	1.「不確かさでとどまることは日常の出来事に意味を与える現存する認知構造を破壊できる．この意味の喪失によって，その人は混乱や崩壊の状態へと導かれる」（p.260）。
2.「その系における変動は非常に強力になり，…(中略)…以前から存在しているその組織を粉々にする」（p.259）。	2.「病気の不確かさ因子が急速に増加して限界値を超えると，人間という系の安定さはもはや当然のこととして容認できなくなる」（p.260）。
3.「自己触媒過程はその存在によってそれ自身の生産をさらに促進する産物を生み出し，…(中略)…無秩序状態を生み出す」（p.259）。	3.「疾患のある分野に不確かさが存在していることは，それ自身にフィードバックされることが覆う，他の疾患に関連する出来事にさらに多くの不確かさを生み出す」（p.260）。

　理論導出は2つの大きく異なる分野を使用しても起こりうる．あるいは，密接に関連した分野から洞察が生じることもある．理論構築者の創造性と直観こそが，類似性に洞察をもたらすのである．

　概念と構造の両方を導出する必要がないこともある．導出は概念だけ，あるいは構造だけのために使用できるからである．概念だけが使用されている例と，構造だけが使用されている別の例を調べてみよう．Adam(1995)の時計/カレンダー的な時間とは別の時間に基づいた看護時間に関する理論を導出するために，Jones(2001)は概念だけを使用した．以下はAdamの親理論の概念とその定義，そしてそこからのJonesの導出である．その他の例は，本Chapter末の補足文献のリストにある文献を参照しよう．

親理論の立言	看護時間に関するJonesの導出
1. 一時性——「一方向性を持つ時間を背景にして生じる生と死の循環」(p.155)。	1. 一時性——「無限の量の平行し，循環する時間の枠が存在し，そのなかで看護師は同時に存在し，それぞれの枠のなかでわたしたちの生活を体系化し，計画し，そして調節する」(p.154)。
2. タイミング——タイミングとは「いつ」という時間であるが，時計やカレンダーの時間は，スケジュール，時間同調，資源分配などにおける「いつ」を決定する唯一の参照点ではない。	2. タイミング——「看護における…(中略)…タイミングは，過去，現在，そして未来の時間に基づいた多くの考察によって決定される」(p.156)。
3. テンポ——例えば，「わたしたちが時間について，早く過ぎるとかゆっくりと過ぎるとか言うように」(p.156)，時間はさまざまな速度で進むように見える。	3. テンポ——「健康サービスの過程は，行動のタイミングと存在の一時性のなかで与えられた時間枠でどれだけ多くのことが達成できるかという点で相互に関連している」(p.156)。

　一方，Teel, Meek, McNamara, & Watson(1997)ははじめに4つの異なった理論を統合し，それから症状の解釈の新しい理論を導出するために，それら4つの理論の構造を使用した。以下では，筆者らは，親理論のさまざまな立言を外延するために，Teelらがそれらからつくった導出を横に示した。

＊原書注：Teelらは，ときどき親分野における2つ以上の立言から新しい命題をつくりあげている。筆者らは導出された立言を2つの親立言のあいだにおくことでこれを表示しようと試みた。
＊＊訳注：ヒューリスティクスとは，ある問題を解決しようとする際に，うまくいけば解決に要する時間や手間を減少することができるような手続や方法のことをいう。

親理論の立言	Teel らによる導出*（→前頁）
Barsalou（1989）知識構造の理論 1.「知識の構造は記憶と知性を補強する人間の情報の基本単位である」(p.177)。 「知識の構造の形式は，定義，典型例，原型，そしてメンタルモデルである」(p.177)。	1.「定義，典型例，原型，そしてメンタルモデルは，症状の認識とアセスメントに関連する」(p.177)。
Leventhal, Myer, & Nerenz（1980）の疾病モデルの常識的表現 2.「症状は疾病全体の表現になくてはならない」(p.176)。 3.「症状は疾病の診断の鍵となる要素である」(p.176)。	2.「ある症状についての個人の知識とそれに付加される意味は，その症状に比例する結果を理解するうえで重要である」(p.176)。 3.「混乱を自覚することは，何かが正常パターンと異なることを認識する，あるいは感覚の変化に敏感であるようになることである」(p.176)。
Tversky & Kahneman（1982, 1983）の推論についての命題 4.「人間の判断は，とくに不確かさが存在する場合，論理の規則や蓋然性からはずれるということが知られている」(p.178)。 「判断ヒューリスティクス**（→前頁）を使用することは，人間の推論の支配的様式である」(p.178)。	4.「ある症状に精通することによって，人は典型的な症状パターンに類似した症状を優先的に分類するよう促される」(p.178)。

> **Lang(1977, 1985)の恐怖と不安の生理心理学**
>
> 5.「臨界点まで蓄積された刺激情報の要素が,新たに入ってくる刺激と調和する際,知識構造は活性化される」(p.177)。
>
> 5.「人の知識構造は特定の刺激パターンに対して特定の方法で反応する傾向を裏づける」(p.178)。

　導出された理論は発見の文脈で構築されるということを覚えておこう。したがって,そのようにして開発された理論は,正当化の文脈における経験的な検証を受けるまでは,妥当性がない。たとえその理論が実践や研究において非常に価値があったとしても,使用する前にまず妥当性を証明しなければならない。理論を検証するのに使われるいくつかの方法が Chapter 12 に提示してある。また,この Chapter と他のいくつかの Chapter にある文献は補足として役立つだろう。

利点と限界

　理論導出は新しい興味の対象である領域において理論を得るための無理なく簡単で迅速な方法である。それはまた刺激的な作業である。というのも,理論導出は1つの分野からいくつかの類似性を見つけ出し,それを新しい分野で用いるために修正する際に,創造性と想像力を発揮することを理論構築者に要求するからである。加えて,利用できる情報,文献,あるいは正規の研究がほとんどないか,まったくないような現象について説明し,予測できるようになるための方法を提供する。

　理論導出の1つの難点としては,理論構築者が自分の興味の対象である分野だけでなく,さまざまな分野に精通していなければならないことである。これは幅広い読書や文献検討を行い,新しく有用な類似性に常に目を光らせていなければならないことを意味している。さらに,理論構築者はとくに自

分の興味の対象である分野に関する文献と最新の考えに精通していなければならない。そうでなければ，類似性を導き出すときになって，理論構築者はその新しい理論のための適切な境界を決定するのに苦労するだろう。

最後に，初心者である理論構築者は，しばしば新しい一般化に非常に躍起になりすぎて，親理論に存在する相違点や非類似性を考慮に入れられなくなってしまう。これらの非類似性も，「新しい」理論において貴重な情報を提供してくれるかもしれないということを少なくとも考慮に入れるべきである。さらに，こういった非類似性はその現象のさらに進んだ洞察や，あるいは前もってトラブルの「危険信号」を提供してくれることもある。

理論導出の結果の利用

理論導出の使用は，概念だけが利用可能なときに構造を提供したり，逆に構造だけが利用可能なときに概念を提供したり，あるいは理論開発を始めるのに効率的な方法として概念と構造の両方を提供することである。理論導出の結果は看護教育，実践，研究，そして理論開発に容易に利用できる。

理論導出は，教育におけるカリキュラム構築のための理論的枠組みを獲得するための卓越した方法である。加えて，理論導出は理論化することを全体的に大学院生に紹介する教育の手段として，学生たちに使用することが可能である。理論導出は比較的学習が容易で，グループで練習することは楽しい（「理論構築」という考えに対する若い学生の恐怖心を抑えるために，筆者らは看護よりむしろ日常生活に関連する新しい理論を学生に最初に導出させることが多い。そしてこれがうまくいった場合，次に看護理論を導出するようにと言うようにしている）。

理論導出は，臨床実践に意義のある新しい洞察を提供する。臨床家は理論導出の結果を利用することによって，自分の実践を導く有用な理論的枠組みを得ることができる。

また，理論導出は研究プログラムのための概念モデルをデザインするための簡単な方法である。Wewers & Lenz が例証しているように，概念およ

び/または構造を適切な修正を加えて親分野から移し換えることは，研究のための潜在的な仮説の豊かな源をもたらす。理論導出はある現象についての知識体系を完成させるための非常に効率的な方法である。

要約

　理論導出は新しい分野で迅速に理論開発をするための卓越した方法である。なぜなら，理論導出は，ある分野のある現象に関する説明や予測を，別の分野の説明と予測から得るために，類似性を使用するからである。概念と構造の両方は途中で修正を受けて親分野から新しい分野へ移動させることができる。

　理論導出には，①興味の対象であるテーマに完全に精通する，②想像力をもとに有用な類似物を発見できるように，他分野の文献も幅広く読む，③導出に使用するための親理論を選択する，④親分野からのどの内容および/または構造が使用されるべきか明らかにする，⑤興味の対象である現象という観点から，新しい概念および/または立言を修正あるいは再定義する，という5つの段階がある。新しい理論が形づくられると，その理論の新しい概念と構造が新しい分野の現実を実際に反映していることを確認するために経験的妥当性を検証しなければならない。

　理論導出は新しい理論を構築する簡単でしかも迅速な方法である。1つの難点は，理論構築者が自分の分野だけでなく，他分野の文献も幅広く検討しなければならないことである。加えて，理論構築者は親分野と新しい分野との類似性だけでなく，非類似性も考慮の対象にすることを忘れてはならない。

　わたしたちの知識基盤の開発というまさにその点において，理論導出は看護のための非常に実用性の高い方法である。また，理論導出は意味のある内容を持った理論を迅速に獲得する手段である。もし，理論導出が注意深く行われ，さらに注意深く検証されたなら，導出された理論は看護の科学的知識の開発に直接的な役割を担うことができるだろう。

練習問題

　以下は行動科学のための一般的システム理論からの 17 の関連立言である (Miller, 1955)。この Chapter で紹介した導出方法を使って，あなたがとくに興味を持っている臨床分野の新しい看護理論を構築しよう。その際，17 すべての立言を含めてはいけない。あなたの興味の対象である分野にもっとも関連のある立言だけを選択しよう。開放系 open system とは空間と時間に制限されてはいても，エネルギーと情報をその下位システムや環境(上位システム)と交換し合う系 system のことである*。

a．1 つの環境内あるいは下位システム内の伝達に対してよりも，境界を越えた伝達に対してのほうに，より多くのエネルギーが必要とされる。

b．いくつものシステムを通過するエネルギーと情報の拡散は量的に同等とみられる。

c．システムへのエネルギーあるいは情報の入力とシステムからの出力のあいだに，恒常的なシステムの歪み ── 変質 ── が存在する。

d．システムの歪みは，下位システムでの緊張を減少させるために入力から取り除いたり，あるいは緊張を減少させるために出力に加えられる過程の効果の合計である。

e．圧力(ストレス)が加わったあとにシステムのなかの変数が均衡状態へと戻るとき，その復元率と回復力の強さは，均衡点からの変位量の線形関数よりも大きい。

f．生命系 living systems は，恒常的に増加する圧力(ストレス)に対して，最初は一瞬のあいだの反応によって，次に過剰代償によって，最

＊訳注：ここで用いられている「系」と「システム」という言葉は system の訳語で，同じ意味で使用している。例えば，「開放系」のほうが「開放システム」よりも一般的であり，「下位系」よりも「下位システム」のほうが一般的だという理由だけで訳し分けられているので，系もシステムもともに同じ概念だということで読み進めていただきたい。

後にシステムの崩壊によって応答する。
g. 生き残ったシステムは，圧力（ストレス）に対して，最初にもっとも消費の少ない防御を，あとになるにしたがってだんだんと消費の多い防御を使用する。
h. 生き残ったシステムは，最大のエネルギー出力のために，常に最大効率以下である最適効率で機能する。
i. システムのネガティヴフィードバックが中断すれば，システムの安定状態は消滅し，境界線は消え去り，そしてシステムは終焉を迎える。
j. システムの出力は常に入力より少ない。
k. 均衡状態にある変数の維持を分散させることは，有用性が増すかもしれないが，集中化よりもエネルギー消費が大きい。
l. 分散が進むにつれて，下位システムはそのシステムのいたるところで利用可能な情報の恩恵を受けることなくますます機能する。
m. 効率的なシステムの下位システムが増えれば増えるほど，それだけ均衡状態で維持できる変数が増える。
n. 効率的なシステムの下位システムが増えれば増えるほど，システムを崩壊させる下位システムの破壊が増える。
o. いくつかの緊張を減少させることが同時には不可能なとき，軽減に必要とされる労力が同じであれば，生き残ったシステムでは緊張が減少される順序はもっとも強いものからもっとも小さいものへの順となる。
p. 最大限に至るまで，システムのエネルギーが情報処理に注がれれば注がれるほど，そのシステムが生存できる可能性は高まる。
q. ある上位システムにおいて，1つの生存種が他の生存種を常食とし，なおかつ両方の種が生存し続ける場合，捕食者と非捕食者の数の変動が均衡点付近に留まる。

(Copyright[1955]米国心理学会 American Psychological Association. 出版社と著者の許諾を得て転載)

ただおもしろいという理由で,わたしたちは看護の大学院生についての理論を導出した。あなたは自分の理論と以下にあげるわたしたちの理論を比較したいと思うかもしれない。わたしたちは,導出がいかに機能するかを例示するために,少数の立言だけを使っている。また,わたしたちの立言がどこから導出されたのか確認できるように,親理論の立言と同じアルファベットを振った。

a．看護の大学院生は,教授とよりも,院生同士のほうが効率的に意思を伝達する。
c．大学院生が,科目の最初にその教科の履修条件について伝えられた場合,学期中間の短い休みの前にそれらの履修条件の確認を求めるだろう。
f．1．試験や締め切りが近づけば近づくほど,結成される学習グループが多くなる。
2．試験や締め切りが近づくのにつれて,学生の疾病罹患率が高くなる。
o．いくつかの学習課題の提出期限が同じ場合,大学院生はもっとも難しい課題を最初に完成させる。
p．学生が読んで考えることが増えれば増えるほど,学位を取得する可能性は高まる。
j．大学院生は学位論文を完成させるのに十分な技術を獲得するために,すべてのカリキュラムを完了しなければならない。
i．学位論文の口頭試問が終了すると,その学生は修了する。

■ 文献

Adam B. Timewatch: *The Social Analysis of Time*. Cambridge, England: Polity Press; 1995.
Barsalou LW. Intraconcept similarity and its implications for interconcept similarity. In: Vosniadou S, Ortony A, eds. *Similarity and Analogical Reasoning*. New York, NY: Cambridge University Press; 1989: 76-121.

Cronkite RC, Moos RH. Determinants of the post-treatment functioning of alcoholic patients: a conceptual framework. *J Consult Clin Psychol.* 1980; 48: 305-316.
Erickson HC, Tomlin EM, Swain MAP. *Modeling and Role Modeling: A Theory and Paradigm of Nursing.* Englewood Cliffs, NJ: Prentice Hall; 1983.
Jones AR. Time to think: temporal considerations in nursing practice and research. *J Adv Nurs.* 2001; 33(2): 150-158.
Lang PJ. Imagery in therapy: an information processing analysis of fear. *Behav Ther.* 1977; 8(5): 862-886.
Lang PJ. The cognitive psychophysiology of emotion: fear and anxiety. In: Tuma AH, Maser J, eds. *Anxiety and the Anxiety Disorders.* Hillsdale, NJ: Erlbaum; 1985: 7-30.
Leventhal H, Meyer D, Nerenz D. The common sense representation of illness danger. In: Rachman S, ed. *Contributions to Medical Psychology and Health.* New York, NY: Pergamon Press; 1980.
Maccia ES, Maccia GS, Jewett RE. *Construction of Educational Theory Models.* Cooperative Research Project ♯1632. Columbus: Ohio State University Research Foundation; 1963.
Miller JG. Toward a general theory for behavioral science. *Am Psychol.* 1955; 10(9): 513-531.
Mishel MH. Reconceptualization of the uncertainty of illness theory. *Image.* 1990; 22(4): 256-262.
Neuman B. The Betty Neuman health care systems model: a total person approach to patient problems. In: Riehl JP, Roy C, eds. *Conceptual Models for Nursing Practice.* 2nd ed. New York, NY: Appleton-Century-Crofts; 1980.
Nierenberg GI. *Fundamentals of Negotiating.* New York, NY: Hawthorne; 1973.
Nierenberg GI. *The Art of Negotiating.* New York, NY: Hawthorne; 1968.
Roy C, Roberts SL. *Theory Construction in Nursing: An Adaptation Model.* Englewood Cliffs, NJ: Prentice Hall; 1981.
Teel CS, Meek P, McNamara AM, Watson L. Perspectives unifying symptom interpretation. *Image.* 1997; 29(2): 175-181.
Tversky A, Kahneman D. Extensional versus intuitive reasoning: the conjunction fallacy in probability judgment. *Psychol Rev.* 1983; 90(4): 293-315.
Tversky A, Kahneman D. Judgments of and by representativeness. In: Kahneman D, Slovic P, Tversky A, eds. *Judgement under Uncertainty: Heuristics and Biases.* New York, NY: Cambridge University Press; 1982: 89-90.
Wewers ME, Lenz E. Relapse among ex-smokers: an example of theory derivation. *Adv Nurs Sci.* 1987; 9(2): 44-53.

■ 補足文献

Burr JW. *Theory Construction and the Sociology of the Family.* New York, NY: Wiley; 1973.
Challey PS. Theory derivation in moral development. *Nurs Health Care.* 1990; 11(6): 302-306.
Comley AL, Beard MT. Toward a derived theory of patient satisfaction. *J Theory Construct Test.* 1998; 2(2): 44-50.
Condon EH. Theory derivation: application to nursing ... the caring perspective within professional nurse role development. *J Nurs Educ.* 1986; 25(4): 156-159.
Henderson JS, Hamilton P, Vicenza AE. Chaos theory in nursing publications: retrospective and prospective views. *Complexity Chaos Nurs.* 1995; 2(1): 36-40.
Kaplan A. *The Conduct of Inquiry.* New York, NY: Chandler; 1964.
Leventhal H. Symptom reporting: a focus on process. In: McHugh S, Vallias TM, eds. *Illness Behavior: A Multidisciplinary Model.* New York, NY: Plenum Press; 1986.

Leventhal H, Nerenz DR, Strauss A. Self-regulation and the mechanisms for symptom appraisal. In: Mechanic D, ed. *Symptoms, Illness Behavior and Help-seeking*. New York, NY: Prodist; 1982: 55-86.

Miller JG. *Living Systems*. New York, NY: McGraw-Hill; 1978.

Olson RW. *The Art of Creative Thinking: A Practical Guide*. New York, NY: Barnes Noble; 1980.

11 理論分析
Theory Analysis

> **メモ**
>
> ここ数年間にどれだけ多くの理論が分析と修正を受けてきたかを聞いて，驚くと同時に喜んでいる。これは励みとなる風潮である。そして，このことは看護科学の発展の迅速な性質を明らかにしている。また，もっと多くの中範囲理論が開発途上である。それらの理論は，いかに看護が「機能」し，いかに看護ケアが効果的で効率的かというような看護の潜在能力に関する知識の豊かな情報源を看護学に提供する。研究者，上級実践看護師，スタッフナース，そして看護学生が教育や実践で使用しようとしている理論を検証して，その理論が妥当であり，またその記述，説明，予測，そして指示または統制において信頼できるものであることを確認することを筆者らは勧める。

定義とその説明

　理論は，通常，以前は答えのなかった疑問に答え，その現象の本質についての新しい洞察を提供するような，ある現象についての独自で統一的な考えを表現するために構築される。理論は，現実世界あるいは経験された世界についての，簡潔で正確な例やモデルをつくりあげようとする。したがって，理論は，記述，説明，予測，そして指示または統制に役立つ，ある現象についての相互に関連するいくつもの関連立言であると定義される(Chinn & Jacobs, 1987；Dickoff, James, & Wiedenback, 1968a, 1968b；Hardy, 1974；Hempel, 1965；Reynolds, 1971)。

　何かを記述，説明，予測することを意図している理論は，現象が何であ

り，何を行うのか，またどのような出来事がその現象に影響を与え，そしてその現象が他の現象にどようにして影響を与えるかということについての明確な考えを読者に提供するはずである．したがって，理論分析は，意味，論理的適切性，有用性，一般性，簡潔性，そして検証可能性についての，その理論の体系的な検証である．

理論分析では，すべての分析を用いる方法と同じように，理論は部分に分解される．そして，それぞれの部分は，それ以外のすべてと関連を持たせたまま，個々に検証される．加えて，妥当性や現実世界をどれだけ忠実に描写しているかといったことを明らかにするために，全体としての理論構造が調べられる．

目的と使用

理論分析によって，理論の長所と短所の両方を調べることができる．加えて，理論分析はオリジナルな理論に追加すべき開発や洗練が必要かどうかを明らかにすることがある．

理論分析は，いままで発見されることのなかった，洞察や明確な記述を導く可能性がある理論を調べる系統的で客観的な方法である．そして，このことで看護学の知識体系が増える．古典的な業績のなかでPopper(1965)が指摘しているように，理論が持つほかならぬ新規性や興味ゆえに，科学者はそれらを経験的に検証しようとすることから，科学は新しい考えや興味深い理論に関心を持っている．理論分析は「何が」検証されるべきかを明らかにする方法を示し，「どのように」すれば検証を行うことが可能かを提案する．

理論が教育，臨床実践，あるいは研究の場のいずれかで役に立つ可能性がある場合に限って，正式な理論分析が意味を持つ．もし，その理論が有用である可能性がまったくない場合には，理論分析は無駄な作業となってしまう．教育または臨床実践で理論を使用する前に理論分析を行う主な目的は，実践を導くためにその理論が提供する長所を発見することである．しかし，研究目的の理論分析は，通常，その理論の弱点や実証されていない概念間の

結びつきに焦点をあてる。このように区別する理由は，もとの理論のなかの新しい，あるいは不明確な関係について研究を行って，理論分析が研究者にとって正当化する必要のある根拠を提供するからである。

　理解が**分析**の主な目的である。何かを真に理解するためには，わたしたち自身の価値観や先入観を一時的に脇に置いて，分析対象を客観的に眺めなければならない。理論分析は，系統的であるとともに客観的でもあるので，主観的な評価に影響されることなく理論の内容と構造を調べる方法を提供する。理論分析からわたしたちの個人的な価値観を取り除くことによって，わたしたちはその理論をより明確に理解でき，その理論を構築した理論構築者の価値観もより明らかになる。

　一方，**評価**の主なねらいは意思決定および/または行動である。ここでは，わたしたち自身の価値観と先入観がその評価結果にとって重要になる。理論の評価は，完全な分析が行われた〈あと〉にだけ行われるべきである。したがって，わたしたちはその理論が科学的知識に貢献する可能性を自由に評価し，意思決定あるいは行動の基盤を確立するうえでその理論が持つ価値を自由に判断すべきである(Fawcett, 1980, 1989, 1993, 1995, 2000)。

理論分析の手順

　理論分析の手順は，Popper(1961, 1965)，Reynolds(1971)，Hardy(1974)，Fawcett(1980, 1989, 2000)，およびChinn & Jacobs(1987)の業績から統合された。発表年はまちまちであるが，これらの著者の研究はひとまとまりとなって現在の理論開発の知識基盤を形づくった。これらの先駆的な努力がなければ，看護理論の開発は大幅に遅れ，本書も存在することはなかっただろう。

　理論分析には，①その理論の起源を明らかにする，②その理論の意味を調べる，③その理論の論理的適切性を分析する，④その理論の有用性を明らかにする，⑤その理論の一般化可能性と簡潔性の程度を明らかにする，⑥その理論の検証可能性を明らかにする，という6つの段階がある。以下に，それ

ぞれの段階を簡潔に定義し，その後，細部にわたって検討する。

理論の**起源** origin とは，その理論の最初の開発を指している。何がその理論の開発に駆り立てたか，その理論の形式は演繹的か帰納的か，そしてその理論の裏づける根拠，あるいは反証する根拠が存在するかどうかということを，分析者は調査する。

理論の**意味** meaning(Hardy, 1974)とは，その理論の概念と関係があるとともに，それらが互いにどのように関連しているかということにも関係する。本質的に，意味はその理論の言葉のなかに反映され，そのため元々の理論構築者によって使われている特定の言語を注意深く調べる必要がある。

理論の**論理的適切性** logical adequacy(Hardy, 1974)は，その理論の概念と立言の意味から影響を受けることのない理論の概念と立言の論理構造を意味する。分析者は，その理論の構造のあらゆる論理的誤謬を探しだし，その理論からつくることのできる予測の正確さを調べる。

理論の**有用性** usefulness とは，理解や予測可能な結果をもたらすことで，その理論がその学問分野にどれだけ実用的で有用であるかということに関係する。例えば，介入Aが常に患者行動Bを導けるように実践家に現実的な実践の手引きを提供する理論は，そうでない理論よりも明らかに有用である。

一般化可能性 generalizability あるいは**転用可能性** transferability は，どの程度その理論から一般化ができるかを説明する。その理論が幅広く応用されればされるほど，一般化の範囲はますます広くなる。

簡潔性 parsimony とは，ある理論が問題の現象の説明を完全なままでどれだけ単純かつ簡潔に述べられているかということを指す。例えば，数学の理論はほんの2, 3の方程式で説明するので，その多くは簡潔である。一方，社会科学の理論は数学的表現を受け入れない複雑な人間現象を扱うので簡潔であることは稀である。

検証可能性 testability は，その理論が経験的データによって裏づけられることが可能かどうかということに関係する。もし，ある理論が経験的な研究に提起されることが可能な仮説を生み出せなかったら，その理論は検証不

可能である。

　以上の6つすべての段階が完全な理論分析には重要であると筆者らは信じている。しかし，なかには同意しない著者も存在する。

　例えば，Fawcett(2000)は，最後の2つの段階——簡潔性と検証可能性を明らかにすること——は実際には理論評価に関係するものであると述べている。確かに，分析を完了し，その理論を評価しはじめるときには，いくつかの段階のほうに他の段階よりも重い価値をおくかもしれない。しかし，例えばある理論に定義が十分でなく，一貫性のない使用のされ方をしている概念が存在している場合，その理論は検証が不可能であり，簡潔でもなく，有用でもないだろう。理論に与えられる価値は，主に分析によって何が明らかになるかということで決まるが，ある程度は自分の感情や先入観も反映するものである。したがって，次のことが予測されるのである。すなわち，完全に客観的になれる科学者は存在しない。では，分析の個々の段階をさらに徹底的に考察することにしよう。

■ 起源

　理論分析の最初の段階は，何がその理論の開発に駆り立てたのかを明らかにすることである。ときには理論構築者が明確に説明することもある。そうでない場合，分析者は考察の文脈から推測できるだけかもしれない。理論の起源とその理論が開発された目的の理解は，どのようにして，そしてなぜその理論が1つにまとめられたのかということについて理論構築者が理解するのに非常に役立つことをはっきりと示す。その理論を注意深く読み，主要な考えや概念を明らかにし，関連立言を発見することから始めよう。さらに，その理論が(より一般的規則から)演繹的に開発されたか，あるいは(データから)帰納的に開発されたかを見抜こう。その理論が他の理論やその他のいくつかの仮説から開発されている場合，起源は演繹的であると考えられる。一方，データ，文献，あるいは臨床実践からのいくつかの関係が観察されその理論を生成している場合，起源は帰納的であると考えられる。そしてのちに，その理論の論理的適切性を明らかにするときに，起源が演繹的形式か，

帰納的形式かが重要になってくる。最後に，その理論が構築される基礎となる前提を明らかにすることは，しばしば有用である。これらの基礎となる前提は，解釈やその理論の有用性を考察する際に重要になる可能性がある。

■ 意味

意味や論理的適切性を調べることは，理論分析では非常に時間のかかる長い過程であるが，同時にもっとも価値の高い過程でもある。理論分析において，意味はその理論が指し示す意味を指す。分析者はその理論のなかの概念と立言を注視することによって，その理論で使われている用語を調べなければならない。この段階は，①概念を同定し，②その概念の定義と用法を調べ，③立言を同定し，そして④立言のなかで例示されている概念間の関係を調べることから成り立っている。

①概念を同定する

その理論のなかにある主要な考えを探そう。そして，見つけた考えを反映している関連用語はすべて明確に立言され，定義されるべきである。手の込んだ言語モデルの主要な概念を明らかにすることは困難であることが多い。おそらく，最善の方法はペンや紙を手に持って読むことだろう。新しい用語が出てきたら，その用語をメモに書きとめておこう。もし定義があれば定義も一緒に。これによって，長い目で見れば時間が節約でき，定義が欠落しているところを非常にはっきりとさせる。

それぞれの概念が原初的か，具体的か，あるいは抽象的かを明らかにしよう。原初的な用語は，Chapter 2 と Chapter 5 で述べたように，その学問分野の共通の経験から意味が導き出され，例を用いることによってのみ定義されることが可能な概念の名称のことである(Wilson, 1969)。具体概念は，直接測定できなければならず，時間と空間によって制限される。抽象概念は時間と空間に制限されてはいないが，直接測定できないことがある。このように概念を分類することは，分析者がその理論全体の具体的，あるいは抽象的な性質を評価する際の一助となるだろう。

②定義と用法を調べる

　定義に関しては，理論的定義，操作的定義，説明的定義，そして定義がないという4つの可能な選択肢がある。

　理論的定義 theoretical definition は，ある概念を定義し，それをその理論の文脈のなかにおくために他の理論的な用語を用いるが，その定義を分類あるいは測定する操作的規則はまったく特定しない。通常，理論的定義はかなり抽象的であり，より上位の概念を定義するためにより下位の概念を使用することがある。しかし，もっとも重要な判断基準は，その定義に測定方法の詳細を欠くことである。

　理論的定義は，その理論のなかの概念の豊かさを表現する方法と，ある現象をその概念の一例であるのか，そうではないのかを分類する手段とを理論構築者に提供する。一方で，**操作的定義** operational definition は問題の概念を測定するための手段を提供する。

　操作的定義は，研究には役立つが，その概念を不自然に制限することが多い。しかし，主要な理論的概念に理論的定義と操作的定義の両方が開発された場合には，操作的定義のほうが分析者にとって有用である。またこの場合，操作的定義が理論的定義を正確に反映していることを確認することがきわめて重要である。

　説明的定義 descriptive definition は，ある概念の属性を単に辞書のように列挙するか，説明するもので，その概念が用いられる文脈についてはなんら言及せず，また操作的な測定基準を特定していない。確かに，説明的定義を持っていることは，最後の選択肢，すなわち**定義がない** no definition よりはよいが，分析者には非常に限られたデータしかもたらさない。ごく限られた定義しか利用できない場合には，本当に客観的な分析を行うことも，また意図した目的のためにその理論を用いることも同じように困難だと分析者は気づくだろう。理論が説明的定義しか含んでいないか，あるいは定義がないのは，開発の〈まさに〉初期段階であることが多い。したがって，分析者がさらに進んだ開発をどのように進めていくべきかということについてよく考えられた提案をすることができれば，それは価値が高いことだろう。

概念が用いられる方法を考えるうえでの大きな懸念は，使用方法の一貫性，すなわちそれらの概念が〈定義されたとおりに〉理論全体を通して一貫性を持って理論開発者が用いているかどうかということである。これはその理論を応用しようとする人にとってはきわめて重要な情報である。というのも，ある理論構築者がある方法で概念を定義し，そのあとで理論を開発するのに合わせて，その意味を微妙にか，あるいはかなりの程度変更した場合，その定義の曖昧さが解消されなければその概念を用いている表現すべてが疑わしいものになるからである。そうしないと分析者は，初期に開発した立言から結果を予測しようと試みたところで，あとで開発した理論と初期に開発した立言とが矛盾するのを見つけるだけだろう。

理論に関してさらに研究が追加されることによって，概念の定義はもちろん，その理論のすべての部分にさえ，しかるべき変更が生じることがある。そうすることで，いくらかでも洗練されることが期待される。しかし，そのような変更が必要な場合，もともとの概念を使用した初期の研究は，その理論の裏づけには役に立たないかもしれない。こうした研究の追加による変更が繰り返され，最初の関連立言は新しい概念の定義を用いて妥当性が再検証される必要がある。

③立言を明らかにする

理論のなかの主要な概念や定義を明らかにし，調べると，次に分析者は関連立言にとくに意識を集中する。というのも，関連立言は概念が互いにどう関連しているかを明らかにしているからである。この過程はいつも簡単に行くというわけではない。手の込んだ言葉で書かれた理論ではとくにそうである。前の段階で明らかにされた主要な概念同士の関係を主張する場合には，それらの主要な概念について調べよう。

まず最初に，明確な関連立言を探そう。研究報告書を扱っている場合，結果の部分で主要な関連立言を見るとよい。別の機会には，仮説の部分から始めて，関係を見出すためにデータ分析へ進む必要があるかもしれない。それから戻って，著者によってほのめかされていたり，あるいは簡潔に述べられている関係や，表やデータ分析の部分で例証されていても報告されていない

関係など，すべての関係を探そう。

　例えば，説明文や本の一節のような非研究報告書形式の言語で書かれた説明から立言を明らかにする場合には，それぞれの概念を同じページで隣接する他の概念と一緒に明らかにすることが最善であるときが多い。そして，あらゆる概念間の連携が言及されているかどうかを理解するために，注意深く読むようにしよう。筆者らは，要約というものは主要な関係だけしか提示しないことが多いと思っているが，しばしばその論文や章の最後の2，3の段落，そして要約がいくつかの関係を提供していることもある。したがって，要約だけの使用では，その理論の豊かさの多くを曖昧なままに放置することになり，分析の妨げになる。立言を明らかにし，それらの関係を調べることの卓越した例として，Cooley(1999)による慢性疾患の痛みの軌跡理論の分析を参照しよう。

④関係を調べる

　どのような種類の関係が特定されているか，どのような境界が存在するか，そして立言が一貫性を持って使用されているかどうかを明らかにすることは，立言のなかで示されている概念間の関係を調べる最初の課題である。加えて，それぞれの立言が妥当な経験的裏づけを持っているかどうかを分析者は評価しなければならない。理論分析のために関係の種類を明らかにすることは，因果的か，連携的か，そして直線的かという疑問に答えることである（立言分析のより詳細な方法は，Chapter 8 を参照）。

　Chapter 8 で検討したように，〈因果〉関係 causal relationship は，ある概念が他の概念の直接的な結果として常に生じることを明示する関係である。どのような関係であっても，いくらかでも蓋然性が存在しているのであれば，その関係は真の因果関係ではない(Hardy, 1974)。

　〈連携〉関係 associational relationship は，2つの概念が肯定的に，否定的に，あるいは不明の関係で関連していることを明示する関係である。すなわち，2つの概念間には相関関係が存在しているが，因果関係は存在していないことを意味している。正の連携(＋)は両方の概念が一緒に変化する。つまり，一方が増えれば他方も増えることを表している。負の連携(－)は2つ

の概念が逆方向に変化する，すなわち，一方の概念が増えれば他方は減ることを表している．2つの概念が同時に発生しても，その関係が不明な場合には，その立言には疑問符（?）が付与される．

〈直線〉関係 linearity は，そうでないことが証明されるまでは前提とされる．これは明らかにしたり検証するのがもっとも容易な関係である．直線的な関係は，ある変数や概念における1つの変化がただちに他の変数や概念に 1+1＝2 というような算術的な変化を生み出すということを前提にしている．この相関係数を算出すると，相関は強く，直線にあてはめたときの傾きになる．

しかし，演繹や，曲線や指数関数曲線となるようなデータ分析によって決定されるその他のタイプの関係も存在する（Hage, 1972）．分析によって決定するのがもっとも難しいものは曲線的な関係である．曲線的な関係は，1つの概念が増えると，もう1つの概念もある点に達するまでは増え続け，その後は減るということを前提としている．曲線的な関係の古典的な例はChapter 7 で検討した逆 U 字型曲線である．曲線的な関係は正式な理論的立言や関連立言を調べることによって推論されたり，あるいはデータの統計学的分析によって決定されることもある．データ間に，小さくても有意な相関が存在する場合，その関係が非直線的であるかどうかを明らかにするために，それらを非線型解析の方法で検証することがしばしば役に立つ．

指数関数曲線は概念間の増大する関係を表している．すなわち，1つの概念がある量だけ増える，または減ると，もう1つの概念は正の方向か負の方向へ指数関数的に変化するということである．指数関数曲線は，2つ目の概念の変化がしばしば数学の指数を想定して表現されるところから，指数曲線と呼ばれることもある．「入力」や「出力」という言葉を使うシステム理論の多くは，いくつかの発達理論や学習理論と同じように，指数関数曲線も使用する．ほとんどの指数関数曲線は，小さな変動や個別的な相違を考慮に入れなければならないので，時間軸は長い期間（20年以上）の表示となる．

次に，理論にどのような境界 boundary が存在するか明らかにしよう．境界はその理論の実際の内容に関係する．理論のなかには焦点が非常に狭

かったり，その境界，すなわち限界が明確に決められているものがある。実際，狭い範囲の理論は，どの程度まで特定の現象を説明し，その理論の始まりと終わりがどこであるかを明確にしているかを正確に述べている。例えば，ある理論が米国の病院に入院して腹部の手術に直面している成人患者に対する特定のタイプの術前教育だけを対象にしている場合，その理論は範囲が狭いことになる。

中範囲理論は，狭い範囲の理論に比べると範囲がいくらか広く，より抽象的である。その内容は非常に特異的であるが，その応用は狭い理論よりも広い範囲の出来事を包含するだろう。例えば，成人の外科患者に関する2つの術前教育方法から，予測される効果を扱った理論があげられるかもしれない。

範囲が広い理論は高度に抽象的で，広い領域の内容を扱い，非常に多くの事例に応用可能である。先に筆者らがあげた術前教育の例をさらに少し拡張してみると，範囲が広い理論は，どのような文化的背景の，どのような術前患者の，どのような術前教育の方法の効果にも，年齢や診断に関係なく反映されるだろう。

次は，立言が一貫性を持って使用されているかどうか明らかにしよう。そして，存在立言，定義立言だけでなく，関連立言に至るまですべての立言に注目しよう。理論構築者はその立言をいつも同じように使用すべきである。もしそうでなければ，その理論の信頼性は失われ，系統立てて用いる根拠がなくなってしまう。

最後に，立言の経験的裏づけを評価しよう。どのような裏づけでもよいが，裏づけは存在しているのだろうか？　もし裏づけがなければ，その理論は裏づけがある理論より妥当性が低下するだろう。その立言を裏づける研究的根拠や経験的根拠が存在している場合には，分析者はその根拠の強さを評価しなければならない。その研究が多すぎて完全に検討することができない場合には，おおまかなサンプリングが許される。

理論をよく読んで，どれだけ多くの研究がその理論のなかの立言を裏づけているか，あるいは否定しているかを明らかにしよう。これをするために，

その研究のなかの仮説に注目しよう。その仮説とは「帰無仮説 null hypothesis」の形式——すなわち，変数間には関係がまったくないと述べている——であり，それが棄却される場合には，そのことがその理論を裏づけていることになる(Kerlinger, 1986)。逆に仮説が裏づけられ，変数間に関係がないことを意味している場合，そのことはその理論を反証したことになる。このことは混乱を招くように見えるが，論理的な作業にすぎない。帰無仮説を否定することは，英文法で二重否定を述べることに似ている。すなわち，2つの「no」は「yes」になるということである。仮説が帰無仮説の形式ではなく，関係を実際に特定していた場合，次にはその仮説が否定されたなら理論は反証されたことになり，仮説が容認されたなら理論を裏づけていることになる。

ある立言を裏づける根拠は，質的だけでなく量的にも評価されなければならない。以下の短い一連の質問(Kerlinger, 1986)は，その研究の妥当性についての一般的な考えを研究者に問うには十分である。

1. 研究疑問や仮説が理論的概念を正確に反映しているか？
2. サンプリング方法とサンプルの大きさは選んだ方法にとって適切か？
3. 方法論は提示された研究疑問や仮説に対して理に適っていて適切であるか？
4. データ分析は正確で適切か？
5. 結果は正確に報告されているか？
6. 結論の正当性が証明されているか？
7. その研究は再現可能か？

これらの質問に対する答が満足のいくものであれば，裏づけは適切である。しかし，1つの理に適った研究がある立言の裏づけとしてよい場合，4つ，あるいは10の理に適った研究はさらによい裏づけになる。

■ 論理的適切性

　本書は基本的に方法論を取り扱っていることから，筆者らは理論の論理的適切性を明らかにするのに言語哲学者のようなことはしない。言語哲学的な分析は形式論理学に基づいているので，非常に複雑になってしまう可能性がある。そこで，筆者らは，2,3考察するだけにとどめたい。すなわち，①内容とは〈無関係〉に理論から予測が可能な方法が存在するか？　②その理論が開発されている学問分野の科学者がそれらの予測に同意できるか？　③その理論の実際の内容は意味が通じるか？　④明らかな論理的誤謬が存在するか？　という点である。

①内容とは無関係な予測

　前出のいくつかのChapterで，どのように概念が互いに関連しているかを記号で表すために，筆者らはアルファベットとプラス(+)やマイナス(−)記号をつけた矢印を使用した。このことは，理論の内容とは無関係に，理論からの予測を明らかにするために使用できるまったく同種の方法である。すなわち，それぞれの概念はA，B，Cといった意味のない記号を付し，予測が可能となるように関係が図示された。あなたが理論の論理的な構造に関心がある場合には，この段階が重要である。もし構造が論理的でなければ，予測される関係は間違っているだろう。ただし，このことは内容自体が重要でないと言っているのではない――この時点では内容は単に考慮されていないだけである。内容については前述した意味の段階と論理的適切性の段階の質問③で分析される。いま分析している理論がこの方法で分析できない場合，論理的適切性の観点から大いに問題が残る。また，この図示する取り組みは，さらに進んだ理論開発や研究のために役立つ概念間の不明瞭な関係やまだ研究されていない関係を指摘する。以下は面梟(メンフクロウ)の聴覚の正確さについての理論から抜き出したいくつかの関連立言である(Knudesn, 1981)。

1. フクロウの聴覚による音源的中精度は，音源と頭の向きとのあいだの角度が増すにつれて低下する。

2. 音源をつきとめるフクロウの能力は，その音のいかに高い周波数の音が存在していることによって決まる。
3. 顔面周囲の襟巻き状の羽による音の増幅量は，その音の周波数とともに変化する。
4. フクロウの聴覚による音源的中精度は，音の周波数の増加に伴って急増する。

もとの理論が述べているように，結果は音源的中精度である。そして，ここに込められた関係の表面には現れていない意味に注意すべきである。例えば，論理的にはフクロウは音源的中精度を高めるために音源をつきとめることができなければならない。そこで立言は次のように言い換えられるだろう。

1. 音源と頭の向きの角度(ASH, angles of sound source and head orientation)$\overset{-}{\rightarrow}$音源的中精度(SA, strike accuracy)
2. 音に含まれる高い周波数(HF, high frequencies in the sound)$\overset{+}{\rightarrow}$音源の探知(LO, location of origin)
3. 音の増幅量(AMP, amount of sound amplification)$\overset{+}{\rightarrow}$周波数(SF, sound frequency)
4. 音の周波数(SF)$\overset{+}{\rightarrow}$音源的中精度(SA)

立言が表記され，名称がつくと，図 11-1 に示すように図式化される。理論のなかで特定されている関係は，無地の線で表示されている。縞模様の線は表面には現れていない意味の関係を示している。他のすべての関係は不明である。

さて，今度は図 11-2 を見てみよう。これは相関表に類似していて，すべての変数が縦と横に配置され，関係を表す記号が対応する位置に記入されている。そして，表面には現れていない関係は括弧記号でくくられている。見たとおり，このマトリクスは読みやすく，図 11-1 よりも表面に現れていな

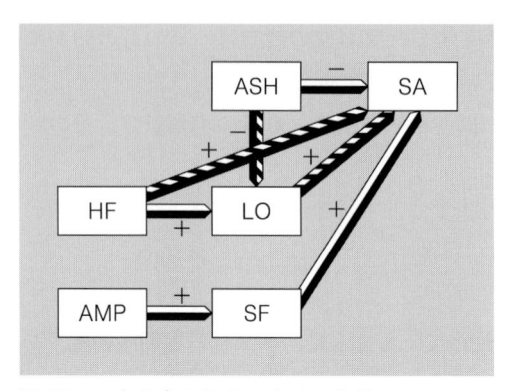

図 11-1　本文中 1 から 4 までの立言

	SA	LO	AMP	ASH	HF	SF
SA	+	(+)	?	−	(+)	+
LO		+	?	(−)	+	?
AMP			+	?	?	+
ASH				+	?	?
HF					+	?
SF						+

図 11-2　図 11-1 の立言を示す別の種類のマトリクス

い意味の関係がよりはっきりと理解できる。もし関係の構造を明確に把握するのに役立つのなら，どちらでも容認される。もしどちらも役に立たないか，あるいは混乱を招くと感じるのなら，さらに補足の援助や検討のために，立言分析に関する Chapter 8 を参照しよう。

②科学者の同意

 理論から導くことが可能な予測に科学者が同意できるほど，その理論の表現は十分に正確でなければならない。可能性のある予測に科学者が同意できない場合，その理論はいかなる科学的意味においても有用ではない。そして，もしその理論が科学的に役に立たないのなら，その理論はどのような知識体系にも加えることができない(もちろん，「まだ機能していないもの」の知識体系を除く)。科学者間の同意をいかにして形成するかということに関する卓越した例は，患者の健康行動の相互作用モデルに関するCarter & Kullbok(1995)の評価を参照しよう。

③意味が通じること

 ある理論は，ある科学者にとっては十分に意味が通じるかもしれないが，別の異なる背景を持った科学者にとってはまったく意味が通じないことがある。例えば，産科の看護師にとっては意味が通じる理論であっても，循環器ケアの看護師にとってはほとんど意味が通じないかもしれない。もし，関連する，あるいは類似した背景を持っている科学者が，異口同音にその理論はまったく意味が通じないと言えば，その理論は恐らく道理に適っていないのだろう。理論が意味の通じるものであるためには，ある現象に関する洞察や理解をその理論が提供しなければならない。もしそうでなければ，意味が通じるための判断基準を満たすために，その理論が例証しようと意図していることを簡潔にしたり，あるいはより明確に定義することに，理論構築者はさらに時間を費やす必要があるだろう。

④論理的誤謬

 論理的誤謬 logical fallacy を探そう。ここではその理論の帰納的あるいは演繹的な起源が重要である。演繹的な理論では，すべての前提が真実で，その演繹も妥当であれば，こうした前提から導き出される結果，すなわち推論もまた真実である(Toulmin, 1958)。したがって，分析者はその理論の前提が真実であるかどうかを明らかにしなければならない。これには，前提が真実であることを明らかにする文献の簡潔な検討と裏づけとなる根拠の評価が通常含まれる。この場合，もとの前提が根拠をおく研究の妥当性から真実

であることが裏づけられる。前提が正しければ，結果もまた正しい。

　伝統的な哲学的分析においては，帰納的な理論には3つの起こりうる可能性のある問題が存在する。すなわち，①前提は正しいが結果は正しくない，②前提は正しくないが結果は正しい，③前提も結果も両方とも正しくない，という3つである(Toulmin, 1958)。ここで再び，分析者は文献と前提を裏づけるか，あるいは反証する根拠に立ち返らなければならない。この場合，その理論が帰納的であるため，根拠は〈論理的に〉決定的でないだろう。そこで，分析者は前提が相対的に真実であることを明らかにするために，「根拠の優位性」という見解を使用しなければならない。すなわち，その根拠が前提を強力に裏づけていれば，分析の目的に対して真実であると見なすことができる。

　前提が真実であるということが結果も真実であるということを保証しないことから，帰納的理論においては，結果の正しさを明らかにすることはさらに困難である。ここで分析者ができることは，結果の妥当性を裏づける研究を調べ，述べられている前提と研究の根拠を考慮してその結果が道理に適っているかどうかを明らかにすることである。その結果が道理に適い，妥当で「よい」研究であることの判断基準のすべてをその研究が満たしていれば，結果が正しいと分析者が見なすことが正当化される。逆に，結果が道理に適っていなかったり，あるいは研究がお粗末な場合，その結果に関しては何も考えることはできない。わたしたちには単にその結果が正しいかどうかわからないだけである。

　ポストモダン哲学により近い立場では，理論の妥当性を裏づける帰納的な根拠の問題については，それほど重点がおかれていない。例えば，グラウンデッド・セオリー法の多くは帰納的研究から，そしてしばしば質的研究からも生成されるために，妥当性を判断する他の基準がその研究に対して使用される。この問題についての徹底した考察としては，Sandelowski(1986)の論文が優れている。すなわち，理論分析の目的においては，どちらの判断基準でも，その研究からの根拠の確かさを評価するのに十分に利用できるだろう。

帰納的理論は論理的には常に結論が出ず，そのため筆者らはその理論の妥当性に関して若干の疑念をいつも禁じえない。しかし，この疑念は筆者らが十分に裏づけのある理論を使用することを妨げるものではない。このことは，まだ発見されていないよりよい説明が存在するかもしれないということを，筆者らに思い起こさせてくれるだけである。

理論分析の残った最後の4つの段階は，それほど厳格でも，時間を要するものでもないが，完全な分析のためには重要な部分である。理論分析に関する文献の例はいくつかある(Haigh, 2002；Henderson, 1995；Jacono, 1995；Jezewski, 1995；Mitchell, 2001；Olson & Hanchett, 1997；Sigsworth, 1995)。

■ 有用性

理論がある現象に新しい洞察を与えたり，科学者がその現象をよりよく，あるいは別のやり方で説明するのを手助けたり，科学者がよりよい予測をするのに役立てば，その理論は有用な理論である(Berthold, 1968)。そして意義深いことに，その理論は知識体系のなかに加わる。もし，その理論がこうしたことを何もしないのなら，それは有用な理論ではない。したがって，理論の有用性とは，科学者にとって疑問を抱いた現象に関する理解を提供するのに，いかにその理論が役立つかということに関係している(Reynolds, 1971)。

分析者は有用性を明らかにする際に，①その理論がどれだけ多くの研究を生み出したか(Reynolds, 1971)，②その理論がどのような臨床問題に関連性があるか(Barnum, 2000)，③その理論が看護実践，看護教育，看護管理，あるいは看護研究に影響を与える可能性があるか(Meleis, 1990)，という3つのことを考慮しなければならない。理論の〈内容〉が重要になるのは分析のこの時点においてである。分析者は理論の内容を考慮せずにこれら3つの疑問に答えることはできない。その理論が科学の領域にすでに存在している主題を含んでいる場合には，その現象に関する新しい光を投げかけるか，あるいは明確化，新しい予測，そしてこれまで何もなかった分野のコントロールを可能にする情報を提供してくれるだろう。逆に，その理論が科学の領域にな

かった主題を網羅していれば，その理論が開発された科学分野になんらかの重大な違いをもたらすだろう。そして，その理論が有用であれば，きわめて多くの研究を生み出すにちがいない。また，その理論は臨床実践の場においても重要であるか，あるいは少なくとも〈潜在的に〉重要であるだろう。また，看護実践，看護教育，看護管理，あるいは看護研究に影響を及ぼすことができるか，あるいは影響を及ぼす可能性があるにちがいない。

■ 一般化可能性

　現象を説明し，予測することに，どのくらい広い範囲にその理論が使用できるかということが，一般化可能性あるいは転用可能性の判断基準を反映している(Lincoln & Guba, 1985)。一般化可能性は，その理論の境界を調べることやその理論を裏づける研究を評価することによって明らかにすることができる。筆者らはこのChapterの最初に，理論の境界は関連する内容であり，またその内容の焦点がいかに広範囲かということに関係すると述べた。理論の焦点が広ければ広いほど，その理論はますます一般化が可能になるだろう。また，その理論が広範囲に適用できればできるほど，ますます一般化が可能になる。例えば，フェミニスト理論家や批判的社会理論家は，理論の転用可能性を評価するために若干異なる判断基準を用いる。こうした理論とそれらがどのように評価されるべきかということのより詳細な考察に関しては，筆者らはLincoln & Guba(1985)およびHall & Stevens(1991)を推奨する。

　研究による理論を裏づける根拠は一般化可能性を明らかにするうえで重要であるために，分析者は理論的裏づけの妥当性を明らかにするために研究クリティークの技能をいくらか持っていなければならない。研究による根拠がしっかりとしている，すなわち適切なサンプルのサイズを持って妥当であり，多様な対象集団から導き出され，そして再現可能な場合，裏づけがほとんどないか，研究の裏づけの質が低い理論よりも一般化可能性はより高いだろう。ただし，ここでの筆者らの目的は研究クリティークの技能を提供することではない。補足の必要性を自覚している読者のみなさんには，研究に関

するよい教科書が役に立つだろう。

■ 簡潔性

　簡潔的な理論は，たとえその内容が広範であっても，その単純さが洗練されている理論である。おそらく簡潔性のもっともよい例は，Einsteinの相対性理論（$E=MC^2$）であろう。相対性理論のこの特別な立言は，物理学に革命を起こし，その境界は非常に広範囲であるが，その表現は非常に簡潔である。簡潔的な理論は，その理論の内容，構造，あるいは完全さを損なうことなく，複雑な現象を単純かつ簡潔に説明する。

　ほとんどの理論，とくに行動科学の理論は，そのような数学的モデルに要約することができない。分析者は，その定式化ができるだけ明確で簡潔であるかどうかを確認するために，その理論を調べなければならない。命題や関連立言は正確であるべきで，決して重複があってはならない。いくつかの立言が存在する場合には，それらのどれかが1つあるいは2つのより広範囲で，より一般的な関連立言に要約できるかどうか明らかにしよう。

　多くの理論構築者は，概念間の互いの関係を自分あるいは他の人が視覚化するのを助ける方法としてモデルを提供する。こうしたモデルが提供された場合，そのモデルは理論のなかの言葉で書かれた素材を正確に反映していなければならない。それはまた実際に，その理論をより明確にする助けとなっていなければならない。もし，それが言葉で書かれた素材を明確化する手助けとなっていなければ，それは有用なモデルではなく，その理論の簡潔性を高めるのに役立っていないことになる。

■ 検証可能性

　理論が本当に妥当であるためには，その理論は少なくとも検証可能でなければならないという考えを筆者らは原則として支持する。このことは，その理論そのものから，遂行された研究から，そして根拠によって裏づけられるか根拠のために修正された理論から，仮説が生成されることを意味している。裏づけとなる強力な経験的根拠を持つ理論は，そうした根拠を持たない

理論よりも強力である。もし理論が仮説を生成できなければ，その理論は科学者にとって有用ではなく，知識体系に加わることもない。

　検証可能性という判断基準が理論にとって決定的に重要であるかどうかということに関しては，科学哲学者の間で論争がある(Hempel, 1965 ; Popper, 1965 ; Reynolds, 1971)。その論争は，非常に多くの理解を提供するが本質的には検証不可能である理論が，はたして適切な理論であるのかどうかということに力点をおいているように見える。筆者らはこの議論には加わるつもりはない。筆者らには，その性質から全体として検証不可能な理論であっても，その理論全体の裏づけとなる検証可能な仮説や関連立言を生み出すと思えるのである。

利点と限界

　理論分析の主な利点は，この方法が与える，概念間の関係とそれぞれが持つ互いの結びつきについての洞察である。加えて，理論分析の方法によって，理論構築者はその理論の短所だけでなく，長所も理解することができる。したがって，理論構築者は，その理論が実践や研究に有用であるかどうか，あるいは使用する前にさらに検証や妥当性の証明が必要かどうかを自由に決定できる。分析を通して明らかになった，まだ検証していない結びつきが理論に存在している場合，これらの結びつきを検証することは理論構築者をその気にさせる。このことは理論を強化し，知識体系にそれを加える。一方，理論分析の主な限界は，分析によっては一部分や全体に対する部分の関係しか検証できないことである。理論分析は何が欠けているかということだけは明らかにできるが，新しい情報を生み出すことはできない。さらに，理論分析は裏づけとなる根拠の評価と批判を必要とする。分析者が研究評価の批判技能をあまり持ち合わせていない場合，理論の健全さに関する重要な情報が無視されたり，あるいは誤解されたりすることもある。その結果，限界がある分析となり，満足のいかない結果を生み出すかもしれない。

理論分析の結果の利用

　理論分析は，ある現象についての新しい洞察を得るために，あるいはその理論の長所や短所を明らかにするために，理論の構造と内容を体系的に調べる方法を提供する。しかし，検証が完了したとき，その分析で何を行えばよいのか？　ひと言でいえば，理論分析の結果は，教育，実践，研究，そして理論開発に非常に役立つ可能性がある。

　まず，理論分析は授業で非常に有効に利用できる。筆者らは，理論を批判的に調べる方法を教えるために理論分析をうまく利用してきた。分析のために理論を学生のグループに割りあて，それからクラスで報告させることで，しばしば学生たちのあいだで意味のある議論や論争が生み出される。この他の理論分析の結果の利用としては，学生の論文のための概念枠組みを準備することがあげられる。学生たちは自分たちが興味を持っているなんらかの現象についての知識の欠落や矛盾を明らかにするための卓越した方法であることを発見した。いままでのところの第3の利用方法はファカルティーディベロップメントでの理論分析の結果の利用である。立言分析のChapterで筆者らが提案したように，ある興味の対象であるテーマの理論分析の結果について教員間で議論することは，カリキュラムデザインや教員の研究を生み出す際に使用される多くの有用な考えを生み出すだろう。

　理論分析の結果によって，実践での採用を考慮されている理論の健全さについての知識が臨床家に提供される。さらに，どの理論的な関係が十分に裏づけられているかを知ることは，適切な介入を選択するためのガイドラインやそれらの介入の有効性の根拠を提供する。根拠に基づく実践(EBP)が現在強調されていることを考慮すると，理論分析の結果は特定の理論が自分の実践に適しているかどうかを臨床家が明らかにすることを援助するだろう。

　また，内容の関連性に加えて，その理論の形式と構造，および存在する矛盾や欠落についての明確な考えを提供するので，理論分析は研究においてとくに有用である。「失われた環 missing link(欠けている部分)」や矛盾は新しい研究のためのアイデアの宝庫である。また，それらは検証の必要がある

次の仮説を指摘する。理論開発において，矛盾，欠落，そして失われた環は，分析者が研究を継続する刺激となる。さらに，理論分析の結果は，その理論を洗練するためにとるべき明確な次の段階の手がかりを提供する。

要約

　理論分析は，理論の起源，意味，論理的適切性，有用性，一般化可能性，簡潔性，そして検証可能性に関して，理論を体系的に調べることから成り立っている。理論分析において，これら6つの段階のそれぞれは独立しているが，互いに関連している。この矛盾した関係は分析という行動そのものから生まれる。徹底した分析を行うためには，理論分析の個々の段階すべてに注意を払いながら，それぞれを考察しなければならない。しかし，それぞれの段階の結果は，他の段階の結果とは無関係である。

　本書で提示した多くの方法と同じように，理論分析の段階もまた反復的である。すなわち，分析者は各段階を連続的に進むことに加えて，分析のあいだそれぞれの段階を行ったり戻ったりしなければならない。

　例えば，概念が定義されず，立言が本質的に単に定義的であれば，ある理論の論理的適切性，有用性，一般化可能性，簡潔性，そして検証可能性が影響を受けるだろう。意味が適切に処理されていても論理構造が欠落していたり，誤っていれば，有用性，一般化可能性，簡潔性，そして検証可能性はきわめて制限されるだろう。ある理論が検証不可能で，仮説を生成できないのなら，その理論は有用でも，一般化可能でも，簡潔でも，あるいはとくに意味のあるものでもない。したがって，それぞれの段階は独立してはいるが，同時に相互に依存もしている。理論構築においてこの方法を有用にしているのは，まさにこの相互依存性である。この分析方法は，実践や研究の手引きとしてその理論を使用する前に長所や短所を明らかにする方法を提供する。

　理論分析によって，それまで検証されなかった結びつきが明確になっている。そして，このことが検証の追加につながり，理論に裏づけを追加したり，あるいはどこに修正を加える必要があるかを指摘している。理論分析の

過程全体は複雑であるが，その結果は取り組む価値が十分にある。また，理論分析は検証され，知識体系に加えられる理論についての新しい洞察を頻繁にもたらす。

　理論分析は，他の分析を用いる方法と同じように，厳格で時間を要する。また，その理論の境界の外では新しい情報を生成しないため，理論分析には限界がある。

　最後に，どこに理論的な研究の追加が必要とされるかということを指摘することによって，理論分析は理論構築の追加を促進する方法となる。しかし，どこに研究の追加が必要かを指摘するときに，あらゆることを理想と比較すると，かえって理論開発を抑制してしまう傾向があることを覚えておくと役に立つ(Zetterberg, 1965)。最善のアプローチは，分析された理論を開発と同じ段階にある類似した理論と比較することである。すなわち，他の類似した理論と比べて，この理論はどの程度判断基準を満たしているかという問いである。ほとんどの理論は発見の文脈で生み出されるので，理論分析は厳しく批判的であるよりも，むしろ好意的であるほうが役立つ。

練習問題

　Younger(1991)の『習得理論　A Theory of Mastery』を読んでみよう。これは比較的新しい理論で，概ね中範囲の焦点を持っている。それゆえ練習問題として適切である。

　これを材料に理論分析を行ってみよう。分析を完了した段階で，あなたの分析結果を以下と比較してみよう。あなたの分析は，ここで筆者らがあげているものより，おそらくより包括的であるということをこころにとどめておこう。筆者らの意図は，理論の主な長所と短所に関する手がかりだけをあなたに提供することである。筆者らが提示した例は，個々の段階を例示するための単なる1つのサンプルである。1人の人間の分析は，他の人の分析とはいくらか異なるところもあるが，それらも同じように妥当である可能性があることを覚えておこう。

● 起源

　Younger は「疾病や他のストレスに満ちた健康状態を経験し，ストレス状態に陥った人が，どのようにして意気消沈もせず，傷つきやすくもならずに，健康で，より強くなるのか」ということを説明する業績として習得理論を開発した(p.77)。さらに，2つ目の目的は開発途上の新しい測定用具のための理論的基盤を開発することであると Younger は述べている。この理論は，他人のさまざまな哲学的および経験的な研究に基づく演繹的統合のように見えるが，Younger はその理論が演繹的体系であるかどうかを明らかにしていない。

● 意味

1. 習得 mastery に加えて Younger によって明らかにされた主な概念は以下のとおりである。

　　確かさ certainty
　　変化 change
　　受容 acceptance
　　成長 growth

　　　この5つの主要な概念に加えて，Younger はいくつかの関連する概念について言及している。それらは，コーピング，適応，効力感，信頼，ハーディネス*，そして統制である。それぞれについて，これらの関連する概念がいかに習得と異なるかを明らかにしようと試みている。

　　　また，QOL や他者との絆，ストレス，セルフキュア(自己治癒)，セルフケア，ハイパービジランス(高度の警戒心理状態)，強迫神経症的反復行為，睡眠障害，恐怖，受動性，そして心神喪失などの概念は，この理論の一部あるいは関連する概念として明らかにされてはいないけれども，習得を定義しているセクションで検討されている。これらの概念は，習得の先行要件と結果，あるいは習得達成の不足についての考察で扱われ

＊訳注：一般的には我慢強さのこと。心理学ではストレスの有害効果に対する耐性が強いとされる性格特性の1つ。

ている。
2. 主要な概念 —— 確かさ，変化，受容，成長，そして習得 —— は，すべて注意深く定義されている。実際のところ，5つの概念すべては概念分析の対象となったことがその考察から読みとれる。結果として，これら5つの概念は，研究全体を通して首尾一貫して使用される卓越した説明的および理論的な定義を持っている。ここでは操作的定義はない。しかし，この論文の目的の1つが新たな測定用具のための理論的基盤をもたらすことであるので，操作的定義は今後現れると思われる。
3. この研究のなかで関連立言を見つけることは，概念を見つけるよりも難しい。この理論のなかの個々の概念は，習得が達成される前に完了されていなければならない過程として説明されている。以下は概念間の関係についてYoungerが明確に作成した立言である。
    a．変化と受容のためには，（効果を発現する）臨界量の，確かさが必要である。
    b．変化と受容は成長が起こるために必要である。
    c．変化，受容，そして成長は確かさを増すためにフィードバック機構を持つ。
    d．変化は成長のための十分条件である。
    e．変化と受容は動的に相関している。
    f．受容は，条件を満たせば，成長のための十分条件である。
    g．ストレスは習得過程を始動させる。
    h．習得はQOLとウエルネスに影響を与える。

それぞれの立言は肯定的な関係を示している。その範囲は中等度である。この理論は抽象的であるが，中範囲理論と見なされるのに十分な限界が定められている。

こうした立言はすべて論文の終わりの部分でつくられ，その後は使用されていない。したがって，著者がこれらの立言をどの程度一貫性を持って使用しているかということについての判断はできない。この判断をするために

	CT	CG	A	G	S	QOL	W
CT	+	+	+	+	(−)	(+)	(+)
CG		+	+	+	(−)	(−)	(−)
A			+	+	(−)	(+)	(+)
G				+	(−)	(+)	(+)
S					+	(−)	(−)
QOL						+	(+)
W							+

図11-3　習得理論のなかの概念マトリックス

は，このあとに続く研究に目を向けなければならない。

　また，どの立言に関しても経験的裏づけが与えられていない。これらの立言を正当化する哲学的および歴史的背景がいくつか与えられているが，いまのところこの新しい理論を使った検証は行われていない。

● **論理的適切性**

1. 内容とは無関係に予測を行うことは可能である。図11-3に示されたマトリックスは，どこで予測が特定され，またどこでほのめかされているかを例示している。また，他の関連するいくつかの概念はナラティヴの形式で言及されているが，この理論の主要な概念のいくつかはここに含まれている。

　　確かさ(CT, certainty)
　　受容(A, acceptance)
　　ストレス(S, stress)
　　ウエルネス(W, wellness)

変化(CG, change)
成長(G, growth)
QOL(QOL, quality of life)

　この理論のなかに，ほのめかされてはいるが特定されていない多くの関係が存在することは明らかである。ほのめかされた関係のなかには，その分野の他の研究のなかで裏づけられているものもあるが，Youngerの論文ではそのことは示されていない。
2. この理論は比較的新しいので，科学者間の同意はありそうだが，いままでのところ他の研究にこの理論が使用されることによる，同意の確認はない。この理論はまだ検証されていないが，検証される可能性はある。したがって，この判断基準はだいたいにおいて満足されているが，確実なものではない。
3. この理論は，いくつかの信用のできる哲学的および科学的な伝統のうえに構築されていることから，意味が通じる。その平易さは魅力的である。しかし，他の類似した理論に比べると少し冗長である。この理論は実際，例えば自己効力感に関するさまざまな理論に非常に近いものである。
4. まだ理論のなかで特定されず，ほのめかされたままの論理的関係がいくつかあるが，論理的誤謬はない。

● **有用性**

　この理論は役に立つ可能性が高い。コーピングや自己効力感といった他の理論といくらか似たところがあったとしても，この理論は，主要なストレッサーとして，とくに健康に対する脅威に焦点をあてている。この理由だけでも，この理論は看護の実践家や研究者に非常に役立つことがわかる。

● **一般化可能性あるいは転用可能性**

　この理論は比較的広範であるが，いまのところ研究によって検証されたり，あるいは妥当性を証明されてはいない。疑いなく，ストレスを経験している，とくに健康に関連するストレスを経験している人に適用されるだろう。この理論の説明力は卓越している。

● **簡潔性**

この理論は比較的新しく，そのためおそらくあまりにも簡潔にすぎる。新しい理論は，小さく簡潔に始まり，正当化の段階の期間に大いに成長し，時を経てより小さく，より簡潔なモデルへと要約されるという自然な進化あるいは発展の過程がある。この理論はいまだに非常に新しい。この理論は十分に開発されたと考えられるようになるまでに，これから大きな変更や修正を受けるだろう。

● **検証可能性**

〈定義されているとおりに〉この理論のなかの概念を測定する適切で，信頼できる，そして妥当な測定用具が与えられると，この理論は検証可能である。この理論のなかの概念は非常に注意深く定義され，そのため検証のために考慮されているどの測定用具も，個々の概念を定義している属性を確実に反映しているかどうか注意深く調べられるべきである。

■ **文献**

Barnum B. *Nursing Theory: Analysis, Application, and Evaluation*. 5th ed. Philadelphia, Penn: Lippincott; 2000.
Berthold FS. Symposium on theory development in nursing. *Nurs Res*. 1968; 17(3): 196-197.
Carter KE, Kulbok PA. Evaluation of the Interaction Model of Client Health Behavior through the first decade of research. *Adv Nurs Sci*. 1995; 18(1): 62-73.
Chinn P, Jacobs M. *Theory and Nursing: A Systematic Approach*. 2nd ed. St. Louis, Mo: Mosby; 1987.
Cooley ME. Analysis and evaluation of the Trajectory Theory of Chronic Illness Management. *Scholar Inquiry Nurs Pract*. 1999; 13(2): 75-95.
Dickoff J, James P, Wiedenbach E. Theory in a practice discipline, part I. *Nurs Res*. 1968a; 17: 415-435.
Dickoff J, James P, Wiedenbach E. Theory in a practice discipline, part II. *Nurs Res*. 1968b; 17: 545-554.
Fawcett J. A framework for analysis and evaluation of conceptual models of nursing. *Nurs Educ*. 1980; 5(6): 10-14.
Fawcett J. *Analysis and Evaluation of Conceptual Models of Nursing*. 2nd ed. Philadelphia, Penn: Davis; 1989.
Fawcett J. *Analysis and Evaluation of Conceptual Models of Nursing*. 3rd ed. Philadelphia, Penn: Davis; 1995.
Fawcett J. *Analysis and Evaluation of Contemporary Nursing Knowledge: Nursing Models and Theories*. Philadelphia, Penn: Davis; 2000.
Fawcett J. *Analysis and Evaluation of Nursing Theories*. Philadelphia, Penn: Davis; 1993.
Hage J. *Techniques and Problems of Theory Construction in Sociology*. New York, NY: Wiley; 1972.

Haigh C. Using chaos theory: the implication for nursing. *J Adv Nurs*. 2002; 37(5): 462-469.
Hall JM, Stevens PE. Rigor in feminist research. *Adv Nurs Sci*. 1991; 13(3): 16-29.
Hardy M. Theories: components, development, evaluation. *Nurs Res*. 1974; 23(2): 100-106.
Hempel CG. *Aspects of Scientific Explanation*. New York, NY: Free Press; 1965.
Hempel CG. *Philosophy of Natural Science*. Englewood Cliffs, NJ: Prentice Hall: 1966.
Henderson DJ. Consciousness raising in participatory research: method and methodology for emancipatory nursing inquiry. *Adv Nurs Sci*. 1995; 17(3): 58-69.
Jacono BJ. A holistic exploration of barriers to theory utilization. *J Adv Nurs*. 1995; 21(3): 515-519.
Jezewski MA. Evolution of a grounded theory: conflict resolution through culture brokering. *Adv Nurs Sci*. 1995; 17(3): 14-30.
Kerlinger F. *Foundations of Behavioral Research*. 3rd ed. New York, NY: Holt, Rinehart & Winston; 1986.
Knudsen EL. The hearing of the barn owl. *Sci Am*. 1981; 245(6): 113-125.
Lincoln YS, Guba EQ. *Naturalistic Inquiry*. Beverly Hills, Calif: Sage Publications; 1985.
Meleis A. *Theoretical Nursing: Development and Progress*. Philadelphia, Penn: Lippincott; 1990.
Mitchell G. Prescription, freedom, and participation: drilling down into theory-based nursing practice. *Nurs Sci Q*. 2001; 14(3): 205-210.
Olson J, Hanchett J. Nurse-expressed empathy, patient outcomes, and development of a middle-range theory. *Image*. 1997; 29(1): 71-76.
Popper KR. *Conjectures and Refutations: The Growth of Scientific Knowledge*. New York, NY: Harper & Row; 1965.
Popper KR. *The Logic of Scientific Discovery*. New York, NY: Science Editions; 1961.
Reynolds PD. *A Primer in Theory Construction*. Indianapolis, Ind: Bobbs-Merrill; 1971.
Sandelowski M. The problem of rigor in qualitative research. *Adv Nurs Sci*. 1986; 8(3): 27-37.
Sigsworth J. Feminist research: its relevance to nursing. *J Adv Nurs*. 1995; 22(5): 896-899.
Toulmin S. *The Uses of Argument*. London, England: Cambridge University Press; 1958.
Wilson J. *Thinking with Concepts*. New York, NY: Cambridge University Press; 1969.
Younger JB. A theory of mastery. *Adv Nurs Sci*. 1991; 14(1): 76-89.
Zetterberg HL. *On Theory and Verification in Sociology*. Totowa, NJ: Bedminster Press; 1965.

■ 補足文献

Aldous J. Strategies for developing family theory. *J Marriage Fam*. 1970; 32: 250-257.
Blalock HM. *Theory Construction: From Verbal to Mathematical Formulations*. Englewood Cliffs, NJ: Prentice Hall: 1969.
Copi I. *Introduction to Logic*. 7th ed. New York, NY: Macmillan; 1986.
Hanson NR. *Patterns of Discovery*. London, England: Cambridge University Press, 1958.
Hutchinson SA, Wilson HS. The theory of unpleasant symptoms and Alzheimer's disease. *Scholar Inquiry Nurs Pract*. 1998; 12(2): 143-158.
Kaplan A. *The Conduct of Inquiry*. New York, NY: Chandler; 1964.
Lenz ER, Gift AG. Response to "the theory of unpleasant symptoms and Alzheimer's disease." *Scholar Inquiry Nurs Pract*. 1998; 12(2): 159-162.
Lenz ER, Pugh LC, Milligan RA, Gift A, Suppe F. The middle-range theory of unpleasant symptoms: an update. *Adv Nurs Sci*. 1997; 19(3): 14-27.
Lenz ER, Suppe F, Gift F, Pugh LC, Milligan RA. Collaborative development of middle-range nursing theories: toward a theory of unpleasant symptoms. *Adv Nurs Sci*. 1995; 17(3): 1-13.
Paley J. Benner's remnants: culture, tradition and everyday understanding. *J Adv Nurs*.

2002; 38(6): 566-573.
Roberson MR, Kelley JH. Using Orem's theory in transcultural settings: a critique. *Nurs Forum*. 1996; 31(3): 22-28.
Silva MC. Response to "analysis and evaluation of the trajectory theory of chronic illness management." *Scholar Inquiry Nurs Pract*. 1999; 13(2): 96-109.

PART V

看護理論についての概観
Perspectives on Nursing Theory

　本書の最後である Part V にあたって，理論についての筆者らの見方に立ち戻って，考えを深めたいと思う．わたしたちの目標は具体的な理論開発を文脈に落とし込むことである．まず Chapter 12 では，Chapter 2 で簡潔に紹介された見解である概念 concept，立言 statement，理論 theory の検証に焦点を合わせる．このことは看護という学問の理論的基盤を進化させるための重要な，しかし無視されることの多い活動である．理論検証は論理的操作および経験的研究に関連し，その両方が Chapter 12 で簡単に触れられる．

　Chapter 13 では，最近の文献において理論開発に関連して急速に発展した学問領域として際立っている 2 つの話題を提示する．それらを理論開発の最前線と呼ぶことにする．第 1 の話題は国際看護理論 international nursing theory および民族性関連看護理論 ethnicity-related nursing theory の開発における進歩である．多くの看護師は理論開発を米国で生まれた学問の言葉だけだと見なしている．筆者らの情報源が英語で書かれた文献に限られているとはいえ，この Chapter のために検討された文献は，看護における理論開発が世界規模の現象であり，米国においても支配的な文化を超えていることを明らかにしている．

　第 2 の話題は，看護情報学 nursing informatics および根拠に基づく実践

evidence-based practice(EBP)との相互乗り入れの領域から成り立っている。研究で強調されることが，根拠に基づく実践の方向に移っていくのに合わせて，理論開発にどのような影響があるのかが検討される。同時に，その強調が必要とされる根拠を提供するために，看護ケアの記述を増量させたことも検討する。

12 概念, 立言, そして理論の検証
Concept, Statement, and Theory Testing

メモ

　これまでの理論開発から理論検証へと(または発見の文脈から正当化の文脈へ)話題を変えることは，うきうきすることでもあり，同時にやっかいなことでもある。というのも，大海のなかに浮遊するような感覚を経験するかもしれないということを，読者のみなさんは自覚しておくとよいだろう。開発の過程では有用でありえた知的に動きが自由であることは，検証方法に関してより大きな指示と明確さを求めることに置き換えられるかもしれない。概念検証や立言検証，そして理論検証の具体的な方法は，研究方法の科目を履修しても，そうした座学の経験からは容易に導き出されることはない。そのためこの Chapter では，研究方法と概念開発・立言開発・理論開発の成果の検証とのあいだの知的な架け橋を提供することを目的とする。こうした知的産物はきわめて多様であることから，ただ1つの方法がすべてのケースにあてはまるというものではない。いつものように，判断が関わってくる。

はじめに

　この Chapter に先立つ11の Chapter は，理論開発の背景，語彙，そして方法を網羅している。この Chapter では，概念・立言・理論の開発に続いて，力点を次の重要な段階へ移動させる(ここでは〈検証 testing〉という言葉を限定した狭い意味ではなく，幅広い意味で用いていることに注意してほしい。ほとんどの部分で，〈検証〉と〈経験的検証 empirical validation〉は同

義である。しかし，〈検証〉のほうが多くの読者は馴染んでいるだろう）。ところで，Chapter 2において，筆者らは看護科学の発達における各段階のモデルを提示した（図2-2を参照，40頁）。そのモデルに描かれた第1段階には，看護における概念・立言・理論の開発が含まれている。わたしたちのモデルに描かれた，これに続く開発・検証・修正・再検証の段階は，看護科学の構築における発見とその正当化の文脈同士の必要かつ相補的な結びつきを示している。この方向に沿って，著名な方法論研究者であるMarx(1963)は以下のことを観察している。

> 有効な科学業績には発見と裏づけの両方が必要であるということを，わたしたちは明確に認める必要がある。もっとも独創的な理論であっても，経験的検証が行われないかぎり価値が制限される。そして，意味のある変数を扱わないかぎり，もっとも確立された命題もほとんど価値がない(p.13)。

このChapterで筆者らは，理論構築者の開発活動の焦点である概念・立言・理論は検証を保証するために十分意味があるということを前提としている。この前提は概念・立言・理論の検証を考察するための出発点となる。

概念・立言・理論の検証というテーマが進むのに合わせて，このテーマが科学の本質と，科学的知識や科学的方法の多様性（そして関連性）から生じる種々の哲学的問題に根ざしていると気づくことが重要である。こうした点については，Chapter 1で概要が簡潔に描かれている。こうした問題はここでは説明できないが，興味のある読者は以下の有用な情報源にあたるとよい。すなわち，科学的探究の世界観についてはCoward(1990)を，看護理論の哲学的志向についてはHolter(1988)を，看護における伝統科学に関する誤解についてはSchumacher & Gortner(1992)を，そして看護理論を検証するための本書で提示した以外のアプローチ（批判的推論，個人的な経験，実践への応用）についてはSilva & Sorrell(1992)を読んでみよう。こうした問題の多くについてのより十分な論評はPhillips(1987)，およびFiske & Shweder(1986)から得られる。このChapterで提示する概念・立言・理論の検証は主として経験的妥当性に関している。

概念検証

　臨床実践における問題や現象を批判的に描写していることから，概念は理論構築のための活動における核心であることが多い。母乳供給不足 insufficient milk supply(Hill & Humenick, 1989)，慢性疲労 chronic fatigue(Potempa, Lopez, Reid, & Lawson, 1986)，そして慢性呼吸困難 chronic dyspnea(McCarley, 1999)といった概念は，看護師たちにとって興味の対象となるもののなかに含まれる。概念は，観察の統合 synthesis，他の分野からの導出 derivation，既存の理念の分析 analysis，あるいはもっと別の方法から生じていてもいなくても，その概念とそれが意味する特性の存在ならびに臨床との関連性の経験的検証を必要とする。概念が関連する概念の緩やかな結びつきに根ざしている場合でさえ，最初にその概念の経験的検証に焦点をあてることが役立つことがある。継続的な研究プログラムを推進することが重要な場合はとくにそうである。

　概念の経験的検証は，①その概念が現実における現象を代表するという根拠が存在するか？　そして存在する場合，その根拠はどの程度強力か？　②患者のニーズ，臨床的成果，あるいはその他の重要な臨床判断基準の観点から，その概念が実際に実践にとっての価値を有することを示すどのような根拠が存在するか？　③その概念を意味づける属性 attribute をどのような根拠が裏づけているか？(Pedhazur & Schmelkin はそのような根拠を「反省的指標 reflective indicator」と名づけた[1991, p.54])，という3つの問いによって導かれる。こうした問いに答える根拠を集め，その根拠が概念の信頼性や実際的な価値，そして明快さを裏づけるか裏づけないかということで重みづけをすることは，黒か白かというような単純明快なことでもなければ，一時的な事柄でもない。すなわち，新しい根拠が以前に判断した疑問を呼び起こすかもしれないからである。さらに，まさにその性質ゆえに，この3つの問いは概念一般に向けられたものであり，したがってあらゆる種類の概念にうまく適合しないことがあるかもしれない。読者が自由に判断することを勧める！

第1に，概念が現実における現象を代表するという根拠が存在しているかどうかを明らかにするために，概念の実用的な定義が求められる。可能なら，操作的定義と同じように，定義は概念の抽象的な特性を具体化すべきで，そのことで概念の実例が明らかにされる。次に，この定義は，裏づけとなる根拠のための文献を探すために用いるのはもちろんで，概念検証研究を計画するためにも用いられる(概念を操作する方法に関してはWaltz, Strickland, & Lenz [1991]を，構造検証についてはPedhazur & Schmelkin[1991]を参照)。
　歴史的例証は，その概念の妥当性の証明に何が関与するかを指し示すよりも，もっとうまく描出できる。Klaus & Kennell(1976)およびKlausら(1972)は，愛着または絆という概念が，動物と同じように人にも適用できると主張した。Klaus(1972)らは，誕生直後の母子分離が動物において「逸脱行動」を伴うということに気づいた(p.460)。わかっていなかったのは，人間の母親でも生じる現象を「絆」という概念が表しているかどうかということであった。誕生直後に十分に接触する機会を提供することによって ── これが愛着または絆が生じるのに必要な条件というKlausら(1972)の操作的定義である ── 人間の母親での愛着の存在を検証した。過剰に接触した母親たちが子どもに対して異なる反応を示したというその後の知見から，Klaus & Kennell(1976)は人間の母と子の絆を裏づける根拠としてその知見を採用した。しかし，さらにさまざまな根拠が蓄積され，他者から批判的に評価されるにつれて，Klaus & Kennell(1982)は人間における動物タイプの絆の存在に関する主張の調子を弱めた。こうして，Klaus & Kennellのオリジナルな絆概念の信頼性は，追加される根拠に一貫性がなくなり，実際には欠点があると判断されるようになるのに合わせて低下していった。
　第2に，概念が現実のなかのある現象を表しているように見える場合でさえ，そうした存在はそれ自体で実践と深くつながった概念となるものではない。すなわち，科学的言説のなかにその概念を導入することが看護学という学問の目的 ── それもある程度 ── 実践的な目的に適ったものであると信ずる理由が存在するに違いない，ということである。①その概念は患者のどの

ようなニーズに向けられているのか？　②その概念は看護行動の中身にどような手引きとなるのか？　③その概念によって提供される洞察の特質によってどのような臨床的結果が明確にされるのか？　あるいは可能性を高めるのか？　といった問いがわき起こる。実践とのつながりの深さの根拠は多くのことから得られる。それには概念的な解決を必要とする問題を明らかにする既存の文献やその概念とつながりの深い領域の練達臨床看護師(エキスパート)の意見，そして看護の受け手の受けとめなどが含まれるが，それに限定されるものではない。例えば，絆という概念はそのことに興味を抱く消費者に基づいて強い実践との関連性を持っていた。McCall(1987)によると，「一般大衆は…(中略)…，誕生初期での母子の接触が持つ明らかな利点が，より多くの人道的な出産実践に向けての運動にうまく合致していることから，そのよい知らせを聞き入れる準備ができていた」(p.1229)。その一方で，実践における絆理論の無批判な適用は女性にとって抑圧的になるかもしれないとBillings(1995)は最近になって反論している。

　第3に，概念のいくつかの属性 attribute に関連する根拠は，その概念に欠くことのできない次元 dimension や要素 component，あるいはその他の特徴 feature を明確にする(概念の属性を定義することについてはChapter 5を参照)。概念の属性を検証するための方法と手順は，検証の領域と測定方法(Pedhazur & Schmelkin, 1991；Waltz et al., 1991を参照)および看護診断と看護介入の開発と妥当性検証(Avant, 1979；Fehring, 1986；Gordon & Sweeney, 1979；McCloskey & Bulechek, 2000を参照)に関連して，広範囲に開発された。属性妥当性検証の綿密な取り扱いについては，それぞれの文献を参考にしよう。ここでは概念属性検証のための一般的な手順を提供しようと考えている。

　概念検証を促進するために理論構築者は，①取り上げているそれぞれの属性が等しくその概念の核心であるか否か，②属性間に階層構造が存在するか否か，ということを前もって特定すべきである。概念の属性について明確な提示をしておくことで，検証の結果の解釈が容易になる。さらに理論構築者が，概念を定義する属性(Pedhazur & Schmelkin の反省的指標 reflective indicator)と対比して適切な概念の前提(Pedhazur & Schmelkin[1991, p.54]によって「形成指標 formative indicator」と名づけられる)を特定する場合，検証と結果の解釈はより明確に行われる。また，何が特定の患者集団に関して，ある概念がどのような境界と属性を持っているかを，あらかじめ述べることも役に立つ。広範な一般化可能性は概念をさらに役立つものとする。しかし，限界を定めた集団での注意深い検証は，異なる集団から生じた概念の徴候の不一致と明確でない属性の概念とを区別するうえで助けとなる。そして，新しい集団における属性の異なる領域が検証できる(例：オーストラリア人とベトナム人の集団におけるうつ状態の症状についての Fry & Nguyen の検証を参照)。

　属性検証は，多くの形態をとる。もっとも一般的なものの1つは，概念の種々の属性の個別的な例を反映した項目をつくり，その後で因子分析のような統計的手法を用いてそれらの項目を分析することである。こうした分析は，取り上げている属性が経験的に証明されうるかどうかを明らかにするうえで役に立つ。概念の検証と測定用具の開発の過程は，多くの点で重なり合う。実践に立脚した概念のなかには，混乱 confusion(Nagley & Byers, 1987)のように，より臨床と関連のある検証方法が必要とされるものがある。Nagley & Byers は「看護場面において看護学的視点から見た現象から生じる臨床的な相関現象を反映する」(p.619)臨床的構成概念妥当性検証 clinical construct validity という考えを主張している。看護診断の背景にある診断指標の属性検証の例としては Carlson-Catalano ら(1998)を参照しよう。

　わたしたちは，概念と立言と理論の検証それぞれのタイプの相違を際立たせるために，別々に取り扱ってきたという事実があるにもかかわらず，最終的にはそれらのあいだに部分的な重複がしばしば存在する。概念は理論的作業の核心であることが多いが，理論構築者によっては，ある概念はその他のいくつもの概念のつながりのなかで生じていると見なされている。例えば，母乳供給不足 insufficient milk supply(Hill & Humenick, 1989)や慢性疲労 chronic fatigue(Potempa, Lopez, Reid, & Lawson, 1986)といった概念は，両方とも他の概念との関係を描いたモデルに位置づけて前述した。学術プログ

ラムの発展の段階で,概念か,あるいは立言か,理論か,どれに焦点を合わせた検証がより有用であるかが明らかになる。

立言検証

　立言の経験的妥当性の検証は,おそらく読者のみなさんがもっとも慣れ親しんでいる検証の形態である。研究に関する教科書(Polit & Beck, 2003を参照)は,おおむね検証されるべき仮説を2つ以上の変数の関係の立言として提示している。いくつかの立言に結びつけられているという概念の性質にしたがって,立言は記述相関的デザインまたは実験的デザインで検証されるのが一般的である。仮説検証研究を計画し,実施するための手引きとしては,入手可能な研究に関する教科書を参照しよう。

　概念の検証方法は,立言を検証することに十分な注意を払って選択されるべきである。概念の検証方法がよくない反省的指標 reflective indicator (Pedhazur & Schmelkin, 1991)である場合,検証される立言の信頼性に関して誤解を招きやすい推論が成り立つことになる。さらに,立言の信頼性についての判断は蓄積された根拠の量と質によって決まる。その結果として,単一の研究ではなく,いくつもの研究をまたいで蓄積された根拠が立言の信頼性を決定すると考えるのが一般的である。例えば,Susserは,母体の体重増加によって影響されることから,妊婦の栄養状態と新生児の出生時体重の因果関係に関する根拠の蓄積を徹底することとその質について注意深く考察した(1991)。厳格な検討の結果,「妊娠期間を3つに分けた最終期間において,食事を絶ち,急激に空腹にした女性での出産前の食事療法は,母体の体重に影響を与えるように,新生児の出生時体重に与える影響がもっとも大きい。…(中略)…効果はその他の点ではより控えめで暫定的である」(p.1394)と結んでいる。しかし,立言の信頼性は変化することがある。とくに以前の根拠と一致しない,新しい,質の高い根拠を入手した場合はそうである。けれども,検証されている立言において,高い質の根拠を構成するものは多様である。例えば,無作為化臨床試験 Randomized Clinical Trial(RCT)は臨

床的介入の有効性に関する立言を検証するためには適切であるが，集団間の健康格差に関する予測的立言を検証するためには不適切である。

　概念検証や立言検証，そして理論検証のあいだにいつも確かな道筋が存在することはないとこころに刻んでおこう。例えば，ある場合には理論は全体として検証されるかもしれないが，理論から選択された立言を検証することのほうが実行しやすい場合が多い。したがって，立言検証はより大きな理論検証の方法の一部をなすことになる。その結果，理論検証に関する事項で明らかにされた関心事の多くも，理論的に派生した立言を検証するために応用することができる。

理論検証

　理論検証研究は多様な看護学的背景から実施されてきた。すなわち，女性（Ehrenberger, Alligood, Thomas, Wallace, & Licavoli, 2002）や男性（Nivens, Herman, Weinrich, & Weinrich, 2001）の予防的ケア，子ども（Yeh, 2002）や高齢者（Zauszniewski, Chung, & Krafcik, 2001）の健康，がん（Berger & Walker, 2001）やHIV（Bova, 2001）や心疾患（Beckie, Beckstead, & Webb, 2001）に関連した慢性の病いのケア，看護実績（Doran, Sidani, Keatings, & Doidge, 2002），民族的に多様な対象集団（Jennings-Dozier, 1999；Villarruel, 1995；Villarruel & Denyes, 1997），さまざまな国（Demerouti, Bakker, Nachreiner, & Schaufeli, 2000；Frey, Rooke, Sieloff, Messmer, & Kameoka, 1995）とさまざまな地域（McCullagh, Lusk, & Ronis, 2002）のコミュニティなどがその背景としてあげられる。このどこにでも存在するという性質を考慮に入れると，この看護の知識の検証の大切な局面を理解することが重要である。

　立言と比較して，理論検証は理論に本来備わっている関係性がより複雑であることから骨が折れる（図 9-1 を参照，196 頁）。加えて，優れた理論検証研究を構成するものに関して明瞭さを欠くことから，理論の経験的妥当性の評価は頓挫してきた。そのため，概念モデル（大理論 grand theory）を検証する目的にあった研究が理論的に満足されるための7つの評価基準をSilva

(1986)が提案した。理論検証に関する過去の文献の大部分が見落としてきた方法論的言及を指摘していることから，Silvaの業績はきわめて重要である。したがって，適切な理論検証を構成するものに関するわたしたちの理解はSilvaの業績によってはっきりとした。本節の関心事が看護現象に関してわたしたちに情報を提供してくれる多種多様な中範囲理論を検証することにあるので，このより具体的な適用に合うようにSilvaの基準を改良した。

1. 研究の目的が，対象とする理論の前提または命題(内的理論立言)の経験的妥当性を明らかにすることである。
2. 理論が研究の根拠として明白に立言されている。
3. 理論の内的構造(重要な命題とその相互関係)が，研究仮説との関係が明瞭であるように明白に立言されている。
4. 研究仮説が理論の前提または命題から明瞭に推定されている。
5. 研究仮説が，信頼でき妥当な測定用具と適切な研究参加者を用いたふさわしい研究デザインで経験的に検証されている。
6. 経験的検証の結果，対象とする理論の前提または命題が妥当である，あるいは妥当でないとする根拠が存在する。
7. この根拠が，理論の妥当な面を裏づける，否定する，説明するというように具体的に考えられる。

とはいえ，これらの基準でさえも，ある1点については欠けている。理論から導出された仮説が，その理論だけでなく，いくつかの他の理論にもあてはまり，さらにその仮説が経験的な観察に常に一致していることについて考えてみよう。例えば，貧困層は富裕層と比べて多くの健康問題を経験するという仮説は，いくつかの理論的モデルに適合する。同様に，個別的な看護介入を受けている患者が，ありきたりのケアを受けている患者よりも高いセルフケア技能を示すことに関する理論的な根拠を予測することは，多くの理論から導出可能である。さらに，上述のような仮説の検証は，データによって裏づけられることが期待されるために，そこから導出されるどの理論も虚偽

である危険性は低い。確かにどちらの例も否定するのが困難なほど漠然とした仮説である。そのため，仮説を単純に導出し，それらを検証することより理論検証はずっと複雑である。研究者は仮説を導出できなければならないというだけでなく，それには理論を虚偽にする高い危険性が存在することを心得ておくべきである(Popper, 1965)。虚偽であるためには，理論は，その理論と矛盾する経験的な結果が明瞭に導出されるように，十分な特異性をもって予測できなければならない(Fawcett, 1999, p.95)。Wallace(1971)はこの原則の実例を示している。

> 単純化すると，論理的に成り立つあらゆる経験的知見を除外できないので，「すべての人間の集団は階層化されるかされないかのどちらかである」という仮説は原則として検証不可能である。しかし，「すべての人間の集団は階層化される」という仮説は論理的に成り立ち，階層化されない人間集団の発見を主張していることから，現実には起こらなくとも検証可能である(p.78)。

古い格言に「すべてを予測する理論は何も予測しない」というものがある。すなわち，Popper(1965)の言葉によると「〈よい〉科学理論は，すべて禁止命令である。それはある種の出来事が起こることを禁ずる。禁ずることが多ければ多いほど，その理論はよい理論なのである」(p.36)。したがって，理論検証のためにわたしたちはもう1項目を加えた。

8. 特定の理論を検証するために用いられる仮説は，限られた出来事との特異性と適合性のために，その理論を誤謬の危険にさらしている。

この最後の基準に合致すると，理論からもたらされる予測が具体的であればあるほど誤りを招きやすくなり，理論を裏づけるデータの範囲が狭くなる。理論検証において，理論構築者は，検証の結果がどの程度理論に一致するかを判断しなければならない。理論に基づく予測が正確さを増すのに合わせて，「一致している」ことに関する判断はより曖昧でなくなり，より恣意的でなくなる(Blalock, 1979)。さらに，高度に特異的な仮説の検証結果が予

測とよく一致している場合，その理論は反証可能であり，経験的に妥当であると判断される。次の例を考えてみよう。「AはBを伴う」という予測は，「Bのすべての例で，Aが先行する」という予測より特異的ではない。看護研究で立てられる仮説が前者から後者へ移行すると，理論の反証可能性は高まるだろう。

　理論検証を難しくする別の側面は，検証の条件を計画する際の個々の前提である(Hempel, 1966, pp.19-32)。前提には，①使用する測定方法の信頼性と妥当性が十分である，②情報収集しているあいだに状況が悪影響を受けることがない，③研究の手順を計画するにあたって真実であるとされるすべての科学的「事実」が正確であるといった，明白な，または暗黙の広範な信念が含まれる。結果が理論を裏づけている場合，理論構築者は結果の別の解釈を誤って無視することがある。逆に，結果が理論的予測を裏づけなかった場合，理論自体ではなく，検証の条件に誤りが存在することがある。したがって，どのような検証も決定的に理論の誤りを証明したり，正しさを裏づけたりするものではない。むしろ，理論検証はさまざまな研究による検証結果の〈蓄積〉の重みづけである。

　有望な理論を検証する研究の再現性replicationは，必然的に看護の科学を構築するうえで好都合な側面である。そして，経験的妥当性は理論の条件的な質のことである。すなわち，理論に含まれた現存する根拠に結びつけられる。研究がさらに行われるのに合わせて，1度経験的妥当性があると判断された理論であっても，あとで妥当でないと考えられることがある。したがって，追加された理論検証が理論的予測と矛盾する，あるいは矛盾しない根拠を提供することで，経験的妥当性が増強するか，あるいは減弱することになる。

　Johnson, Ratner, Bottorff, & Hayduk(1993)の研究は多くの理論検証研究の様相を例証している。この研究の明白な目的の1つは，Pender(1987)のヘルスプロモーションモデルを検証することである。ヘルスプロモーションモデルは2群の因子(変容因子と認知-知覚因子)と行動のきっかけがヘルスプロモーション行動のありように影響することを特定している。Johnsonら(1993)は，この「ヘルスプロモーションモデルが明確に特定された因果パスからなることから」，高度な統計学的方法(構造方程式モデル)を用いる検証に「よく適している」ことに注目した(p.133)。さらに，「概念の配列は，特定のヘルスプロモーション行動への参加に影響を与える7つの認知-知覚因子への因果的影響を持つ『変容』因子または背景因子でもって明瞭である」と述べている。したがって，年齢のようなデモグラフィック特性や体重のような生物学的特性は，認知-知覚因子を変容することによって，ヘルスプロモーション行動に間接的に影響を与えることになる。

　一方，認知-知覚因子の7つのカテゴリーは，直接的にヘルスプロモーション行動に影響を与える。Johnsonら(1993)は，そのうちの3つ，すなわち，知覚された健康コントロール，知覚された自己効力感，知覚された健康状態に焦点をあてた。さらに，Johnsonらは5つの変容因子のうちの2つ，デモグラフィック特性と生物学的特性に焦点をあてた。「多変数の同時的検証を行うことのできる唯一の方法である」ことから，データ分析方法として構造方程式モデリングが用いられた(p.132)。ヘルスプロモーションモデルの検証において限定した変数群を用いたが，選択された要素は「モデル全体がうまく機能している場合にはデータと合致するに違いない」とJohnsonらは主張している(p.133)。ヘルスプロモーションモデルの検証は成人事例1,000名を超える全国健康調査によってすでに存在しているデータを用いて行われた。ヘルスプロモーションモデルの検証の大部分の変数は，単項目指標によって測定された。

　Johnsonら(1993)は，ヘルスプロモーションモデルに基づいて推測される共分散行列が「実際の観測に基づく共分散行列と有意差があり，このモデルが実際の関係を説明できていない」と報告した。期待とは異なるデータを探索することで，ヘルスプロモーションモデルに反して，変容因子がヘルスプロモーション行動に直接的な影響を及ぼすことに研究者たちは気づいた。最後に研究者たちは「ヘルスプロモーションモデルの因果的構造はヘルスプロモーションにつながるライフスタイルに影響を与える重要な因子のすべてと，それらの相互関係を十分に特定する見方で再検討されなければならな

い」と締めくくっている(p.138)。

　Johnsonら(1993)によって報告された矛盾する知見は，理論構築者や研究者が直面する最終的な問題を指し示している。すなわち，慣れ親しんだ，大切にしている理論に執着するほうが，それらを捨て去るよりも容易であることが多いということである。「事実」は反駁の余地がないようであっても，事実の解釈は主観的な因子によって影響を受けることは確かである。そのため，わたしたちは可能なかぎり多競合仮説multiple competing hypotheses (Platt, 1964)を用いて理論検証が行われることを支持する。これを行うと，研究者にはいくつかの理論から現象に関する研究仮説を派生させ，それと並行してそれぞれの仮説を検証する研究を立案することが求められる。いくつかの競合する理論に基づいた仮説の適合性や科学的有用性を同時に計画し，検証することは，研究者がどれか1つの理論に固執しすぎる危険を減らすことになる。競合する複数の理論から仮説を提案し，同時にそれらを検証すると，科学的な作業を加速させるという利点が付け加わる。すなわち，1つの理論を検証し，その曖昧さを発見してから，また別の理論に移るよりも，そうした筋道全体を1つの研究作業に包含させることができるのである。

　さて，理論検証に関して警告を1つ行わなければならない。入手したデータとモデルとの適合性を検証するために，構造方程式モデリングのような強力な統計学的方法が現れるようになった(Tabachnick & Fidell, 2001)。ということは，モデルを修正することによって，モデルをデータにうまく適合するさせることが可能となる。しかし，データから導き出されるモデルは，発見を正当化するという文脈から逸れてしまう。言い換えると，検証と再構築と再検証を同時に行うためにデータを用いると，理論検証の信頼性が損なわれるということである。したがってこのような方法は発達の段階にあると考えるべきだろう。

　最後に，量的研究方法には理論検証が伴うことが慣習的となっているが，このような考え方はあまりに範囲を限定するものである。正当化の文脈が適応される質的研究方法も，理論検証に適しているだろう。

結論

　筆者らが本書の Chapter 1 で指摘したように，看護は多くのレベルで理論を生み出してきた．しかし，十分に洗練され，測定可能な現実のモデルを提案する理論だけが厳格な検証に耐えられる．理論が十分に明確であると，その長所に関する判断は曖昧でなくなる．このことは，理論の基礎が政策や実践の方向を決めるのに用いられる場合にはとくに重要である．理論の検証可能性とその経験的妥当性は，基礎的な科学よりも，実践の学問としての看護学において，同じかそれ以上に重要である．ある職業における広範な信頼は，人間として重要な意味を持つ科学的判断を行ううえで最善の方法を用いることを保証するものである．

　看護学が実践のための健全な知識体系を構築しようと思うのなら，理論開発と理論検証が相互依存しなければならないことは当然である．看護実践の理論的基盤を持続させ，多様化させるには，看護師たちがエネルギーや思考を注ぐだけでなく，長期にわたって献身することが必要である．看護師の学究的な学習課題が教育課程のなかに組み込まれたとき，こうした献身は明確となる．その教育課程を早く明らかにし，将来に起こりそうな発展をつくりはじめることは，大学院の学生にとって有用である．

■ 文献

Avant K. Nursing diagnosis: maternal attachment. *Adv Nurs Sci*. 1979; 2(1): 45-55.
Beckie TM, Beckstead JW, Webb MS. Modeling women's quality of life after cardiac events. *West J Nurs Res*. 2001; 23: 179-194.
Berger AM, Walker SN. An explanatory model of fatigue in women receiving adjuvant breast cancer chemotherapy. *Nurs Res*. 2001; 50: 42-52.
Billings JR. Bonding theory —— tying mothers in knots? a critical review of the application of a theory to nursing. *J Clin Nurs*. 1995; 4: 207-211.
Blalock HM. Dilemmas and strategies of theory construction. In: Snizek WE, Fuhrman ER, Miller MK, eds. *Contemporary Issues in Theory and Research: A Metasociological Perspective*. Westport, Conn: Greenwood Press; 1979.
Bova C. Adjustment to chronic illness among HIV-infected women. *J Nurs Sch*. 2001; 33: 217-223.
Carlson-Catalano J, Lunney M, Paradiso C, Bruno J, Luise BK, Martin T, et al. Clinical validation of ineffective breathing pattern, ineffective airway clearance, and impaired gas exchange. *Image*. 1998; 30(3): 243-248.

Coward DD. Critical multiplism: a research strategy for nursing science. *Image*. 1990; 22: 163-167.
Demerouti E, Bakker AB, Nachreiner F, Schaufeli WB. A model of burnout and life satisfaction amongst nurses. *J Adv Nurs*. 2000; 32: 454-464.
Doran DI, Sidani S, Keatings M, Doidge D. An empirical test of the Nursing Role Effectiveness Model. *J Adv Nurs*. 2002; 38: 29-39.
Ehrenberger HE, Alligood MR, Thomas SP, Wallace DC, Licavoli CM. Testing a theory of decision-making derived from King's systems framework in women eligible for a cancer clinical trial. *Nurs Sci Q*. 2002; 15: 156-163.
Fawcett J. *The Relationship of Theory and Research*. 3rd ed. Philadelphia, Penn: Davis; 1999.
Fehring R. Validating diagnostic labels: standardized methodology. In: Hurley ME, ed. *Classification of Nursing Diagnoses: Proceedings of the Sixth Conference*. St. Louis, Mo: Mosby; 1986.
Fiske DW, Shweder RA, eds. *Metatheory in Social Science*. Chicago, Ill: University of Chicago Press; 1986.
Frey MA, Rooke L, Sieloff C, Messmer PR, Kameoka T. King's framework and theory in Japan, Sweden, and the United States. *Image*. 1995; 27: 127-130.
Fry A, Nguyen T. Culture and the self: implications for the perception of depression by Australian and Vietnamese nursing students. *J Adv Nurs*. 1996; 23: 1147-1154.
Gordon M, Sweeney MA. Methodological problems and issues in identifying and standardizing nursing diagnoses. *Adv Nurs Sci*. 1979; 2(1): 1-15.
Hempel CG. *Philosophy of Natural Science*. Englewood Cliffs, NJ: Prentice Hall; 1966.
Hill PD, Humenick SS. Insufficient milk supply. *Image*. 1989; 21: 145-148.
Holter IM. Critical theory: a foundation for the development of nursing theories. *Scholar Inquiry Nurs Pract*. 1988; 2: 223-232.
Jennings-Dozier K. Predicting intentions to obtain a Pap smear among African American and Latina women: testing the theory of planned behavior. *Nurs Res*. 1999; 48: 198-205.
Johnson JL, Ratner PA, Bottorff JL, Hayduk LA. An exploration of Pender's health promotion model using Lisrel. *Nurs Res*. 1993; 42: 132-138.
Klaus MH, Jerauld R, Kreger MC, McAlpine W, Steffa M, Kennell JH. Maternal attachment: importance of the first postpartum days. *N Engl J Med*. 1972; 286: 460-463.
Klaus MH, Kennell JH. *Maternal-Infant Bonding*. St. Louis, Mo: Mosby; 1976.
Klaus MH, Kennell JH. *Parent-Infant Bonding*. 2nd ed. St. Louis, Mo: Mosby; 1982.
Marx MH. The general nature of theory construction. In: Marx MH, ed. *Theories in Contemporary Psychology*. New York, NY: Macmillan; 1963.
McCall RB. The media, society, and child development research. In: Osofsky JD, ed. *Handbook of Infant Development*. New York, NY: Wiley; 1987.
McCarley C. A model of chronic dyspnea. *Image*. 1999; 31: 231-236.
McCloskey JC, Bulechek GM. *Nursing Intervention Classification (NIC)*. 3rd ed. St. Louis, Mo: Mosby; 2000.
McCullagh M, Lusk SL, Ronis DL. Factors influencing use of hearing protection among farmers: a test of the Pender Health Promotion Model. *Nurs Res*. 2002; 51: 33-39.
Nagley SJ, Byers PH. Clinical construct validity *J Adv Nurs*. 1987; 12: 617-619.
Nivens AS, Herman J, Weinrich SP, Weinrich MC. Cues to participation in prostate cancer screening: a theory for practice. *Oncol Nurs Forum*. 2001; 28: 1449-1156.
Pedhazur EJ, Schmelkin LP. *Measurement, Design, and Analysis: An Integrated Approach*. Hillsdale, NJ: Erlbaum; 1991.
Pender NJ. *Health Promotion in Nursing Practice*. 2nd ed. Norwalk, Conn: Appleton & Lange; 1987.
Phillips DC. *Philosophy, Science, and Social Inquiry*. New York, NY: Pergamon Press; 1987.
Platt JR. Strong inference. *Science*. 1964; 146: 347-352.
Polit DF, Beck CT. *Nursing Research: Principles and Methods*. 7th ed. Philadelphia, Penn:

Lippincott; 2003.
Popper KR. *Conjectures and Refutations*. New York, NY: Basic Books; 1965./カール・R・ポパー，藤本隆志・石垣壽郎・森博訳(1980)：推測と反駁，科学的知識の発展。法政大学出版局。
Potempa K, Lopez M, Reid C, Lawson L. Chronic fatigue. *Image*. 1986; 18: 165-169.
Schumacher KL, Gortner SR. (Mis)conceptions and reconceptions about traditional science. *Adv Nurs Sci*. 1992; 14(4): 1-11.
Silva MC. Research testing nursing theory: state of the art. *Adv Nurs Sci*. 1986; 9(1): 1-11.
Silva MC, Sorrell JM. Testing of nursing theory: critique and philosophical expansion. *Adv Nurs Sci*. 1992; 14(4): 12-23.
Susser M. Maternal weight gain, infant birth weight, and diet: causal sequences. *Am J Clin Nutr*. 1991; 53: 1384-1396.
Tabachnick BG, Fidell LS. *Using Multivarite Statistics*. 4th ed. Boston, Mass: Pearson, Allen & Bacon; 2001.
Villarruel AM. Mexican-American cultural meanings, expressions, self-care and dependent-care actions associated with experiences of pain. *Res Nurs Health*. 1995; 18: 427-436.
Villarruel AM, Denyes MJ. Testing Orem's theory with Mexican Americans. *Image*. 1997; 29: 283-288.
Wallace WL. *The Logic of Science in Sociology*. New York, NY: Aldine; 1971.
Waltz CF, Strickland OL, Lenz ER. *Measurement in Nursing Research*. 2nd ed. Philadelphia, Penn: Davis; 1991.
Yeh C. Health-related quality of life in pediatric patients with cancer: a structural equation approach with the Roy Adaptation Model. *Cancer Nurs*. 2002; 25: 74-80.
Zauszniewski JA, Chung C, Krafcik K. Social cognitive factors predicting the health of elders. *West J Nurs Res*. 2001; 23: 490-503.

■ 補足文献

Acton GJ, Irvin BL, Hopkins BA. Theory-testing research: building the science. *Adv Nurs Sci*. 1991; 14(1): 52-61.
Behi R, Nolan M. Deduction: moving from the general to the specific. *Br J Nurs*. 1995; 4: 341-344.
Coates VE. Measuring constructs accurately: a prerequisite to theory testing. *J Psychiatr Ment Health Nurs*. 1995; 2: 287-293.
Dulock HL, Holzemer WL. Substruction: improving the linkage from theory to research. *Nurs Sci Q*. 1991; 4: 83-87.
Fawcett J. Testing nursing theory. In: *Analysis and Evaluation of Nursing Theories*. Philadelphia, Penn: Lippincott; 1993.
Field M. Causal inference in behavioral research. *Adv Nurs Sci*. 1979; 2(1): 81-93.
Gibbs JP Part 3: test of theories. In: *Sociological Theory Construction*. Hinsdale, Ill: Dryden Press; 1972.
Hall JM, Stevens PE. Rigor in feminist research. *Adv Nurs Sci*. 1991; 13(3): 16-29.
Hinshaw AS. Theoretical model testing: full utilization of data. *West J Nurs Res*. 1984; 6: 5-9.
Jacobs MK. Can nursing theory be tested? In: Chinn PL, ed. *Nursing Research Methodology*. Rockville, Md: Aspen; 1986.
McQuiston CM, Campbell JC. Theoretical substruction: a guide for theory testing research. *Nurs Sci Q*. 1997; 10: 117-123.
Mullins NC. Empirical testing. In: *The Art of Theory: Construction and Use*. New York, NY: Harper & Row; 1971.
Reynolds PD. Testing theories. In: *A Primer in Theory Construction*. Indianapolis, Ind: Bobbs-Merrill; 1971.

Sandelowski M. The problem of rigor in qualitative research. *Adv Nurs Sci*. 1986; 8(3): 27-37.

Wallace WL. Tests of hypotheses; decisions to accept or reject hypotheses; logical inference; theories. In: *The Logic of Science of Sociology*. New York, NY: Aldine; 1971.

Zetterberg HL. *On Theory and Verification in Sociology*. Totowa, NJ: Bedminster Press; 1965.

13 看護理論開発と看護知識開発の最先端
Frontiers of Nursing Theory and Knowledge Development

> **メモ**
> 未来を予測することは，うまくいったところで危険なことが多い．将来の看護理論開発でどのような傾向が優勢を占めるかということはわからないが，筆者らには活発に発展しそうな領域を明らかにすることができる．以下で焦点をあてるのに選択した領域に関する筆者らの意見は，看護理論開発と看護知識開発の広がる範囲と深まる度合いを反映している．

はじめに

この Chapter 13 では，本書第4版のための文献検討から浮かび上がってきた看護知識の2つの最先端に焦点をあてる．すなわち，①国際看護理論と民族性関連看護理論における進歩，②看護情報学と根拠に基づく実践という連携して発展してきた領域，である．わたしたちの文献の取り扱い方は，本質的に選択したもののなかで，英語を使用した情報源に限られている．

国際看護理論と民族性関連看護理論における進歩

国際看護理論 international nursing theory と民族性関連看護理論 ethnicity-related nursing theory およびそれらの知識の発展を記録するもっとも明白な重要事は，おそらく英国の『Journal of Advanced Nursing』誌やスウェーデンの『Theoria, Journal of Nursing Theory』誌 (Willman, 2000)，および米国の『Journal of National Black Nurses Association』誌のような看護学術誌の存在である．『Nursing Science

Quarterly』誌と『*Journal of Nursing Scholarship*』誌(以前は『*Image*』誌と呼称)という米国の2つの学術誌も，看護理論と看護知識の発展に関連した国際的な学問を推進するうえで注目すべきである。こうした学術誌や同種の他の学術誌はさまざまな目的に役立つものである。すなわち，特定の国際的対象集団や民族的対象集団のニーズに関心を寄せるますます多くの学者による具体的な根拠を提供している。さらに，興味の対象である集団に関連した理論や研究を普及させるための表現手段を看護師に提供している。また，興味の対象である集団にケアを提供している看護師に理論と関連する研究の最新の進歩をもたらす。より大雑把には，看護学の知識の国際的発展は，13か国の英語を使用する看護学術誌のなかの国際的な発表を要約している『*Journal of Nursing Scholarship*』誌に掲載された調査(McConnell, 2000)によって裏づけられる。したがって，以下の筆者らの検討に，こうした文献のいくつかとその他の情報源を用いることにする。

■ 国際看護理論の開発

　看護理論に関する国際的文献に取りかかることは困難を伴う。というのも，理論的思考は相互に影響しあいながら発展しており，そのため必ずしも発表された文献に完全に反映されているとは限らないからである。文献データベースの探索によって英語を使用していない学術誌のなかの興味の対象である文献が明らかになるかもしれないが，翻訳に要する費用のためにそうした情報源の入手は困難となる。しかし，看護理論の開発における国際的研究というテーマは，それに付随する危険性に見合うだけの重要性を十分に有していると筆者らは判断した。そして，実行可能性の観点から，筆者らは英語で発表された文献に焦点をあてた。したがって，筆者らがカバーした範囲は，看護理論の開発に関する国際的な努力の部分的な見解にすぎない。さらに，国際看護理論の開発に関する文献が広範囲にわたるために，わたしたちの文献検討は必然的に選択したものであり，例証するものである(このChapterの最後にあげた補足文献も参照のこと)。

　まず最初に，国際的な著者たちによる理論に関連する文献から伝わる議論

には，理論の価値と貢献に関する立言(Allison, McLaughlin, & Walker, 1991；Biley & Biley, 2001；Draper, 1990；Poggenpoel, 1996；Searle, 1988)，米国由来の看護理論の無批判な借用に関する懸念，価値，そして知識のあり方(Draper, 1990；Ketefian & Redman, 1997；Lawler, 1991)，独自の看護知識の必要性に対する疑問(Nolan, Lundh, & Tishelman, 1998)，大看護理論に対する非難または疑問(Daly & Jackson, 1999；Nolan et al., 1998)，文脈依存的または限定的な見方の理論の擁護(Daly & Jackson, 1999；Draper, 1990；Nolan et al., 1998)，そしてトップダウン式に強いられる理論の有効性への疑問(Kenney, 1993)などがある。例えば Nolan ら(1998)は，実践家にとって役立つ現実からあまりにも遠く離れすぎているために，大看護理論が実践からの必要性を満たしていないと論じている。

　こうした議論は，米国での経験に基づく理論研究が他の国に合うように修正される必要があるかもしれないことや，国によっては文化など考慮すべきことに合致しないかもしれないことの理解が重要である，という自覚が増え続けていることを示している。それにもかかわらず，国家を超えた，そして地球規模の知識に関連した努力が追求に値する限りは，そうした努力は理論や知識に関連した成果に関する，広範囲に及ぶ利益やさらなる進歩のための機会を提供する。また，理想的にはすべての仲間に役立つ共同作業の可能性も提供する。移民や国際的な旅行のために「国境を越える」ことができる知識は「車輪の再発明*」という古くからある問題を予防できる。看護診断などの用語体系は，国際的な共同作業の1つの例である(Casey, 2002；Ehnfors, 2002；Goosen, 2002；Ketefian & Redman, 1997)。しかし，看護診断などの分類体系の拡大については，否定的な意見を持つ人がいないわけではない(Lawler, 1991；Nolan et al., 1998)。

　多くの看護師たちが，スウェーデン(Lutzen & da Silva, 1995；Willman & Stoltz, 2002)，英国(Smith, 1987)，カナダ(Major, Pepin, & Légault, 2001；

＊訳注：無駄なことをするという意味。

Rodgers, 2000)，オーストラリア(Daly & Jackson, 1999)，フィンランド(Leino-Kilpi & Suominen, 1998)，日本(Hisama, 2001)，アイスランド(Jonsdottir, 2001)，インド(Sirra, 1986)，南アフリカ(Searle, 1988)など，特定の国における看護理論の開発と応用に関連した概念的・メタ理論的・歴史的・教育的な問題や業績について報告してきた。さらに，**表13-1**に例が示されているメタ理論的，そして哲学的なテーマが，看護理論に関連する国際的な文献のなかで注目されている。国際的な文献への独自な投稿として，Emden & Young(1987)はオーストラリアにおける理論開発に関連した問題点に関して，練達看護師(エキスパート)に対して行ったデルファイ法による研究を報告している。看護理論開発が「専門職としての看護の発展にとってきわめて重要であるか」や「看護は独自の研究の伝統を発展させるべきであるか」など，7つの問題点について練達看護師の意見が求められた(p.27)。問題点に関する練達看護師の意見の詳細な提示は，数少ないこの種の研究の1つを代表し，オーストラリア以外の多くの国の読者たちの興味をひくことは疑いない。

　理論開発に関する国際的文献は，Roper-Logan-Tierney看護モデル(1985)やAndersenの看護活動モデル(1991)，Erikssonのケアリング科学の提示(2002)，Sarvimäkiの看護ケア理論(1988)，Chaoのケアリング概念(1992)，Minshull, Ross & Turnerのヒューマンニーズ看護モデル(1986)のように看護と看護価値の抽象的な描写を理論化することも包含している。その他の理論的な業績は看護理論のクリティークや応用に焦点をあてている。例えば，Tierney(1998)はRoper-Logan-Tierney看護モデル(1985)の貢献と批判を調べた。また，Whall, Shin & Colling(1999)は韓国における認知障害のある高齢者のケアに対するNightingale思想から導かれたものの適合性を調べた。一方，Clift & Barrett(1998)はドイツ語を使用する国々におけるパワー枠組み*を検証し，da Nobrega & Coler(1994)はブラジルにおけ

＊訳注：パワーという概念はBarrettによって開発された。

表 13-1　看護理論についての国際的な論文の例

著者の出身国	著者	テーマや焦点
オーストラリア	Emden & Young, 1987	看護理論開発における「動向と課題」の統合的レビュー；デルファイ法による研究
スウェーデンおよびノルウェー	Lundh, Söder, & Waerness, 1988	看護過程と看護理論のクリティーク
英国	Draper, 1990	英国における看護理論の貢献とその発展を阻害するもの
オーストラリア	Holden, 1991	看護に適用された心性の理論としての二元論，観念論，唯物論の批判的検討
英国	Reed & Robbins, 1991	提案および例証された帰納的理論の「検証」
オーストラリア	Bruni, 1991	専門的職業および知識の発展としての看護学に関連する文献の談話分析
スウェーデン	Dahlberg, 1994	全体論的な展望の解説と実践における適用へのジェンダー関連の障壁
スウェーデン	Lutzen & da Silva, 1995	言語の問題，看護の方法論，ケアの概念，動向
オーストラリア	Holmes, 1996	伝統的科学へのポストモダン的クリティークの要約；看護に対する代替的哲学的立場の要約
カナダ	Baker, 1997	看護理論での利用も含めた文化的相対主義の批判的分析
英国およびスウェーデン	Nolan, Lundh, & Tishelman, 1998	大理論のクリティーク，看護独自の知識のクリティーク，中範囲理論の推奨
韓国	Shin, 2001	韓国において看護理論に関連するものとしての道教，仏教，儒教

る看護診断の基盤として看護理論を使用した．さらに，この他の業績の例としては，皮膚疾患のある患者の看護実践モデルの展開(Lauri, Salanterä, Chalmers, Ekman, Kim, Käppeli, et al., 2001)や成人および高齢者ケアの場に

おける意思決定(Kirkevold, 1993)，小児ケアモデルの分析(Lee, 1998)，精神疾患患者のケアに対する理論の開発と応用(Mavundla, Poggenpoel, & Gmeiner, 2001；Poggenpoel, 1996)が含まれる。

米国由来の理論は，クリティークだけでなく，国際的な応用というテーマでもある。例えば，de Villiers & van der Wal(1995)は Leininger のモデル(1991)を南アフリカのカリキュラム開発に応用し，一方，Bruni(1988)は Leininger の理論の初期の要素をクリティークした。同じように，Morales-Mann & Jiang(1993)は Orem の理論(1991)を中国文化との適合の観点から批判的に調べ，一方，Lauder(2001)は自己無視との関連でクリティークした。関連する流れで，Baker(1997)は看護理論と看護実践の文化相対主義の問題を批判的に調査した。国際的に応用されたこの他の米国由来の看護理論の例には，多くの国における Parse の理論(1999)を用いた研究(Baumann, 2002)や3か国での King の理論(1981)の応用と検証(Frey, Rooke, Sieloff, Messmer, & Kameoka, 1995)がある。おそらく，筆者らが見逃している多くの理論応用の例が存在しているだろう。

結論として，筆者らが検討した看護理論に関連する国際的な文献は，英語を使用した情報源という限界はあるが，豊饒かつ多様であった。理論的な研究の範囲は，メタ理論的なものから批判的なものまでが含まれ，種々のニーズと文脈を含んでいた。筆者らが検討した文献には，どれか1つの理論が支配的であるという根拠は存在していなかった。実際のところ，外国から理論を押しつけられることに関する多くの懐疑的な態度が見られた。将来，看護理論に関連する国際的な文献の指数関数的な増加が期待される。

■ 民族性関連看護理論の開発

米国が文化的，人種的，民族的に多様であることから，民族性に関連する看護知識や看護理論についての筆者らの見解は，主として米国という背景における特定の理論の進歩に向けられるが，米国と同様に多様性を持つ国々に対しても適用可能であろう。国際看護理論の場合と同じように，筆者らの文献検討は主に手作業による検索を通して発見した情報源に限定される。コン

ピュータを使用した検索によって見つかる情報源がきわめて少ないことは，民族的な対象集団に関する看護理論に関連した文献と結びつくキーワードとなる語句が少ないことを示している。筆者らの文献検討で脱落している業績は，単に筆者らの検索方法の限界を反映しているだけで，それらの業績の重要性が低いと述べているのではない。

　国際看護理論の文献と同様に，少数民族に焦点を合わせた文献中に表現された重要な関心事は，現存する看護理論が有する観点や価値観と，少数民族によって保たれている観点や価値観とのあいだに整合しない可能性ということである。Orem の理論(1991)はそのような不一致の可能性について分析された大看護理論の例である。例えば，Roberson & Kelley(1996)は，Orem 理論は相互依存と調和に価値をおく文化集団には合わない自己信頼と自己決定のような西欧の価値観を反映していると主張した。さらに，Orem 理論のなかの生物医学的傾向も民間の健康実践に適合しないと述べている。いくつかの国際的および米国の研究を検討して，文化が健康にどのように影響し，それによっていかに「文化的に満足のいく看護ケアを導くための理論の有用性」が制限されているかを理論は十分明確にしていないと結論づけた(p. 27)。Orem の理論(1991)で表された帰納的研究の分析において，Villarruel & Denyes(1997)はメキシコ系米国人に関する自分たちの研究ではセルフケアエージェンシーと依存的ケアエージェンシー*を区別するのが困難であったと報告した。この文化集団からの研究参加者のあいだでは，他者へのケアリング(気遣い)が非常に尊ばれたと記している。

　少数民族に応用する際に支配的文化の視点から開発された理論が適合しないかもしれないという懸念から，特定の文化集団を反映する枠組みや概念，そして視点の開発する努力が行われてきた。まず概念レベルでは，Dancy ら(2001)が2つのアフリカ系米国人の低所得者用都市住宅団地におけるエンパワメントの概念を探究した。そして，エンパワメントに関する文献検討の

＊訳注：Orem 理論における用語。

あと，福祉を広めるための出先機関のチームメンバーの観察情報や感情，そして思考に対して低所得者用都市住宅団地の環境が与える影響を記録した。そして内容分析の技法を用いて，研究者自身のエンパワメントの感情に対してこの低所得者用都市住宅団地の環境が与える否定的な影響を調査した。次いで Im & Meleis(1999)は，米国への韓国系移民の閉経期における現象を調査するために，状況特異的理論の考えを応用した。この特異的な女性集団から導き出された知見は，その後，より一般的な移行経験のモデルに修正するために用いられた。さらに Loxe & Struthers(2001)は，北米先住民文化のための看護の概念枠組みを作成するためにフォーカスグループ法によるデータを用いた。この概念枠組みにおける主要概念の例としては，ケアリング（気遣い），伝統，尊重，ホーリズム（全包括論）があげられる。また関連する研究として，Jensen-Wunder(2002)は Lakota 族共同体での自分の経験から看護実践モデルを開発した。また，Jensen-Wunder は人間生成 human becoming(Parse, 1995)へのかかわりから開始し，Lakota 族文化に由来する象徴と信念を用いて Indian Health Initiatives というモデルを開発した。

批判的学究方法および知識獲得方法が特定の文化集団や文化-ジェンダー集団の研究のための枠組みや方法論を明確にするために応用された。例えば，Turton(1997)は Ojibwe の共同体でのヘルスプロモーションに関する民族誌的研究のための枠組みを方向づける健康世界観を開発した。Boutain(1999)は，看護師がアフリカ系米国人の健康および社会背景を研究するための強力な方法として，批判社会理論とアフリカ系米国人研究における方法を結びつけることを提案した。2 名の他の看護師は，アフリカ系米国女性の背景と健康に焦点をあてた看護学にとって価値の高いジェンダー中心思想の方法として，女性学 womanism(Taylor, 1998)および知識を獲得するための女性主義者 womanist の方法(Banks-Wallace, 2000)を記述している。

結論として，少数民族の文化的背景と合致する看護理論の開発のための重要な萌芽的発表が行われてきたといえる。米国の人口統計的な変化や少数民族の健康に対する関心，そして少数民族が直面する健康格差を除くための努力を考慮に入れると，この領域における看護学の理論の開発をさらに推し進

めることが最重要である。

看護情報学と根拠に基づく実践

　看護情報学と根拠に基づく実践は，ここ20年のあいだに発展した比較的「新しい」分野のように思えるが，よい記録，決定を行うのに十分な情報，そして最善の実践は，看護が正式に始まったときからよく知られた話題であった。わたしたちの歴史を通して，看護情報学と根拠に基づく実践は看護師が関心を抱く現象に独特の形で関係し合ってきたと言えるだろう。

　　真実をつかむために，わたしは至るところで情報を探求してきたが，比較検討の目的に適うような病院記録をほとんど手に入れられなかった。それらが手に入れば，ここに言及したほかの多数の問題にも判断が下せたかもしれない。また，そうしたものがあれば，出資者に対して，自分たちのお金がどのように使われていたか，そのお金で実際にどのようなよいことが行われたか，あるいはそのお金がよいことよりもむしろ悪いことに使われてないかどうかなどを明らかにするであろう。…(中略)…もしこのような情報をうまく使うことができれば，個々の手術や治療方式の相対的価値について現在わたしたちが持っている確認手段よりもより多くのことを教えてくれるであろう。さらに，このような情報は…(中略)…疾病や手術の経過に及ぼす病院からの影響についても確かめられる可能性がある。かくして確認された事実をもとに，わたしたちは生命と苦しみとを救うことができ，また病気の治療と管理とを改善することができるであろう(Nightingale, 1863, pp.175-176)。

　Nightingaleはこれをまさに150年前に書いている。よい根拠と看護師の仕事の成果とは有意なつながりがあるということである。看護師は，ケアの提供に際して十分な量で，適切な内容の，タイミングのよい情報に大いに頼っている。十分かつ適切な情報がないと，意思決定が遅々として進まず，ケアの質が危うくなる。入手可能な情報の質と種類は，意思決定の種類と質に大きく影響する。Nightingaleが示唆したように，必要とされる情報が

〈入手可能〉で〈検索可能〉であるかどうかということも，患者成果 patient outcome と意思決定の質に影響を与える。実際のところ，Ireson & Velotta(1998)は，実践において根拠を嫌々〈使用〉しているように見えるのは，看護師が根拠を検索できなかったり，あるいは入手できない根拠を必要としていたりすることが部分的要因となっていることを示唆している。この問題は，研究の完了とその知見が実践で使用されるまでのあいだに，しばしば10年の時間差があることが原因と説明している。

看護師は情報をただ使用するだけではない。〈生産〉もする，それも日常的にである。それが患者記録に記載する，臨床ガイドラインを作成する，あるいは研究の知見を発表するといったことであっても，いずれにしても看護師は自分の実践の根拠を提供することを期待されている。看護師が生産する情報の質やその情報が補完される方法もまた，それがどのように用いられるかということに大きく影響する。情報や根拠が十分につくられなければ，看護ケアとその意思決定は身動きできなくなる(Bakken-Henry, 1995)。

■ 根拠に基づく実践と看護情報学の定義

この2つの分野の定義は，この2つの分野がお互いに結びついていることを示している。**根拠に基づく実践** Evidence-based practice(EBP)の定義はいくつかある。Sackettら(1996)はEBPを「個々の患者のケアに関する最新で最善の根拠を良心的に，明示的に，そして賢明に使用することであり，…(中略)…それによって個別の臨床専門知識と系統立った研究に基づく最善の利用可能な外部からの臨床的根拠とを統合することである」と定義している(p.71)。また，French(2002)は「十分に明確にされた患者集団の利益となるように特定の実践を変化させるために，科学的に生み出された根拠と練達した実践家の暗黙知を系統的に相互結合させること」とEBPを表している(p.74)。さらに，Roberts(1998)は「EBPは優れた臨床実践を確立するために，研究から収集された根拠を用いる」と述べている(p.24)。最後に，Eisenberg(1998)は「根拠に基づく臨床実践は，研究の知見を利用して，1人1人の患者のケアを改善するための情報を提供する一方で，同時に意欲の

ある研究者は，ある問題に関する情報を臨床家や患者がもっとも緊急に求めているとき，その問題を解決するために研究の知見を利用する」と主張している。もちろん理論構築者は，自分が根拠に基づく実践を行う前に，根拠を〈持た〉なければならない。しかし実際には，多くの介入が正式の研究による根拠を十分に持たないために，裏づけとなる根拠に基づいた意思決定は頓挫することが多い(Millenson, 1997)。こうした状況は改善されつつあるが，十分な根拠を欠くことは根拠に基づく実践の実施を遅らせている。

　看護情報学 nursing informatics は「看護学の実践や看護ケアの提供を支援するために，看護データ・看護情報・看護知識の管理や処理を援助するように計画されたコンピュータ科学と情報科学，そして看護科学の結合」(Graves & Corcoran, 1989, p.227)と定義される。また，Hannah, Ball, & Edwards(1994)は「看護の範囲内での，また看護師が職務を実行する際に看護師自身によって遂行される働きに関連した，情報テクノロジーの使用である」と定義している(p.3)。最後に，Turley(1996)は看護情報学を「看護科学の基盤に支えられた認知科学とコンピュータ科学と情報科学の相互作用」と呼んでいる(p.309)。情報科学は，さまざまな形態の看護データや情報，そして根拠を管理し，貯蔵し，検索し，機能させるための基盤設備のいくらかを提供する。

　Heller, Oros, & Durney-Crowley(2000)は，21世紀に看護学においてきわめて重要な因子になると考えられる10の動向をあげている。そうした動向のうち3つはここでの検討との関連が強い。第1は，コンピュータや情報システム，テレコミュニケーション(遠隔通信技術)における変化，患者ケアや診断学における技術的変化，そして臨床データへのアクセスのしやすさの向上などといった，科学技術の爆発的発展である。第2の動向は医療費，ヘルスケアシステムの変化，膨大な数の人々による保険適用範囲の欠如に関連する。第3の傾向である看護科学および看護研究の大きな進歩は，患者成果を改善するための看護ケアの科学的基盤を提供する，ますます増え続けている研究に焦点をあてている。したがって，10の動向のうち3つは看護情報学と根拠に基づく実践に直接結びつき，これからの数年間に看護情報学と根

拠に基づく実践が重要性を帯びることを強調している．

　看護のための根拠に基づく実践が哲学的に医学的な根拠に基づく実践のモデル(EBM)に基礎をおくことから，根拠に基づく看護の実践を重要視する最近の動向に関する懸念が存在するが(French, 2002；Jennings, 2000；Jennings & Loan, 2001)，最善の実践の根拠は常に重要であるとわたしたちは信じている．しかし，次のような懸念は，とりわけ根拠に基づく実践について検討する際には，いつも念頭におく必要のある妥当なことである．すなわち，医学的な EBM が，医学診断や個々の介入，そしてメタ分析に〈だけ〉焦点をあてていることと，無作為化臨床試験 Randomized Clinical Trial (RCT；Kitson, 1997)を根拠のための最高位の基準として用いているという2つの懸念である．Jennings と French は両者とも，看護師たちがその EBP という用語とそれが内包する意図を誤って理解していることを指摘し，看護が膨大なエネルギーを特定の介入や無作為化臨床試験〈だけ〉に集中することを望んでいるかどうか疑問視している．看護界のさまざまな領域を横断してより質の高いケアを達成し，「看護がどのように機能するか」を実際に示すのに役立つと考えて根拠に基づく実践を用いることを支持する看護師たちは，その用語を使用する際にどういう意味で使っているのかということに関して非常に明確にしたいのかもしれない．しかし，十分に理解されていない用語を使用することによって看護科学者 nursing scientist が誤った方向に導かれうることから，看護科学を目的や範囲が非常に制限された状況に放り出すことになるかもしれない．本書の目的から，わたしたちは以下のいずれかを含んだ根拠に基づく実践を，より幅広い意味で使用したいと思う．すなわち，看護過程のすべての段階(アセスメント，看護診断，目標設定，介入，成果，評価)，意思決定支援，質の改善，看護基準およびガイドライン，仕事量の評価と人員配置である．

■ 知識の発展

　実践と意思決定支援のために使用する根拠の問題は Nightingale 以来存在しているが，安価で非常に効率的なコンピュータと情報システムの出現

が，ヘルスケアシステムやヘルスケア従事者を情報時代のなかへ本格的に導いた。すなわち，電子患者記録 electronic patient records の目を見張るような発達は患者ケアが記録される方法を大きく変化させたのである。それに加えて，介入や成果，ケアの有効性，ケアの費用等々に関連した看護研究がその変化を受けて急増している。

その結果，ここ数年間に看護情報学の活動が飛躍的に増加した。いまではいくつかの大学は修士課程や博士課程のレベルの看護情報学の専門課程を有している。加えて，『Computers in Nursing』誌や『Online Journal of Nursing Informatics』誌，そして『CIN : Computers, Informatics, Nursing』誌のような看護情報学に特化した学術誌や多くの成書が存在している。また，例えば『Journal of the American Informatics Association』誌や『Topics in Health Information Management』誌のように，看護情報学の論文を掲載しているが，必ずしも看護学だけに焦点を合わせたものではない学術誌も存在する。看護情報学専門看護師になれる認定制度さえ存在する。さらに，看護情報学の専門団体(ほんのわずかの例をあげると American Nursing Informatics Association, International Medical Informatics Association の Nursing Informatics Special Interest Group, American Health Information Management Association, Ontario Informatics Group がある)も存在する。そして，看護情報学の学会は世界中で開催されている。

同様に，成書(例えば，Martin, Rodrigues, Delaney, Nielsen, & Yan, 2001；Moorhead & Delaney, 1998)の数や英国の王立看護師協会によって発行されている少なくとも1誌のこれに特化した学術誌(『Evidence-Based Nursing』誌)の刊行に加えて，看護学術誌に掲載された論文の数が増加していることによって示されるように，根拠に基づく実践がますます重要視されるようになってきた。Cochrane Library のような，これに特化したデータベースまで存在し，根拠に基づくケアの研究が行われているところならどこでも利用可能である。

筆者らは検討した文献から限られた数の文献を見つけた。表13-2は，筆者らが検討した論文の主要なカテゴリーと著者のリストである。完全な文献

表13-2 選択された根拠に基づく実践と看護情報学に関連する文献の要約

論文のカテゴリー	著者ならびに発行年
看護の有効性	American Hospital Association Commission of Workforce, 2002 Kimball & O'Neil, 2001 Mason, 1999 Needleman, Buerhaus, Mattke, Stewart, & Zelevinsky, 2002 Wong et al., 2002
意思決定支援とエキスパートシステム	Effken, 2001 Facione & Facione, 1996 Greenwood, Sullivan, Spence, & McDonald, 2000 Hallett, Austin, Caress, & Luker, 2000 Harding, Redmond, Corley, & Nelson, 1996 Laschinger, Sabiston, & Kutszcher, 1997 Narayan & Corcoran-Perry, 1997 Radwin, 1995
標準言語の開発	Aquilino, 1997 Bjornsdottir, 2001 Bliss-Holtz, 1996 Bowles & Naylor, 1996 Broome, 1999 Coenan, Marek, & Lundeen, 1996 Foster, 2001 Frisch, 1997 Iowa Intervention Project, 1997 Lavin, Meyer, & Carlson, 1999 Maas, Johnson, & Moorhead, 1996 Moorhead & Delaney, 1997 Simon, 1998 Snyder, Egan, & Nojima, 1996 Wake & Coenan, 1998 Whitely, 1999 Zielstorff, Tronni, Basque, Griffin, & Welebob, 1998
ケアの質と質の改善	Clark, 2000 Leveck & Jones, 1996 Prowse & Lyne, 2000 Thomas, Cullum, & McColl, 1998 Thomas, McColl, & Cullum, 1998

(つづく)

表 13-2　選択された根拠に基づく実践と看護情報学に関連する文献の要約(つづき)

論文のカテゴリー	著者ならびに発行年
研究と実践の統合	Gamel, Grypdonck, Hengeveld, & Davis, 2001 Jairath & Fain, 1999 McCormack, Kitson, Harvey, Rycroft-Malone, Titchen, & Seers, 2002
テクノロジーの進歩とその活用	Alexander & Kroposki, 2001 Alpay & Russell, 2002 Barnard, 2000 Gurrieri, 2000 Keenan et al., 2002 Nicoll, 2001 Norris, 1999 Sparks & Rizzolo, 1998 Timmons, 2002

名の引用はこの Chapter の最後にある文献欄で見つけることができる。それぞれの論文を要約することはこの Chapter の範囲を越えるものである。しかし，そのうちのいくつかで浮かび上がってきた問題は次項で検討する。

■ 看護情報学と根拠に基づく実践のモデルと理論の開発

理論的研究のほとんどは根拠に基づく実践の領域であった。その証拠に，看護における情報学の文献のなかには，あとで検討する Turley のモデル以外の理論的研究はほとんど見当たらなかった。このことは，看護情報学が理論的基盤を欠いていると言っているわけではなく，情報科学に基盤をおく傾向にあり，言い換えれば，看護理論にとくに焦点をあてるものではないということである。

しかし，5編の論文で，著者たちは根拠に基づく実践と意思決定，そしてこうした作業を促進する知識の開発のためのよりよい理論的基盤を求めていた(Elkan, Blair, & Robinson, 2000；Fawcett, Watson, Neuman, Walker, & Fitzpatrick, 2001；Liehr & Smith, 1999；Thompson, 1999；Walker, 1999)。これらの論文の著者たちは，それぞれいくらか異なるアプローチをとってはい

るが，看護が根拠と考えるものを統合し拡大すれば，知識の発展が促進され，看護における健全な中範囲理論の開発が可能であるだろうと示唆している。また根拠に基づく実践とこれを方向づける研究は，理論を基盤にすべきであるとも示唆している。こうしたアプローチを使えば，実践の指針となる看護知識に関するより包括的な視点を生み出すだろう。こうした論文のうち3編は実際に理論開発のための提案をしていた(Elkan et al., Fawcett et al., and Thompson)。ぜひ一読することを勧める。しかし，根拠に基づく実践への運動が始まった最初の数年は，根拠の基盤としての理論についてはほとんど言及されなかったし，また理論の基盤としての根拠についてもほとんど言及されていなかった。

少々異なるアプローチを例にあげると，Blegen & Tripp-Reimer(1997)は，看護用語の確立された分類体系が看護実践のための中範囲理論の開発のための基礎を構築すると提唱している。すなわち，看護診断の概念を介入と結びつけ，期待される成果を予測することは，根拠に基づく実践に関連があるとともに，それを裏づける理論を構築するための理に適った方法であると強く主張しているのである。

4つの論文がメタ分析を報告しており，気管支喘息の成人における心理教育的ケアの効果(Devine, 1996)，高齢者のための転倒予防プログラムの効果(Hill-Westmoreland, Soeken, & Spellbring, 2002)，そして出産後うつ状態の予測因子(Beck, 1996a, 1996b)に関するものであった。それぞれ予測因子や介入の有効性について検討しているが，どれも知見から理論またはモデルを提案していなかった。こうしたメタ分析は，根拠の重要性を示すEBM階層では実践にとって非常に強力な根拠であると考えられている。これらの著者は実践への可能性に関しては注意深く推奨している。しかし，これらの推奨では根拠の強さが理論開発の可能性にいかに関係するかについては考慮されていない。

3つの論文が，臨床ガイドライン(Gooch, 1991；Good & Moore, 1996)やケア基準(Ruland & Moore, 1998)の使用に基づいた中範囲理論の開発を提案していた。これらの論文の著者たちは，ガイドラインや基準は実践に直接結び

つく中範囲理論を開発するための豊饒な基盤であることを示唆している。すなわち，著者らは，基準やガイドラインが看護介入や看護成果に直接結びつくことを主張しているのである。さらに，Good & Moore は，ガイドラインから理論を開発する方法を提案し，その方法がどのように実施されるのかを実際に示しさえしている。そして，彼らの出した結論は実践と関連の深い理論統合(Chapter 9 を参照)を導いている。

　いくらか関連する文献として，Traynor, Rafferty, & Lewison(2001)の英国における生物医学的研究に関する書誌学的研究がある(原書注：書誌学とは文献の引用パターンに関する研究のことである)。この著者らの分析によって，看護研究は刊行物のうち第 4 位のカテゴリーに位置することがわかった。看護学のテーマは学問を広範囲に横断するものである。そして，メタ分析を用いることは根拠に基づく実践のためのガイドラインを確立するよい基礎であることを示唆した。

　3 編の論文が，根拠に基づく実践または看護情報学に関連した理論またはモデルを実際に提案していた。Kolcaba(2001)は安楽 comfort という概念についての中範囲理論の開発に関する魅力的な検討とその後に続く成果研究のための活用法を提示している。Kolcaba はその理論を構築し，洗練するためにとったステップを注意深く克明に述べ，成果研究にその理論を用いることが，患者だけでなく看護師の生産性と関連する施設全体の成果に対していかに利益をもたらすかを例示している。また，Smith ら(2002)は，機械に依存している高齢者に対する家庭での家族の介護の成果を予測する介護有効性モデルを使用した。この著者らは，看護師たちが看護介入を生み出すために，このモデルの検証された関連を示す立言を進んで使おうとしていることを発見した。さらに，Mitchell, Ferketich, Jennings, & American Academy of Nursing Expert Panel on Quality Health Care(1998)は，質の高いヘルスケアによる成果のための動的モデルを提案した。ここで提案したのは，このモデルが個人レベルおよびシステムレベルでシステム規模の介入と成果に関する研究を可能にし，関連する臨床データベースの構築を導き，研究の鍵となる変数を研究者が見つけるのを援助するのに十分なだけ幅広いと

いうことである．根拠に基づく実践の理論的基礎における，この初期の関心を理解することはきわめて励みとなる．筆者らは，看護情報学の理論に関する関心の同じような急増が今後の数年のうちに起こることを期待している．

筆者らが検討した文献のなかで看護情報学のために提案された唯一の理論はTurley(1996)によるものであった．Turleyは，看護情報学は認知科学とコンピュータ科学と情報科学のなかに基礎をおくべきであるが，それと同時に看護科学の土台の上にあるべきであると提案した．そして，看護科学の土台に包み込まれた重なり合う3つの円からなるベン図のモデルを描いた*．さらに，研究はそのモデルの重なりの部分のそれぞれで必要とされるが，そのすべては看護の文脈のなかに焦点が合わされるべきであると提案した．確かに，このモデルを使用することから生じるものを見ることが楽しみである．このモデルは看護情報学の分野の非常に明瞭な見方を提供してくれる．

最後に思うこと

看護理論と看護知識の開発に関連して現在までに行われた理論的研究の量に，わたしたちは非常に感銘を受けた．筆者らは，こうした開発の歩みが今後数年間ずっと継続することを期待している．多数の若い研究者たちがこれに仲間入りしてくれて，地球規模のわくわくするような新しい理論が開発されることを楽しみにしている．筆者らは，新人の研究者や理論構築者たちが「殻を破って考え」，新しいアイディアにトライするのを恐れず，そして何より理論開発の過程を楽しむように促し続けるつもりである．

情報テクノロジーは，いまやわたしたちのコミュニケーションの多くを駆動し，わたしたちをお互いや世界と常に結びつけ続け，ヘルスケアサービスや新しい薬，そして最新の健康に関連するテクノロジーに関する情報を瞬時に消費者に提供している．その結果，消費者は，自分の具体的な健康状態に関連する最善の実践に関して非常に精通するようになっている．したがっ

＊訳注：ベン図は円などを用いて集合の相互関係を表した図．

て，看護師はこうしたテクノロジーの急速な進歩にいつも遅れないようにし，適切に活用することが重要である。

　前述したとおり，根拠は種類や情報源によってさまざまであるが，根拠の第1の基準はそれが入手可能で検索可能であり，用いることができるということである。実践において用いる看護情報学に関連した理論を開発することによって，プログラマーやソフトウェア開発者，そしてベンダー*に方向性を提供することができる。こうした理論は，どのような看護データが，入力し，貯蔵し，維持し，検索するうえで重要であり，そうしたデータをどのように成果に表すかを決定できるように援助する。どの看護情報が重要であり，データの種類が互いにどう関連し合うかということに関する適切な理論がなければ，実践を進める根拠のための看護の具体的なニーズに，ソフトウェア開発者やベンダーはうまく反応することができない。

　最後に，筆者らの根拠に基づく実践に関する文献検討は，看護知識の発展の歴史的文脈に関連したChapter 1において提示した問題へ，わたしたちを一周させた。看護実践が根拠に基づいているという考えは，「十分に明らかな，そして十分に系統立った具体的な知識体系」(p.730)は看護の専門職としての地位に求められるものであると提案されたBixler & Bixler(1945)の前述した考えが達成されることを表している。しかし，看護にとって，実践は根拠に基づくだけではなく，理論にも基づいていなければならない。言い換えると，看護においては患者またはクライエントの価値観や観点はケア過程の中核である。こうした価値観や観点は，あまりに「壮大である」と批判されることが多いが，多くのヘルスケア専門職のなかで看護に他とは明確に区別できるケアの視点を提供する基準であり続けるだろう。

＊訳注：コンピュータやシステムの取り扱い業者。

■ 文献

Alexander JW, Kroposki, M. Using a management perspective to define and measure changes in nursing technology. *J Adv Nurs*. 2001; 35(5): 776-778.

Allison SE, McLaughlin K, Walker D. Nursing theory: a tool to put nursing back into nursing administration. *Nurs Adm Q*. 1991; 15(3): 72-78.

Alpay L, Russell A. Information technology training in primary care: the nurses' voice. *CIN: Computers, Informatics, Nursing*. 2002; 20(4): 136-142.

Andersen BM. Mapping the terrain of the discipline. In: Gray G, Pratt R, eds. *Towards a Discipline of Nursing*. Melbourne, Australia: Churchill Livingstone; 1991.

Aquilino ML. Cognitive development, clinical knowledge, and clinical experience related to diagnostic ability. *Nurs Diagn*. 1997; 8(3): 110-118.

Baker C. Cultural relativism and cultural diversity: implications for nursing practice. *Adv Nurs Sci*. 1997; 20(1): 3-11.

Bakken-Henry S. Informatics: essential infrastructure for quality assessment and improvement in nursing. *J Amer Med Informatics Assoc*. 1995; 2: 169-182.

Banks-Wallace J. Womanist ways of knowing: theoretical considerations for research with African American women. *Adv Nurs Sci*. 2000; 22(3): 33-45.

Barnard A. Alteration in will as an experience of technology and nursing. *J Adv Nurs*. 2000; 31(5): 1136-1145.

Baumann SL. Toward a global perspective of the human sciences. *Nurs Sci Q*. 2002; 15: 381-384.

Beck CT. A meta-analysis of predictors of postpartum depression. *Nurs Res*. 1996a; 45(5): 297-303.

Beck CT. A meta-analysis of the relationship between postpartum depression and infant temperament. *Nurs Res*. 1996b; 45(4): 225-230.

Biley A, Biley FC. Nursing models and theories: more than just passing fads. *Theoria J Nurs Theory*. 2001; 10(2): 5-10.

Bixler G, Bixler RW. The professional status of nursing. *Amer J Nurs*. 1945; 45: 730-735.

Bjornsdottir K. Language, research and nursing practice. *J Adv Nurs*. 2001; 33(2): 159-166.

Blegen MA, Tripp-Reimer T. Implications of nursing taxonomies for middle-range theory development. *Adv Nurs Sci*. 1997; 19(3): 37-49.

Bliss-Holtz J. Using Orem's theory to generate nursing diagnoses for electronic documentation. *Nurs Sci Q*. 1996; 9(3): 121-125.

Boutain DM. Critical nursing scholarship: exploring critical social theory with African American studies. *Adv Nurs Sci*. 1999; 21(4): 37-47.

Bowles KH, Naylor MD. Nursing intervention classification systems. *Image*. 1996; 28(4): 303-308.

Broome ME. Outcomes research: practice counts! *J Soc Pediatr Nurses*. 1999; 4(2): 83-84.

Bruni N. A critical analysis of transcultural theory. *Aust J Adv Nurs*. 1988; 5(3): 26-32.

Bruni N. Nursing knowledge: processes of production. In: Gray G, Pratt R, eds. *Towards a Discipline of Nursing*. Melbourne, Australia: Churchill Livingstone; 1991.

Casey A. Standardization and nursing terminology. In: Oud N, ed. *ACENDIO 2002: Proceedings of the Special Conference of the Association of Common European Nursing Diagnoses, Interventions and Outcomes in Vienna*. Bern, Switzerland: Verlag Hans Huber; 2002.

Chao S. Review: nursing care driven by guidelines improves some process measures and patient outcomes. *Cochrane Rev*. 1991; 2(3): 87.

Chao Y. A unique concept of nursing care. *Int Nurs Rev*. 1992; 39(6): 181-184.

Clark J. Old wine in new bottles: delivering nursing in the 21st century. *J Nurs Sch*. 2000; 32(1): 11-15.

Clift J, Barrett E. Testing nursing theory cross-culturally. *Int Nurs Rev*. 1998; 45(4): 123-126, 128.

Coenan A, Marek KD, Lundeen SP. Using nursing diagnoses to explain utilization in a community nursing center. *Res Nurs Health.* 1996; 19: 441-445.

Dahlberg K. The collision between caring theory and caring practice as a collision between feminine and masculine cognitive style. *J Holistic Nurs.* 1994; 12: 391-401.

Daly J, Jackson D. On the use of nursing theory in nurse education, nursing practice, and nursing research in Australia. *Nurs Sci Q.* 1999; 12: 342-345.

Dancy BL, McCreary L, Daye M, Wright J, Simpson S, Williams C. Empowerment: a view of two low-income African-American communities. *J Natl Black Nurses Assoc.* 2001; 12: 49-52.

da Nobrega MML, Coler MS. The utilization of Horta's Basic Human Needs Theory in the identification and classification of nursing diagnoses in Brazil. In: Carroll-Johnson RM, Paquette M, eds. *Classification of Nursing Diagnoses: Proceedings of the Tenth Conference.* Philadelphia, Penn: Lippincott; 1994.

de Villiers L, van der Wal D. Putting Leininger's nursing theory "culture care diversity and universality" into operation in the curriculum—part 1. *Curationis.* 1995; 18(4): 56-60.

Devine EC. Meta-analysis of the effects of psychoeducational care in adults with asthma. *Res Nurs Health.* 1996; 19: 367-376.

diCenso A, Cullum N, Ciliska D, eds. *Evidence-Based Nursing Journal.* Vol 1-7. London, England: Royal College of Nursing; 1998-2004.

Draper P. The development of theory in British nursing: current position and future prospects. *J Adv Nurs.* 1990; 15(1): 12-15.

Effken JA. Informational basis for expert intuition. *J Adv Nurs.* 2001; 34(2): 246-255.

Ehnfors M. The development of the VIPS-model in Nordic countries. In: Oud N, ed. *ACENDIO 2002: Proceedings of the Special Conference of the Association of Common European Nursing Diagnoses, Interventions and Outcomes in Vienna.* Bern, Switzerland: Verlag Hans Huber; 2002.

Eisenberg JM. The effectiveness of clinical care: is there any evidence? Plenary paper presented at: ANA Council for Nursing Research Pre-conference on Research Utilization; June 1998; San Diego, Calif.

Elkan R, Blair M, Robinson JJA. Evidence-based practice and health visiting: the need for theoretical underpinnings for evaluation. *J Adv Nurs.* 2000; 31(6): 1316-1323.

Emden C, Young W. Theory development in nursing: Australian nurses advance global debate. *Aust J Adv Nurs.* 1987; 4(3): 22-40.

Eriksson K. Caring science in a new key. *Nurs Sci Q.* 2002; 15: 61-65.

Facione NC, Facione PA. Externalizing the critical thinking in knowledge development and clinical judgment. *Nurs Outlook.* 1996; 44: 129-136.

Fawcett J, Watson J, Neuman B, Walker PH, Fitzpatrick JJ. On nursing theories and evidence. *J Nurs Sch.* 2001; 33(2): 115-119.

Foster RL. Who is responsible for measuring nursing outcomes? *J Soc Pediatr Nurses.* 2001; 6(3): 107-108.

French P. What is the evidence on evidence-based nursing? an epistemological concern. *J Adv Nurs.* 2002; 37(3): 250-257.

Frey MA, Rooke L, Sieloff C, Messmer PR, Kameoka T. King's framework and theory in Japan, Sweden, and in the United States. *Image.* 1995; 27: 127-130.

Frisch N. What's in a name? *Nurs Diagn.* 1997; 8(1): 3-4.

Gamel C, Grypdonck M, Hengeveld M, Davis B. A method to develop a nursing intervention: the contribution of qualitative studies to the process. *J Adv Nurs.* 2001; 33(6): 806-819.

Good M, Moore SM. Clinical practice guidelines as a new source of middle-range theory: focus on acute pain. *Nurs Outlook.* 1996; 44(2): 74-79.

Goosen W. The international nursing minimum data set (J-NMDS): why do we need it? In: Oud N, ed. *ACENDIO 2002: Proceedings of the Special Conference of the Association of Common European Nursing Diagnoses, Interventions and Outcomes in Vienna.* Bern, Switzerland: Verlag Hans Huber; 2002.

Graves J, Corcoran S. The study of nursing informatics. *Image*. 1989; 21(4): 227-231.
Greenwood J, Sullivan J, Spence K, McDonald M. Nursing scripts and the organizational influences on critical thinking: report of a study of neonatal nurses' clinical reasoning. *J Adv Nurs*. 2000; 31(5): 1106-1114.
Gurrieri L. Unlocking a world of information. *Reflections Nurs Leadership*. 2000; 26(4): 8-9.
Hallett CE, Austin L, Caress A, Luker KA. Wound care in the community setting: clinical decision making in context. *J Adv Nurs*. 2000; 31(4): 783-793.
Hannah K, Ball M, Edwards M. *Introduction to Nursing Informatics*. New York, NY: Springer-Verlag; 1994.
Harding WT, Redmond RT, Corley MC, Nelson AS. Techniques in evaluating nursing expert systems: a case study. *Nurs Forum*. 1996; 31(4): 13-20.
Heller BR, Oros MT, Durney-Crowley J. The future of nursing education: 10 trends to watch. *Nurs Health Care Pers*. 2000; 21(1): 9-13.
Hill-Westmoreland EE, Soeken K, Spellbring AM. A meta-analysis of fall prevention programs for the elderly. *Nurs Res*. 2002; 51(1): 1-8.
Hisama KK. International perspectives. The acceptance of nursing theory in Japan: a cultural perspective. *Nurs Sci Q*. 2001; 14: 255-259.
Holden RJ. In defence of Cartesian dualism and the hermeneutic horizon. *J Adv Nurs*. 1991; 16: 1375-1381.
Holmes CA. Resistance to positivist science in nursing: an assessment of the Australian literature. *Int J Nurs Pract*. 1996; 2(4): 172-181.
Im E, Meleis AI. A situation-specific theory of Korean immigrant women's menopausal transition. *Image*. 1999; 31: 333-338.
Iowa Intervention Project: a proposal to bring nursing into the information age. *Image*. 1997; 29(3): 275-281.
Ireson CL, Velotta CL. Accessibility to knowledge for research-based practice. In: Moorhead S, Delaney C, eds. *Information Systems Innovations for Nursing: New Visions and Ventures*. Thousand Oaks, Calif: Sage Publications; 1998: 94-105.
Jairath N, Fain, JA. A strategy for converting clinical data into research databases. *Nurs Res*. 1999; 48(6): 340-344.
Jennings BM. Evidence-based practice: the road best traveled? *Res Nurs Health*. 2000; 23: 343-345.
Jennings BM, Loan LA. Misconceptions among nurses about evidence-based practice. *J Nurs Schol*. 2001; 33(2): 121-127.
Jensen-Wunder L. Indian health initiatives: a nursing practice model. *Nurs Sci Q*. 2002; 15: 32-35.
Jonsdottir H. Nursing theories and their relation to knowledge development in Iceland. *Nurs Sci Q*. 2001; 14: 165-168.
Keenan GM, Stocker JR, Geo-Thomas AT, Soparkar NR, Barkauskas VH, Lee JL. The HANDS project: studying and refining the automated collection of cross-setting clinical data. *CIN: Computers, Informatics, Nursing*. 2002; 20(3): 89-100.
Kenney T. Nursing models fail in practice. *Br J Nurs*. 1993; 2(2): 133-136.
Ketefian S, Redman RW. Nursing science in the global community. *Image*. 1997; 29: 11-15.
Kimball B, O'Neil E. The evolution of a crisis: nursing in America. *Policies, Politics, & Nursing Practices*. 2001; 2(3): 180-186.
King I. *A Theory for Nursing: Systems, Concepts, Process*. New York, NY: Wiley; 1981.
Kirkevold M. Toward a practice theory of caring for patients with chronic skin disease. *Scholar Inquir Nurs Pract*. 1993; 7: 37-57.
Kitson A. Using evidence to demonstrate the value of nursing. *Nurs Stand*. 1997; 11(28): 34-39.
Kolcaba K. Evolution of the midrange theory of comfort for outcomes research. *Nurs Outlook*. 2001; 49(2): 86-92.
Laschinger HKS, Sabiston, JA, Kutszcher L. Empowerment and staff nurse decision involve-

ment in nursing work environments: testing Kanter's theory of structural power in organizations. *Res Nurs Health*. 1997; 20: 341-352.

Lauder W. The utility of self-care theory as a theoretical basis for self-neglect. *J Adv Nurs*. 2001; 34: 545-551.

Lauri S, Salanterä S, Chalmers C, Ekman S, Kim HS, Käppeli S, et al. An exploratory study of clinical decision-making in five countries. *J Nurs Sch*. 2001; 33: 83-90.

Lavin MA, Meyer G, Carlson J. A review of the use of nursing diagnosis in U.S. nurse practice acts. *Nurs Diagn*. 1999; 10(2): 57-64.

Lawler J. In search of an Australian identity. In: Gray G, Pratt R, eds. *Towards a Discipline of Nursing*. Melbourne, Australia: Churchill Livingstone; 1991.

Lee P. An analysis and evaluation of Casey's conceptual framework. *Int J Nurs Stud*. 1998; 35(4): 204-209.

Leininger MM. *Culture Care Diversity and Universality; A Theory of Nursing*. New York; NY: National League for Nursing; 1991.

Leino-Kilpi H, Suominen T. Nursing research in Finland from 1958 to 1995. *Image*. 1998; 30: 363-367.

Leveck ML, Jones CB. The nursing practice environment, staff retention, and quality of care. *Res Nurs Health*. 1996; 19: 331-343.

Liehr P, Smith MJ. Middle-range theory: spinning research and practice to create knowledge for the new millennium. *Adv Nurs Sci*. 1999; 21(4): 81-91.

Loxe J, Struthers R. A conceptual framework of nursing in Native American culture. *J Nurs Sch*. 2001; 33: 279-283.

Lundh U, Söder M, Waerness K. Nursing theories: a critical view. *Image*. 1988; 20: 36-40.

Lutzen K, da Silva AB. Delineating the domain of nursing science in Sweden—some relevant issues. *Värd i Norden*. 1995; 15(1): 4-7.

Maas ML, Johnson M, Moorhead S. Classifying nursing-sensitive patient outcomes. *Image*. 1996; 28(4): 295-301.

Major FA, Pepin JI, Légault AJ. Nursing knowledge in a mostly French-speaking Canadian province: from past to present. *Nurs Sci Q*. 2001; 14: 355-359.

Martin H, Rodrigues RJ, Delaney C, Nielsen GJ, Yan J, eds. *Building Standard-Based Nursing Information Systems*. Washington, DC: Pan American Health Organization; 2001.

Mason C. Guide to practice or load of rubbish? The influence of care plans on nursing practice in five clinical areas in northern Ireland. *J Adv Nurs*. 1999; 29(2): 380-387.

Mavundla TR, Poggenpoel M, Gmeiner A. A model of facilitative communication for the support of general hospital nurses nursing mentally ill people: part I: background, problem statement and research methodology. *Curationis*. 2001; 24(1): 7-14.

McConnell EA. Nursing publications outside the United States. *J Nurs Sch*. 2000; 32: 87-90.

McCormack B, Kitson A, Harvey G, Rycroft-Malone J, Titchen A, Seers, K. Getting evidence into practice: the meaning of context. *J Adv Nurs*. 2002; 38(1): 94-104.

Millenson MI. *Demanding medical evidence: doctors and accountability in the information age*. Chicago, Ill: University of Chicago Press; 1997.

Minshull J, Ross K, Turner J. The Human Needs Model of nursing. *J Adv Nurs*. 1986; 11: 643-649.

Mitchell PH, Ferketich S, Jennings BM. Quality health outcomes model. *Image*. 1998; 30(1): 43-46.

Moorhead S, Delaney C. Mapping nursing intervention data into the Nursing Intervention Classification (NIC): process and rules. *Nurs Diagn*. 1997; 8(4): 137-151.

Moorhead S, Delaney C., eds. *Information Systems Innovations for Nursing: New Visions and Ventures*. Thousand Oaks, Calif: Sage Publications; 1998.

Morales-Mann ET, Jiang SL. Applicability of Orem's conceptual framework: a cross-cultural point of view. *J Adv Nurs*. 1993; 18: 737-741.

Narayan SM, Corcoran-Perry S. Line of reasoning as a representation of nurses' clinical

decision making. *Res Nurs Health.* 1997; 20: 353-364.
Needleman J, Buerhaus P, Mattke S, Stewart M, Zelevinsky K. Nurse staffing levels and the quality of care in hospitals. *New England Journal of Medicine.* 2002; 346(22): 1715-1722.
Nicoll LH. Tips, tools and techniques. Internet case management, Internet communication. *Lippincott's Case Management.* 2001; 6(2): 64-67.
Nightingale F. *Notes on hospitals.* London, England: Longman, Green, Longman, Roberts and Green; 1863: 175-176.
Nolan M, Lundh U, Tishelman C. Nursing's knowledge base: does it have to be unique? *Br J Nurs.* 1998; 7(5): 270, 272-276.
Norris JR. The Internet: extending our capacity for scholarly inquiry in nursing. *Nurs Sci Q.* 1999; 12(3): 197-201.
Orem D. *Nursing: Concepts of Practice.* 4th ed. St. Louis, Mo: Mosby; 1991.
Parse RR. *Hope: An International Human Becoming Perspective.* Sudbury, Mass: Jones & Bartlett; 1999.
Parse RR, ed. *Illuminations: The Human Becoming Theory in Practice and Research.* New York, NY: National League for Nursing; 1995.
Poggenpoel M. Psychiatric nursing research based on nursing for the whole person theory. *Curationis.* 1996; 19(3): 60-62.
Prowse MA, Lyne PA. Clinical effectiveness in the post-anaesthesia care unit: how nursing knowledge contributes to achieving intended patient outcomes. *J Adv Nurs.* 2000; 31(5): 1115-1124.
Radwin LE. Conceptualizations of decision making in nursing: analytic models and "knowing the patient." *Nurs Diagn.* 1995; 6(1): 16-22.
Reed J, Robbins I. Models of nursing: their relevance to the care of elderly people. *J Adv Nurs.* 1991; 16: 1350-1357.
Roberson MR, Kelley JH. Using Orem's theory in transcultural settings: a critique. *Nurs Forum.* 1996; 31: 22-28.
Roberts K. Evidence-based practice: an idea whose time has come. *Collegian.* 1998; 5(3): 24-27.
Rodgers SJ. The role of nursing theory in standards of practice: a Canadian perspective. *Nurs Sci Q.* 2000; 13: 260-262.
Roper N, Logan WW, Tierney AJ. *The Elements of Nursing.* 2nd ed. Edinburgh, Scotland: Churchill Livingstone; 1985.
Ruland CM, Moore SM. Theory construction based on standards of care: a proposed theory of the peaceful end of life. *Nurs Outlook.* 1998; 46(4): 169-175.
Sackett DL, Rosenberg WMC, Gray JAM, Haynes RB, Richardson WS. Evidence-based medicine: what it is and what it isn't. *British Medical Journal.* 1996; 312(7023): 71-72.
Sarvimäki A. Nursing care as a moral, practical, communicative and creative activity. *J Adv Nurs.* 1988; 13: 462-467.
Searle C. Nursing theories: what is our commitment? *Nurs RSA Verpleging.* 1988; 3(2): 15-17, 19, 21.
Shin KR. Developing perspectives on Korean nursing theory: the influences of Taoism. *Nurs Sci Q.* 2001; 14: 346-353.
Simon JM. Nursing diagnoses and outcomes. *Nurs Diagn.* 1998; 9(2): 47-48.
Sirra E. An approach to systematic nursing. *Nurs J India.* 1986; 77(1): 3-5, 28.
Smith CE, Pace K, Kochinda C, Kleinbeck SVM, Koehler J, Popkess-Vawter S. Caregiving effectiveness model evolution to a midrange theory of home care: a process for critique and replication. *Adv Nurs Sci.* 2002; 25(1): 50-64.
Smith L. Application of nursing models to a curriculum: some considerations. *Nurse Educ Today.* 1987; 7(3): 109-115.
Snyder M, Egan E, Nojima Y. Defining nursing interventions. *Image.* 1996; 28(2): 137-141.
Sparks SM, Rizzolo MA. World wide web search tools. *Image.* 1998; 30(2): 167-171.
Taylor JY. Womanism: a methodologic framework for African American women. *Adv Nurs*

Sci. 1998; 21(1): 53-64.
Thomas L, Cullum N, McColl E. Clinical guidelines in nursing, midwifery and other professions allied to medicine. *Cochrane Review*. November 28, 1998.
Thomas L, McColl E, Cullum N. Effect of clinical guidelines in nursing midwifery, and the therapies: a systematic review of evaluations. *Quality in Health Care*. 1998; 7: 183-191.
Thompson C. A conceptual treadmill: the need for "middle ground" in clinical decision making theory in nursing. *J Adv Nurs*. 1999; 30(5): 1222-1229.
Tierney AJ. Nursing models: extant or extinct? *J Adv Nurs*. 1998; 28: 377-385.
Timmons S. The potential contribution of science to information technology implementation in health care. *CIN: Computers, Informatics, Nursing*. 2002; 20(2): 74-78.
Traynor M, Rafferty AM, Lewison G. Endogenous and exogenous research? Findings from a bibliometric study of UK nursing research. *J Adv Nurs*. 2001; 34(2): 212-222.
Turley JP. Toward a model for nursing informatics. *Image*. 1996; 28(4): 309-313.
Turton CLR. Ways of knowing about health: an Aboriginal perspective. *Adv Nurs Sci*. 1997; 19(3): 28-36.
Villarruel AM, Denyes MJ. Testing Orem's theory with Mexican Americans. *Image*. 1997; 29: 283-288.
Wake M, Coenan A. Nursing diagnosis in the International Classification for Nursing Practice (ICNP). *Nurs Diagn*. 1998; 9(3): 111-118.
Walker LO. Is integrative science necessary to improve nursing practice? *West J Nurs Res*. 1999; 21(1): 94-102.
Whall AL, Shin YH, Coiling KB. A Nightingale-based model of dementia care and its relevance for Korean nursing. *Nurs Sci Q*. 1999; 12: 319-323.
Whitley GG. A critical time for nursing diagnosis research. *Nurs Diagn*. 1999; 10(4): 173-174.
Willman A. Nursing theory in education, practice, and research in Sweden. *Nurs Sci Q*. 2000; 13: 263-265.
Willman A, Stoltz P. Yes, no, or perhaps: reflections on Swedish human science nursing research development. *Nurs Sci Q*. 2002; 15: 66-70.
Wong FKY, Ho M, Chiu I, Lui WK, Chan C, Lee KM. Factors contributing to hospital readmission in a Hong Kong regional hospital: a case controlled study. *Nurs Res*. 2002; 51(1): 40-44.
Zielstorff RD, Tronni C, Basque J, Griffin JR, Welebob EM. Mapping nursing diagnosis nomenclatures for coordinated care. *Image*. 1998; 30(4): 369-373.

■ 補足文献

Adams T. The idea of revolution in the development of nursing theory. *J Adv Nurs*. 1991; 16: 1487-1491.
Bailey J. Reflective practice: implementing theory. *Nurs Stand*. 1995; 9(46): 29-31.
Bakken-Henry S, Holzemer WL, Tallberg M, Grobe S, eds. *Informatics: The Infrastructure for Quality Assessment & Improvement in Nursing*. San Francisco, Calif: UC Nursing Press; 1994.
Barker PJ, Reynolds W, Stevenson C. The human science basis of psychiatric nursing: theory and practice. *J Adv Nurs*. 1997; 25: 660-667.
Bostrom I, Hall-Lord M, Larsson G, Wilde B. Nursing theory based changes of work organisation in an ICU: effects on quality of care. *Intensive Crit Care Nurs*. 1992; 8(1): 10-16.
Brieskorn-Zinke M. The relevance of health sciences for nursing [in German]. *Pflege*. 1998; 11(3): 129-134.
Castledine G. Where are the British models? Nursing models. *Nurs Times*. 1985; 81(43): 22.
Chalmers KI. Giving and receiving: an empirically derived theory on health visiting practice.

J Adv Nurs. 1992; 17: 1317-1325.
Cook SH. Mind the theory/practice gap in nursing. *J Adv Nurs.* 1991; 16: 1462-1469.
Eldh A. Monograph review: critical appraisal: nursing theories in practice, education and research. *Theoria J Nurs Theory.* 2001; 10(3): 17-19.
Emden C. Nursing knowledge: an intriguing journey. *Aust J Adv Nurs.* 1987-1988; 5(2): 33-45.
Evans AM. Philosophy of nursing: future directions. *Aust Nz J Ment Health Nurs.* 1995; 4(1): 14-21.
Gould D. Teaching theories and models of nursing: implications for a common foundation programme for nurses. *Recent Adv Nurs.* 1989; (24): 93-105.
Gray G, Pratt R. *Scholarship in the Discipline of Nursing.* Melbourne, Australia: Churchill Livingstone; 1995.
Gray G, Pratt R. *Towards a Discipline of Nursing.* Melbourne, Australia: Churchill Livingstone; 1991.
Greenwood J. Reflective practice: a critique of the work of Argyris and Schon. *J Adv Nurs.* 1993; 18: 1183-1187.
Grobe SJ. The infrastructure for quality assessment and quality improvement. In: Bakken-Henry S, Holzemer WL, Tallberg M, Grobe S, eds. *Informatics: The Infrastructure for Quality Assessment & Improvement in Nursing.* San Francisco, Calif: UC Nursing Press; 1994.
Grobe SJ, Pluyter-Wenting ESP, eds. *Nursing Informatics: An International Overview for Nursing in a Technological Era.* Amsterdam, Netherlands: Elsevier; 1994.
Hauge S. From focusing on illness to focusing on health in nursing [in Norwegian]. Värd i Norden. 1997; 17(1): 18-24.
Hopkins S, McSherry R. Debate: is there a great divide between nursing theory and practice? *Nurs Times.* 2000; 96(17): 16.
Kyriacos U, van der Walt A. Attitudes of diploma-prepared and graduate registered nurses towards nursing models: a comparative study. *Curationis.* 1996; 19(3): 2-6.
Laschinger HK, Duff V. Attitudes of practicing nurses towards theory-based nursing practice. *Can J Nurs Adm.* 1991; 4(1): 6-10.
Lewis T. Leaping the chasm between nursing theory and practice. *J Adv Nurs.* 1988; 13: 345-351.
Mattice M. Parse's theory of nursing in practice: a manager's perspective. *Can J Nurs Adm.* 1991; 4(1): 11-13.
Meleis AI. Theoretical nursing: today's challenges, tomorrow's bridges. *Nurs Pap.* 1987; 19(1): 45-56.
Mulholland J. Assimilating sociology: critical reflections on the "sociology in nursing" debate. *J Adv Nurs.* 1997; 25: 844-852.
Muller E, Reipschlager C. The drawing up of a classification system for nursing science for the University Library in Bremen—a contribution to the development of nursing as a science [in German]. *Pflege.* 1997; 10(5): 292-298.
Norberg A, Wickstrom E. The perception of Swedish nurses and nurse teachers of the integration of theory with nursing practice. An explorative qualitative study. *Nurse Educ Today.* 1990; 10(1): 38-43.
Oud N, ed. *ACENDIO 2002: Proceedings of the Special Conference of the Association of Common European Nursing Diagnoses, Interventions and Outcomes in Vienna.* Bern, Switzerland Verlag Hans Huber; 2002.
Quiquero A, Knights D, Meo CO. Theory as a guide to practice: staff nurses choose Parse's theory. *Can J Nurs Adm.* 1991; 4(1): 14-16.
Scott H. More clinical skills but not at the expense of theory. *Br J Nurs.* 1999; 8: 910.
Smith JP. *Models, Theories, and Concepts.* London, England: Blackwell Scientific; 1994.
Smith M, Cusack L. The Ottawa Charter—from nursing theory to practice: insights from the area of alcohol and other drugs. *Int J Nurs Pract.* 2000; 6(4): 168-173.
Story EL, Ross MM. Family centered community health nursing and the Betty Neuman

Systems Model. *Nurs Pap*. 1986; 18(2): 77-88.
Tornstam L. Caring for the elderly: introducing the theory of gerotranscendence as a supplementary frame of reference for caring for the elderly. *Scand J Caring Sci*. 1996; 10(3): 144-150.
Wang Y, Li X. Cross-cultural nursing theory and Chinese nursing today [in Chinese]. *Chinese Nurs Res*. 2000; 14(6): 231-232.
Warren J, Hoskins L. NANDA's nursing diagnosis taxonomy: a nursing database. In: *ANA Steering Committee on Databases to Support Clinical Nursing Practice*. Washington, DC: ANA Publishing; 1995.
Zielstorff, RD, Hudgings CI, Grobe SJ, and the National Commission on Nursing Implementation Project Task Force on Nursing Information Systems. *Next-Generation Nursing Information Systems*. Washington, DC: ANA Publishing; 1993.

索引

和文索引

あ

アセスメント 293
新しい概念 63, 84
新しい考えの生成 55
新しい分野 75
アドヒアランスモデル
　　　　　　　　206

い

移行 17
移行中範囲理論 20
意思決定 234, 291, 296
意思決定支援 293
一貫性 178, 239, 242
一般化 123, 126, 147, 235
一般化可能性
　　　197, 235, 250, 270
　——, 理論の 234
一般性 16, 233
一般的規則 129
意味 233
　——, 理論の
　　　　　234, 235, 237
意味が通じること 247
因果関係 35, 145, 159, 240
因果パス 276
因果立言 36, 179
因子 195
因子間の関係 201

因子関連理論 21
因子特定理論 21
因子分析 58, 62, 270
インタビュー 131
インタビューガイド 91
隠喩 41, 76

う

ウィーデンバック 14
失われた環 253

え

演繹的形式 236
演繹的な理論 247
援助へのニード 14

お

横断的データ 138
オーランド 14
置き換え 74
驚き 139
親概念 78, 218
親分野 73, 83, 162
親立言 158, 218
親理論 217, 218

か

回帰分析 138
下位システム 227
改善 200
階層構造 62
外的妥当性 197
介入 293
概念
　　34, 54, 74, 177, 221, 267
　——, 十分に検討されていない 94
　—— の経験的検証 267
　—— の選択 93
　—— の属性 269
　—— の妥当性 178
　—— の単離 94
　—— の同定 237
　—— の特徴 172
　—— のネットワーク
　　　　　　　　203
　—— の用法 95
　—— の用法例 97
　—— を定義づける属性
　　　　　　　　90, 97
概念開発 51, 133
　—— が必要とされる状況
　　　　　　　　51
　—— の水準 77
概念間の関係
　　　125, 171, 203, 209, 240

概念間の類似と相違　90
概念形成　55, 133
概念検証　267
概念検証研究　268
概念修正と統合　134
概念的な観点　6
概念統合　51, 53, 56, 67
　──の段階　56
　──の手順　62
概念導出　51, 73, 85
　──が有用な状況　76
　──の過程　74
　──の結果の利用　84
　──の限界　83
　──の目的　76
　──の利点　83
　──の例，看護における
　　　　　　　　　　81
概念分析　51, 89, 114
　──の落とし穴　110
　──の結果の利用　113
　──の手順　92
　──のねらい　94
　──の目的　89
　──の例　108
概念モデル　14
　──の評価基準　272
蓋然立言　179
概念枠組み　253
開放系　227
カオス理論　220
科学者の同意　247
科学的探究の世界観　266
科学的な立言　123
科学的発展　211
科学的文献　144
科学的有用性　83, 277
科学哲学　8
仮説　243, 271, 277
　──の適合性　277
仮説検証研究　271

価値観　234
カテゴリー　54, 131
カリキュラム構築　16, 225
環境　17
簡潔性　233, 235, 251
　──，理論の　234
看護　17
　──における伝統科学に
　　関する誤解　266
看護科学　5
　──の発展の各段階　40
看護学の中心概念　17
看護過程　17
看護基準　293
看護クライアント　17
看護情報学　65, 290, 292
看護情報学専門看護師
　　　　　　　　　　294
看護診断　293
　──の開発　55, 84
　──の開発と妥当性検証
　　　　　　　　　　269
看護治療　17
看護用語　297
看護用語開発　107
看護理論開発　282
看護理論の哲学的志向
　　　　　　　　　　266
観察　53, 131
観察能力　64
患者成果　291
関連因子　202
関連用語　237
関連立言
　　35, 36, 171, 172, 176, 177,
　　193, 203, 207, 232, 239
関連例　102

き

帰結 consequences　106

起源，理論の　234, 235, 236
記号　107, 159, 244
記述　21, 37
記述研究　131
記述相関的デザイン　271
規定的定義　176
帰納的形式　237
帰納的な理論　248
帰無仮説　243
逆U字型関数　163
逆U字型曲線　241
逆転可能性　145, 146
境界　241, 250
境界例　101
曲線的な関係　241
キング　14

く

具体概念　34, 237
グラウンデッド・セオリー
　法　131, 132, 248
クラスター　40

け

ケア基準　297
ケアリング　17
ケアリング理論　19
経験的裏づけ　240, 242
経験的検証　265
　──，概念の　267
経験的根拠
　　　53, 195, 197, 242
経験的指示対象　107
経験的妥当性　84, 266, 275
　──の検証　271
経験的データ　235
　──の収集　133
形式類似性　158
形成指標　270

形態学的分析　69
結果　243, 248
　　―― consequences　106
　　―― result　106
　　――の一覧表　203
　　――の解釈　270
決定因子　106, 204, 206
　　――の一覧表　203
欠落　253
結論　243
研究
　　――の裏づけ　206
　　――の再現性　275
　　――の妥当性　243
研究仮説を生成する手段
　　　　　　167
研究疑問　243
研究クリティーク　250
研究的根拠　242
研究方法併用法　60
健康　17
言語形式　196, 208
検証　233, 265, 277
　　――, 経験的妥当性の
　　　　　　271
　　――, 大理論の　16
　　――の領域と測定方法
　　　　　　269
現象学的-実存主義的志向
　　　　　　16
検証可能性
　　17, 184, 233, 235, 251
　　――, 理論の　234
検証可能な仮説　252
現象間の類似性　157
現象についての説明　214
原初的な概念　34

こ

コア変数　133

考案例　104
構成概念妥当性　135
構成要素　41
構造　158, 221
構造的特徴　214
構造的類似性　211
構造方程式モデル
　　　　　　276, 277
肯定的関係　159
肯定的連携　35
行動　234
行動システムモデル　15
コーディング　131
コーピング
　　96, 98, 100, 101, 102, 103,
　　104, 106, 107
国際看護理論　282, 283
国際的研究, 看護理論の開
　　発における　283
誤用例　104
根拠　125
　　――に基づく実践
　　　150, 165, 253, 263, 290,
　　　291, 296, 297
　　――の情報源　127
　　――を評価する技能　64
混合法　60
コンピュータ科学　292
コンピュータソフト　205

さ

再現　13
再現可能性　243
再現性, 研究の　275
再定義
　　41, 73, 74, 78, 91, 162, 218
サンプリング方法　243
サンプルの大きさ　243

し

時系列立言　181
次元　269
仕事量の評価　293
指示　37
指示機能　37
事実の解釈　277
指示理論　21
指数関数曲線　241
指数曲線　241
システム理論
　　　　　216, 227, 241
実験研究　166
実験研究デザイン
　　　　　131, 135, 271
実質類似性　157
実践ガイドライン
　　　　　131, 208
実践基準　131
実践志向理論　21
実践の学問　8, 123
実践プロトコル　22
実践理論　7, 21
　　――の例, 看護において
　　　開発された　22
質的統合　56
質的方法　11, 130, 131
自動制御過程　37
社会学　8
従属変数　36
縦断的データ　138
習得理論　255
十分条件を満たす立言
　　　　　　181
熟考する機能を持つ看護行
　　動　14
出力　241
種類　178
ジェンダー　289
状況関連理論　21

状況作成理論　21
状況特異的理論　20
条件立言　180
少数民族　288
焦点概念　202
焦点変数　139
消費者　299
情報科学　292
情報源　73
書誌学的研究　298
ショットガン・アプローチ
　　　　　138
ジョンソン　15
人員配置　293
信号検出法　137
信頼性　135,271

す

推論　125
数学的形式　196
数学的モデル　38,251
数値データ　57
図形モデル　38
図式化　245
図式形式　196,208

せ

西欧の価値観　288
成果　293
正当化の文脈　24,129
説明　21,37
　　——,現象についての
　　　　　214
説明的一般化　55
説明的定義　176,238
先行要件　105
潜在する用法　96
潜在的妥当性　165
潜在的なアプローチ　63

潜在的な仮説，研究のため
　の　226
センス　160
前提　237,248,275
先入観　234
専門職
　——としての看護　5
　——の特徴　4

そ

相関　35
相関関係　127
相関係数　138
相関研究　131,166
相関的デザイン　138
相関分析　138
相互作用　17
操作的定義
　　　　　36,91,172,176,238
操作的適切性　209
総説文献　202
創造性　221
創造的な直観　217
相対性理論　251
相反例　103
遡及的デザイン　138
属性　267,268
属性妥当性検証　269
測定方法　238
測定用具　91,184
　——の開発　84,107,270
ソフトウェア開発者　300
存在　96
存在立言　36,171,176

た

大看護理論　7,14
体系化　195,200,203,206
対称性　183

対照的な立言　183
代数学的関係　159
大理論，看護における　15
多階層システムモデル　14
多競合仮説　277
他者の洞察　111
妥当性　135,224,239,248
　——,研究の　243
　——,構成概念　135
　——,潜在的　165
　——の判断，立言導出に
　おける　166
探究分野　74

ち・つ

抽象概念　34,237
抽象性　16
抽象的な推論　126
抽象度　202
中心的な概念　195
中範囲理論　7,18,193,242
　——,看護において開発さ
　れた　19
　——の開発　297
直線関係　241
直線的な関係　178
直観　221
直観的過程　33
通文化ケア理論　16

て

定義　37,172,176
　——がない　238
定義属性　97,98,107,177
データ　53
データ分析　243
　——の体系化　143
テーマ　217
適合性　274

テクスト分析　11
デルファイ法　58
電子患者記録　65, 294
伝統的科学　11
伝統的な蓋然性レベル
　　　　　　129
転用可能性　235, 250

と

統計学的手法　128
統計学的分析　11
統計学の自己評価テスト
　　　　　　153
統計的データ　57, 135
統合　40
洞察　214, 221
同時発生立言　180
導出　41
統制　21, 37
特異性　274
特徴　269
独立変数　36

な

内的対話　99
内容　158

に

二変量統計記述　129
入力　241
人間の生命過程　14
認知科学　292
認知的発達の段階　79

は

ハイブリッド　22
パターン認識　55

発見の文脈
　　　　24, 129, 143, 224
反射的な看護行動　14
反証可能性，理論の　275
反省的指標　267, 269, 271

ひ

非関連立言　35, 171
非研究報告書形式　240
非実験研究デザイン
　　　　　131, 138
非線型解析　241
非対称的な立言　183
非直線的な関係　178
必要条件を満たす立言
　　　　　　181
否定の連携　35
人　17
批判　13
批判の社会理論家　250
批判理論　12
ヒューリスティクス　222
評価　234, 293
標準化された言語　92
標準用語　53
非類似性　225

ふ

ファカルティーディベロップメント　253
フェミニスト理論家　250
フェミニズム　12, 13
不快症状理論　45
符号　182
不確かさ理論　19, 220
プログラマー　300
文学批評　131
文化集団　288
文化相対主義　287

文化的背景　289
文献　43, 127
文献検討　206, 224
文献的統合　59
文献的方法　130, 131, 143
分析　41, 234
分析対象　234

へ

ヘルスケアニーズ　7
変革的リーダーシップ理論
　　　　　　198
変数　35, 206, 209
　──の先行要件　203
変数間の関係
　　　　201, 209, 271
ベンダー　300
弁別の利点，実験的な介入の　137

ほ

母集団特性値　129
ポストモダニズム　13
ポストモダン哲学　248
補足例　100

ま・み

マイクロ理論　20
ミックスメソッド　60
民族性関連看護理論　282
　──の開発　287

む

無関係　36
無作為化臨床試験　271
矛盾　253

め

名称　34, 36, 53, 55, 63, 245
メタパラダイム　4, 17, 193
メタ分析　297
メタ理論　7, 8
　——, 代表的な　9
メモ帳　64

も

目標設定　293
モデル　37, 38, 196
　——の修正　209
モデル検証　209
モデル構築　206
モデル例　98

ゆ

有用性　233, 249
　——, 理論の　234, 235

よ

用語　34
　——, 理論で使われている　237
　——の定義　177
要素　269
要約概念　203
　——, より大きな　200
予測　21, 37, 200, 214
　——, 内容とは無関係な　244
予測因子　206
予測機能　37

り

理解　234
立言　35, 271
　——の起源　183
　——の経験的裏づけ　184
　——の合理性　184
　——の状況的範囲　146
　——の適切性　184
　——の範囲　174
立言開発　123
立言検証　165, 271
立言統合　124, 125, 150, 200
　——の結果の利用　149
　——の手順　130
　——の目的　128, 149
立言導出　124, 157, 167, 200
　——の結果の利用　166
　——の手順　161
　——の目的　160
立言分析　124, 171, 187
　——の各段階　173
　——の結果の利用　186
　——の目的　172
リトロダクション　45
領域概念　17
量的概念統合　58
量的統合　57
量的方法　11, 130, 131, 134, 143
理論　5, 36, 172, 196, 232
　——の「借用」　215
　——の一般化可能性　234
　——の意味　234, 235, 237
　——の簡潔性　234
　——の起源　234, 235, 236
　——の検証可能性　234
　——の国際的な応用　287
　——の図示　37
　——の長所と短所の両方　233
　——の反証　243
　——の反証可能性　275
　——の有用性　234, 235
　——の論理的適切性　234, 235
　——の論理的な構造　244
　——を裏づける研究　250
理論開発　4, 193
　——, 実行可能なレベルの　18
　——の各段階　39
　——の最前線　263
　——のレベル　23
理論検証　209, 263, 272
理論検証研究　272
理論構造　233
理論構築　225
　——の方法　25
　——の方法選択　42
　——の要素　34
　——へのアプローチ　39
理論的概念　243
理論的定義　36, 63, 66, 172, 238
理論的な観点　6
理論的ブロック　204
理論的飽和　62
理論の枠組み　201
理論統合　193, 195, 210
　——の結果の利用　209
　——の長所　208
　——の手順　201
　——の目的　199
　——の例　206

理論導出　194,214,225
　──の結果の利用　225
　──の手順　217,234
理論評価　236
理論分析　194,232,254
　──の結果の利用　253
理論モデル　196
理論化モデル
　──,後　38
　──,前　38
臨床ガイドライン　297
臨床的構成概念妥当性
　　　　　　　　270
臨床判断基準　267

る

類似性
　41,74,76,78,157,214,221
　──,現象間の　157
類推　157

れ

レイニンガー　16
歴史主義　10
歴史的例証　268
連携(相関)　35
連携関係　240

連携立言　35
連想関係　159

ろ・わ

ローパー-ローガン-ティアニー(R-L-T)理論　16
ロジャーズ　14
論理実証主義　10
論理的誤謬　247
論理的適切性　233,244
　──,理論の　234,235
ワトソン　16

欧文索引

A

abstract concept　34
analogy　41,157
analysis　41
antecedents　105
arcs®　205
associational relationship　240
associational statement　35
attachment（愛着）　115
attribute　267,269

B

borderline cases　101
boundary　241

C

causal relationship　240
causal statement　36,179
clinical construct validity　270
coditional statement　180
collectin of empirical data　133
component　269
concept　34
concept analysis　89
concept derivation　73
concept development　51,133
concept formation　133
concept modification

and integration　134
concept synthesis　53,56
concrete concept　34
concurrent statement　180
consequences　106
context of discovery　24
context of justification　24
contrary cases　103
coping　96,98
critical theory　12
critique　13
cross-sectional data　138

D

defining attributes　97
derivation　41
descriptive definition　176,238
determinant　106
dimension　269
domain concepts　17

E

EBP　253
electronic patient records　65,294
empirical referent　107
empirical validation　265
ethnicity-related nursing theory　282
evidence-based practice (EBP)　264,291
exemplar　98

existence statement　36,171
experimental design　135
explanatory generalization　55

F

factor-isolating theory　21
factor-relating theory　21
feature　269
feminism　12
formal analogy　158
formative indicator　270

G

generalizability　235
grand nursing theory　7,14

H

Health promotion model　19
historicism　10

I・J・K

illegitimate cases　104
internal dialogue　99
international nursing theory　282
invented cases　104
Johnson　15

King 14

L

Leininger 16
linearity 241
literary synthesis 59
logical adequacy 235
logical fallacy 247
logical positivism 10
longitudinal data 138

M

meaning 235
metaphor 41
metatheory 7,8
microtheory 20
middle-range theory 7,18
missing link 253
mixed method 60
model 37
multiple competing hypotheses 277

N

necessary statement 181
need for help 14
negative association 35
no definition 238
nonexperimental design 138
nonrelational statement 35
null hypothesis 243
nursing informatics 292
nursing science 5

O

operational definition 36,176,238
origin 235
Orlando 14

P

parent field 73
parent statement 158
parsimony 235
patient outcome 291
positive association 35
postmodanism 13
posttheoritical model 38
practice theory 7,21
prescriptive theory 21
presence 96
pretheoritical model 38
primitive concept 34
probabilistic statement 179

Q

qualitative synthesis 56
quantitative synthesis 57
Qソート法 58

R

randomized clinical trial (RCT) 271
reflective indicator 267,269,271
related cases 102
relational statement 35,172
replication 13
result 106
retroduction 45
Rogers 14
Roper-Logan-Tierney 理論 16

S

Self-regulation theory 19
shotgun approach 138
situation-producing theory 21
situation-relating theory 21
statement 35
statement analysis 171
statement derivation 157
statement development 123
statement synthesis 125
stipulative definition 176
substantive analogy 157
sufficient statement 182
synthesis 40

T

testability 235
testing 265
theoretical saturation 62
theoretical definition 36,238
theory 36
theory analysis 232
theory derivation 214

theory development 193
Theory of caring 19
Theory of chronic sorrow 19
Theory of chronotherapeutic intervention for pain 19
Theory of comfort 19
Theory of culture brokering 19
Theory of mastery 19, 255
Theory of nurse-expressed empathy and patient outcomes 19
Theory of smoking relapse 19
Theory of transitions 19
Theory of unpleasant symptoms 19
theory synthesis 195
time-ordered statement 181
transcultural care theory 16
transferability 235

U

Uncertainty theory 19
usefulness 235

W

Watson 16
Wiedenbach 14